Como EMAGRECER

Como Emagrecer

PERCA PESO SEM PASSAR FOME

Dr. Louis J. Aronne
com Alisa Bowman

Tradução
Fal Azevedo

PRUMO
saudável

Título original: The Skinny
Copyright © 2009 by Louis J. Aronne, M.D. com Alisa Bowman
Originalmente publicada e organizada pela Broadway Books, um selo da The Crown Publishing Group, uma divisão da Random House, Inc.

Todos os direitos reservados. Nenhuma parte desta obra pode ser reproduzida ou transmitida por qualquer forma ou meio eletrônico ou mecânico, inclusive fotocópia, gravação ou sistema de armazenagem e recuperação de informação, sem a permissão escrita do editor.

Este livro não pretende substituir a consulta a um médico. É aconselhável consultar um médico ou outro profissional de saúde habilitado, no que se refere ao tratamento de problemas de saúde. A editora e o autor não serão responsáveis por eventuais consequências decorrentes de qualquer tratamento, ação ou uso de remédios, ervas ou preparados, por quem quer que seja que leia ou siga as instruções dadas neste livro.

Direção editorial
Soraia Luana Reis

Editora
Luciana Paixão

Editores assistentes
Valeria Braga Sanalios
Thiago Mlaker

Assistência editorial
Elisa Martins

Preparação de texto
Mariana Fusco Varella

Revisão
Rosana Brandão Thara

Criação e produção gráfica
Thiago Sousa

Assistentes de criação
Marcos Gubiotti
Juliana Ida (projeto de capa)

Imagem de capa: Stock Image/Stock Image/Latinstock

CIP-Brasil. Catalogação-na-fonte
Sindicato Nacional dos Editores de Livros, RJ

A789c   Aronne, Louis J.
              Como emagrecer / Louis J. Aronne com Alisa Bowman; tradução de Fal Azevedo. - São Paulo: Prumo, 2009.

              Inclui bibliografia e índice
              ISBN 978-85-7927-019-2

              1. Emagrecimento. 2. Dieta de emagrecimento. I. Bowman, Alisa. II. Título.

                                                                                        CDD: 613.25
09-2619   CDU: 613.24

Direitos de edição para o Brasil: Editora Prumo Ltda.
Rua Júlio Diniz, 56 – 5º andar – São Paulo/SP – CEP: 04547-090
Tel: (11) 3729-0244 – Fax: (11) 3045-4100
E-mail: contato@editoraprumo.com.br
Site: www.editoraprumo.com.br

"O dr. Aronne mudou a minha forma de pensar em relação à comida. A comida já não tem o poder que tinha. Não me sinto culpada pelo que como ou pelo que não como e fiz disso um modo de vida."

— *Merri Lee Kingsly perdeu 22,5Kg há mais de dois anos*

"Antes de consultar o dr. Aronne, vivia me sentindo um fracasso em relação ao meu peso. Já tinha passado por todas as dietas que se possa imaginar, recuperando sempre mais peso do que o que tinha perdido. Agora compreendo que não tinha nenhum problema psicológico.

Tinha, sim, um problema de metabolismo. Este programa tem sido um milagre."

— *Angela McNamee perdeu 32Kg há um ano e meio*

"Um dos grandes problemas das dietas é que pessoas grandes como eu estão acostumadas a comer muita comida. Qualquer dieta que prescreva pequenas quantidades de comida simplesmente não vai trazer resultados. O plano do dr. Aronne não diminuiu a quantidade de comida que eu ingeria, em vez disso, mudou o tipo de comida que eu consumia. Podia comer alguns tipos de comida na quantidade que quisesse."

— *Ryan Elkins perdeu 80Kg em um ano e meio*

ÍNDICE

Parte Um: O magro e o seu apetite
1 – Como ser magro e o porquê de
   você raramente se sentir satisfeito (a) 19
2 – Como ser magro e os alimentos
   que engordam e os que satisfazem 47
3 – Como ser magro e como seguir os passos do magro 65

Parte Dois: As mudanças do magro
4 – A mudança do café-da-manhã do magro 95
5 – A mudança do almoço do magro 117
6 – A mudança do lanche do magro 133
7 – A mudança do jantar do magro 145
8 – A mudança nas bebidas do magro 165
9 – A grande mudança do *Como ser magro* 177

Parte Três: Soluções do *Como ser magro*
10 – A solução definitiva para o peso
   que não quer ir embora 213
11 – A solução definitiva para que esta seja a sua última dieta 241

Parte Quatro: As porções do magro
12 – As receitas do *Como ser magro* 259
13 – Truques do *Como ser magro* 305

Agradecimentos 325
Bibliografia 329
Índice remissivo 355
Índice das receitas 390

Introdução

Os seus amigos não acreditam que você está decidido a perder peso. Talvez o seu companheiro também não acredite em você. Até o seu médico pode duvidar da sua sinceridade. Bom, eu acredito. Acredito que você queira livrar desses quilos extras, mais do que de tudo. E acredito que fará praticamente qualquer coisa para que isso aconteça.

Na verdade, apostaria um milhão de dólares que, se um gênio saísse de uma lâmpada neste exato momento, o seu desejo seria apenas um: conseguir perder peso.

Acredito porque sei o quão tremendamente difícil, se não impossível, é controlar a vontade de comer, quando o seu cérebro lhe diz repetidamente para comer mais.

Por que será que você não conseguiu diminuir as porções de comida que consome, desistir da sobremesa ou ir para a academia? Por que será que, independentemente das suas intenções, acaba por fazer precisamente o oposto? Por que será que quanto mais come, mais fome tem? Essas são as questões que tenho estudado e às quais tenho tentado responder nos últimos 23 anos, desde que a Claire me procurou para fazer tratamento.

Ela estava perto dos 40 anos de idade, pesava 122,5kg e tinha diabetes, triglicérides elevado (gordura no sangue que tende a bloquear as artérias) e baixos níveis de bom colesterol, o HDL. Tinha tanta artrite nos joelhos que precisava andar com uma bengala. Tentei de tudo para ajudá-la a perder peso e ela ouvia cada sugestão que lhe dava. Tentamos, tentamos e tentamos. Estudei publicações de medicina, falei com colegas, fiquei acordado até tarde várias noites a pensar nela e nos motivos de seu peso não mudar. Nunca desisti dela porque sabia uma coisa: não havia nenhuma hipótese de Claire querer permanecer tão pesada, de querer continuar a ter os problemas de saúde que tinha. Ela queria perder peso, queria isso mais do que qualquer coisa. Sentia-se miserável no seu corpo de 122,5Kg.

Sabia que Claire brigava com características biológicas fortes que a levavam a comer. Esses sinais hormonais anulavam a sua sensação de saciedade. Não tinha como provar, mas eu sabia que isso era tão verdade quanto a Terra era redonda.

A luta de Claire levou-me, dois anos mais tarde, a desenvolver e a conceber o Programa Completo de Controle de Peso, no Hospital Presbiteriano de Nova York. Foi um dos primeiros programas de pesquisa e tratamento no país, com o propósito de ajudar pessoas a perder peso. O meu objetivo era simples: tratar pessoas com problemas de peso da mesma forma que os nossos cardiologistas tratam pacientes com doenças do coração. Não acreditava que a base do problema das pessoas com excesso de peso se relacionasse com problemas psicológicos ou de motivação. Acreditava que tinham uma doença que poderia ser tratada.

Para encontrar a melhor forma de tratar a doença, elaborei e concebi mais de 25 estudos de perda de peso e consultei pesquisadores de todo o mundo, que utilizam técnicas inovadoras. Aconselhei milhares de pessoas, trabalhando exaustivamente com elas, de forma a encontrar a atitude mais eficaz a ter em relação à comida, com novas abordagens do estilo de vida de cada uma, para que a perda de peso fosse duradoura.

Também dei entrevista atrás de entrevista, numa tentativa de espalhar uma mensagem, que, na época, era inacreditavelmente impopular. Queria que as pessoas soubessem que a perda de peso *não* tem nada a ver com força de vontade. Tem a ver com biologia, tem a ver com a descoberta da razão pela qual você raramente, se é que alguma vez isso acontece, se sente satisfeito, e também com a implementação de soluções que o ajudarão a ultrapassar esse problema.

Com essa pesquisa e experiência clínicas, conquistei a reputação de um dos primeiros especialistas do mundo no meu campo de atuação.

Sou uma das pessoas a quem os Institutos Nacionais de Saúde, a Administração de Saúde aos Veteranos, a Associação Americana do Coração, e muitos outros, recorrem quando precisam explicar, cientificamente, o apetite e o metabolismo.

Sou também a pessoa que o pessoal da CBS News e muitos outros canais de notícias procuram constantemente, sempre que querem saber quais as dietas que funcionam e quais as que não funcionam. Dou muitas entrevistas para a TV e inúmeras entrevistas à rádio e a publicações várias, para que as pessoas saibam que comer demais não é culpa delas.

Sou também a pessoa a quem os médicos de todo o mundo recomendam os seus pacientes mais "difíceis", os pacientes que aparentemente estão destinados à cirurgia de perda de peso, mas que também estão dispostos a fazer uma última tentativa para "comer menos e mexer-se mais". Atendo uma média de oito pacientes por semana. Eles são homens e mulheres, celebridades e pessoas anônimas, adolescentes e pessoas mais velhas, executivos e pessoal de escritório. Vêm de todo o mundo e têm, normalmente, entre 20 e 70kg de excesso de peso. Eu os ajudo a perder uma média de 15 a 20% do seu peso inicial, o que é suficiente para que melhorem significativamente a sua saúde. Essa é também a quantidade de peso que esperam perder, sempre que optam pela colocação de banda gástrica. Orgulho-me tanto do número final de quilos que perdem quanto do número considerável de pessoas que ajudei, em especial, das que, sem a minha ajuda, acabariam por recorrer à faca.

Os novos magros, na magreza

Quando as pessoas chegam até mim estão frustradas. São pessoas que tentam continuamente perder peso e cujo peso continua a aumentar, mais e mais.

Quase todos os dias há uma delas que me diz: "Sinto que estou enlouquecendo".

Já foram insultadas e humilhadas por amigos cheios de boas intenções que tentaram motivá-las, demonstrando uma dura forma de amor. Os seus amigos e familiares insinuam que elas, simplesmente, não se esforçam o suficiente. Os seus médicos de família dão-lhes broncas, dizendo coisas do tipo: "Perder peso é importante. Se não se livrar do peso terá um ataque cardíaco".

Como se as pessoas não soubessem o quanto isso é importante. Como se desejassem ter um ataque cardíaco. Como se gostassem de ter excesso de peso num mundo que valoriza a magreza.

Na primeira consulta, começo perguntando: "Você se sente satisfeito quando come?". A pergunta assusta os pacientes de tal forma que respondem, frequentemente: "Nunca ninguém me perguntou isso antes".

Essa resposta não me surpreende, em parte porque já a ouvi muitíssimas vezes, mas gostaria que me surpreendesse. Porque a falta de satisfação é o que impede tantas pessoas de perder peso e de se manter magras.

Digo a esses pacientes, tal como estou dizendo a você agora, que a perda de peso *não* tem a ver com prioridades, força de vontade, ou querer muito. Tem a ver com biologia. Tem a ver com seu corpo, seu cérebro e seus hormônios.

Você luta contra o seu peso porque o seu sistema regulador de peso não está funcionando bem. Uma parte de seu cérebro deveria agir como indicador de combustível, tal como o indicador de combustível do seu carro. Em vez de medir a quantidade de combustível do seu carro, mede a quantidade de gordura e calorias no seu corpo.

É de se esperar que os sensores do seu estômago, intestinos, células de gorduras e outros transmitam mensagens ao seu cérebro, indicando quantas calorias você consumiu ou quanta gordura se encontra armazenada nas suas células de gordura. No entanto, essas mensagens não estão chegando ao seu cérebro. Assim, o ponteiro do seu indicador de combustível não mexe, indicando, frequentemente, que o tanque se encontra vazio, mesmo quando o seu estômago está cheio de comida e as suas células de gordura transbordam calorias armazenadas. Resultado: você sente cada vez mais fome, mesmo que esteja ganhando peso.

Por que será que o ponteiro indicador de "combustível" não funciona corretamente?

Talvez o problema tenha começado quando você iniciou uma dieta cheia de determinados tipos de alimentos. Talvez tenha começado quando você começou a tomar remédios para as alterações de humor, a diabetes, convulsões ou outro problema de saúde. O fato de não dormir bem ou dormir pouco, não trabalhar por turnos, pode desencadear o problema. Seja qual for a causa, o resultado é muito comum e afeta dois terços da população mundial.

As crianças também padecem desse problema, talvez mais do que os adultos.

Tratei de crianças pequenas que comiam tanto quanto a maioria dos adultos. Será que foram os pais que as ensinaram a comer tanto assim, colocando grandes porções de comida na mesa? Acho que não. Acredito que uma quebra progressiva do mecanismo de satisfação dá origem, em última instância, a esse surpreendente fenômeno, a que chamo de *coma e siga*.

Gostaria que você pensasse nessa predisposição para ganhar peso como uma força poderosa, como um *problema de saúde* contra o qual terá de lutar. Você precisa de um conjunto específico de estratégias para conseguir superá-lo. Se não conseguir ultrapassar o problema biológico, as abordagens tradicionais, tais como controle de porções e contagem de calorias, simplesmente não vão funcionar. Você não pode esperar ter *vontade* de comer menos, de parar de consumir açúcar, de consumir refrigerantes calóricos ou de parar de comer pão. A não ser que aprenda a consertar o ponteiro do seu indicador de combustível, para que sensações de desejo e de fome diminuam naturalmente.

Vou ajudá-lo a consertar esse indicador, por meio de estratégias comportamentais, que têm funcionado inúmeras vezes, com homens e mulheres a quem dou conselhos. Você vai aprender essas estratégias, dando pequenos e progressivos passos. Em vez de revisar a sua dieta, entrar para a academia e mudar vários hábitos da vida de todos os dias, de uma vez só, irá concentrar-se em pequenas mudanças, tais como comer proteínas no café da manhã. Quando conseguir fazê-lo no café da manhã, passaremos para o almoço. Assim que conseguir controlar o almoço, vamos encarar o lanche, depois, o jantar, depois, as bebidas, e finalmente, quando estiver preparado, falaremos de exercício.

Essas estratégias progressivas são inacreditavelmente simples, de tal forma que as pessoas ouvem falar delas e pensam: "Não há qualquer hipótese de que dê resultado". Se você está duvidando, não posso criticá-lo. A indústria de perda de peso está cheia de charlatães que lhe querem vender estratégias picaretas para a perda de peso.

A diferença entre a picaretagem desses charlatães e o programa que ofereço agora reside numa única coisa: concentro-me nas estratégias que o ajudarão a fazer tudo o que já sabe que tem de fazer. As minhas estratégias não derretem, não queimam calorias, não o impedem de nunca mais ter fome na vida.

Elas apenas lhe retiram um pouco do fardo da perda de peso, para que você possa pousar o garfo mais cedo, bem antes de ter comido demais.

Não acredito em falsas promessas, não acredito em planos de comida e exercício físico impossíveis de seguir. Não acredito na preparação para o ato falho.

Não acredito em mentiras.

Prefiro prometer menos e dar mais.

Acredito na verdade e a verdade é que perder peso é duro. É duro para todos, mas não é impossível.

Acredito na ciência, na ciência que diz que o segredo para a perda de peso com sucesso não tem necessariamente a ver com obrigar a pessoa a comer menos e a fazer mais exercício.

Ao contrário, tem a ver com aprender, compreender e trabalhar com a nova ciência do apetite. É sobre isso que trata *Como emagrecer*. Trata de aprender a emagrecer, respondendo às seguintes perguntas:

- Quanto mais você come determinados alimentos, mais fome parece sentir?
- Deseja desesperadamente um doce após ter ingerido muitos carboidratos?
- Sente frio quando perde peso?
- Acorda com fome depois de uma noite em que comeu demais?
- O seu metabolismo desacelera à medida que perde peso?
- Sente fome depois de uma noite em que dormiu pouco?

Mais importante que tudo, acredito em você, acredito não só que você precisa de um programa que lhe permita perder peso, mas também um programa que seja possível de seguir e continuar seguindo, que melhore a sua saúde e que o mantenha assim pelo resto da vida.

Tenta comer menos, mas não consegue?

Tenta reduzir as porções, mas não consegue?

Tenta cortar os refrigerantes, mas não consegue?

Seja bem-vindo ao *Como emagrecer*.

Parte Um
O magro e seu apetite

mUsheR

1
Como emagrecer e o porquê de você raramente se sentir satisfeito

Eu leciono na Faculdade de Medicina Weill-Cornell, em Nova York, e invariavelmente, enquanto explico os fundamentos fisiológicos do apetite, um rapaz levanta a mão. Ele geralmente está sentado em um canto, no fundo da sala. É levemente musculoso, e está em boa forma. É jovem, e só de olhar para ele eu posso afirmar que nunca lutou contra o próprio peso um dia sequer em sua vida. Alguém como ele se senta naquele canto todos os anos. Eu já sei o que o Cara Naturalmente Magro vai dizer.
— Sim, você aí no fundo. Você tem uma pergunta? — eu indago.
— Dr. Aronne — ele diz. — Eu compreendo o que o senhor está dizendo sobre fisiologia, mas isso não seria uma questão de preguiça e falta de disciplina? Perder peso é algo realmente simples. É só ficar longe da mesa.

Os alunos dão risada, e alguns balançam a cabeça, concordando.

— Você acha que é tão fácil assim ficar longe da mesa? — eu pergunto.

— Sim, acho — ele responde. — Para perder peso, as pessoas só precisam comer menos. É só parar de comer.

— Está certo. Se você acha que é tão fácil assim ficar longe da mesa, eu quero que você tente. Não coma nada até a aula de amanhã. Estou colocando você na Dieta de 24 Horas de Água. Você pode beber toda a água que quiser, mas não pode comer nada. Vamos ver se você vai aguentar até amanhã sem comer.

Na manhã seguinte, os estudantes de medicina entram na sala de palestras e tomam seus lugares. Eu pergunto ao Cara Naturalmente Magro: — Como foi?

Ele olha fixamente para os cadarços dos sapatos, e então eu pergunto aos seus colegas de apartamento: — Como ele se saiu?

— Ele assaltou a geladeira às três da madrugada — eles me contam, às gargalhadas. — O senhor estava certo, dr. Aronne. Ele não conseguiu.

— Por que você comeu? — pergunto.

— Eu não me sentia bem. Estava com tanta fome que não conseguia dormir.

— Você conseguiu dormir depois de comer? — indago.

— Sim — ele diz.

— Aí está, vocês estão vendo — explico, continuando com a minha aula —, a comida tem um efeito fisiológico. Ele pensava que sabia o que fazer para perder peso. Achava que perder peso era fácil. Era só não comer. Aonde foi que esse conselho o levou? A lugar nenhum. Ele ficou com tanta fome que não conseguiu dormir. Quando as pessoas com excesso de peso comem menos, elas frequentemente se sentem do jeito que ele descreveu. Elas não precisam jejuar por 24 horas para se sentir assim. Logo que reduzem as calorias ou porções, se sentem lentas e não conseguem funcionar, e quando elas comem mais, se sentem melhor. É por isso que é tão difícil perder peso.

○ APETITE DO NATURALMENTE MAGRO

Você pode conhecer algumas pessoas que pensam como o meu aluno de medicina. Elas são aqueles amigos ou parentes que policiam o seu carrinho de supermercado, as suas escolhas no restaurante e a sua taça de sorvete. Elas são os médicos que continuamente lhe repreendem a respeito do seu peso. Não entendem por que você luta tanto, porque nunca tiveram que monitorar o que comem. As pessoas naturalmente magras acham que você está ganhando peso porque habitualmente ignora o seu corpo, comendo muito além da sensação de satisfação.

— Apenas escute o seu corpo — as pessoas naturalmente magras lhe dizem.

— Pare de comer quando estiver satisfeito.

— É só cortar as porções ao meio — ensinam.

— Pare de comer sobremesa — aconselham.

— Fique longe da mesa.

Essas pessoas naturalmente magras não estão tentando atormentar você. Elas têm boas intenções, mas seus conselhos não funcionam, porque elas não compreendem a sua experiência alimentar. Quando as pessoas naturalmente magras comem porções moderadas de comida, elas se sentem satisfeitas. E presumem que todos são assim.

Para os naturalmente magros, os sinais que mandam mensagens de fome e satisfação para o cérebro, e recebem essas mensagens de volta, trabalham perfeitamente. Quando uma mulher naturalmente magra se senta para comer, ela está com fome. A comida à sua frente tem um aspecto e um cheiro deliciosos. Quando ela mastiga a primeira garfada, sua boca e seu estômago registram a textura e o sabor do prato. Sabores excessivamente doces dizem ao cérebro dela: "nível alto de calorias". Pratos amargos dizem ao cérebro dela: que há um nível mais baixo de calorias. Líquidos espessos e pesados, como uma vitamina, dizem ao cérebro dela "nível alto de calorias", enquanto que os mais ralos, como suco de frutas ou mesmo água, dizem: "poucas calorias, ou nenhuma caloria".

À medida que o estômago e os intestinos dela se enchem com garfadas de comida, esses órgãos secretam uma série de sinais que viajam para o seu cérebro. Quando ela tiver comido o suficiente para alimentar o metabolismo celular por algumas horas, esses sinais indicam a satisfação. O estômago dela fica pesado e se distende. A comida tem um gosto e um cheiro sem graça. Cada garfada é menos agradável, até que finalmente ela não sente mais nenhum prazer. Ela abaixa o garfo e se afasta da mesa.

Essa mulher naturalmente magra se sente satisfeita nesse exato momento, quando o seu corpo não precisa mais de calorias. Ela não come demais com muita frequência, porque seu cérebro a persuade a não fazer isso.

E tem mais. Quando essa mulher naturalmente magra come demais – digamos que ela ignore a sensação de satisfação e passe da conta na sobremesa, ou tome uma taça extra de vinho –, seu cérebro responde. Ela se sente menos faminta nas próximas refeições, e automaticamente come menos que o normal. Seus músculos queimam mais calorias para alimentar cada movimento, trabalhando de forma ineficiente e desperdiçando calorias para criar calor corporal. Para essa mulher naturalmente magra, a consequência de comer demais não é um manequim maior ou um número mais alto na balança. É que ela sente calor quando todas as outras pessoas sentem frio. É por isso que ela pode ficar parada em um ponto de ônibus no meio do inverno sem um casaco. Por causa desses sinais fortes, bem ajustados e eficientes, o peso dessa mulher naturalmente magra permanece constante sem dietas, contagem de calorias ou controle de porções.

À esta altura, você provavelmente está querendo enfiar um garfo nessa mulher naturalmente magra e em todas as pessoas como ela. Eu não posso dizer que lhe culpo por isso. Uma das minhas primas é naturalmente magra. Ela pode comer mais do que eu e muitos outros homens, e ainda assim entrar num manequim 36. É frustrante sentar à mesma mesa que ela.

Você pode encontrar algum conforto ao saber, entretanto, que as pessoas naturalmente magras são a minoria. Menos de 30 % das pessoas têm uma genética magra; é por isso que tantos de nós temos excesso de peso.

> Minimagro: Você só precisa comer 10 calorias extras por dia para ganhar meio quilo em um ano. Essa é a quantidade de calorias em 2 tabletes de chiclete sem açúcar. (Você sabia que chiclete sem açúcar tem calorias? A maioria das pessoas não sabe.) Se você comer 100 calorias extras – as calorias em uma fatia de pão ou uma banana – irá ganhar 5 quilos!

O APETITE DAS OUTRAS PESSOAS

Quando a mulher naturalmente magra está saindo da mesa, o resto de nós ainda está comendo. Nós podemos ter consumido o mesmo número de calorias que a mulher naturalmente magra, como eu descrevi, mas não nos sentimos satisfeitos. Nossa comida continua a enviar sinais de um sabor fantástico para o nosso cérebro. Cada garfada tem um cheiro e um gosto quase tão bons quanto a primeira. Não estamos cansados de comer. Podemos até mesmo sentir mais fome do que antes de dar a primeira mastigada.

Por quê? Essa sensação de satisfação atrasada, ou que não existe, é resultado de uma condição que eu chamo de *resistência à satisfação*. Os hormônios e substâncias químicas que devem induzir à satisfação não trabalham de forma eficiente. Os sinais de satisfação do estômago, intestinos e células de gordura levam mais tempo para alcançar o cérebro, e, em alguns casos, não chegam a alcançá-lo. Em algumas pessoas, a satisfação *nunca* é alcançada, não importa o quanto ou com quanta frequência elas comam.

Você pode ter ouvido falar, ou talvez acredite, que comer demais é resultado de uma fraqueza emocional, que é uma forma de compensar o estresse, a frustração e a ansiedade. Esse provavelmente não é seu caso. Eu não acho que você seja fraco. Eu acredito que você seja provavelmente mais forte do que a maioria das pessoas. Dia após dia, você constantemente trava uma batalha com o seu cérebro, com fortes sinais físicos produzidos durante períodos de estresse, frustração ou ansiedade que lhe estimulam a comer centenas de vezes por dia. Você provavelmente encontra forças para ignorar esses estímulos para comer, *na maior parte do tempo*.

Mas você não pode esperar ser forte o suficiente para travar esse tipo de batalha toda vez que come. Para você, uma perda de peso bem-sucedida não significa diminuir as porções. Não significa passar fome. Não se trata de força de vontade, e provavelmente não se trata de fisiologia. Trata-se de reverter a resistência à satisfação.

SEU CÉREBRO, OS HORMÔNIOS E A LINHA DA CINTURA

Pode ajudar se você pensar no seu corpo como um carro, completo, com um tanque de gasolina (o estômago e intestinos), o tanque reserva (as células de gordura e fígado), e um medidor de combustível computadorizado (o cérebro), que levam você (o motorista) a encher esses tanques quando necessário. O ponteiro no medidor de combustível de seu cérebro se move baseado em e-mails (hormônios e outros mensageiros químicos) que recebe do tanque de gasolina principal e dos tanques reserva, bem como dos sensores de combustível (as papilas gustativas, os olhos, o nariz e os nervos). Alguns e-mails chegam ao computador com a mensagem "cheio" e movem o ponteiro para a posição "cheio". Outros chegam com a mensagem "vazio" e o movem na direção inversa.

VOCÊ TEM *RESISTÊNCIA À SATISFAÇÃO*?

Responda "sim" ou "não" às seguintes perguntas:

- Você engordou 10 quilos ou mais depois dos 20 anos?
- Você sente ainda mais fome depois que começa a comer do que sente com o estômago vazio?
- Você sente vontade de comer logo que chega em casa, depois de comer fora?
- Você foi diagnosticado com resistência à insulina, pré-diabetes ou diabetes do tipo 2?

Se você respondeu "sim" a uma ou mais perguntas, pode ter resistência à satisfação.

As células do cérebro têm receptores que funcionam como caixas de entrada para esses e-mails de fome e satisfação. Algumas dessas células são agrupadas, em um núcleo de fome, e outras em um núcleo de satisfação. Quando os hormônios de fome alcançam as caixas de entrada, ou células, em um núcleo de fome, o ponteiro se move em direção à posição "vazio" e o estômago "ronca". Quando os hormônios de satisfação alcançam as caixas de entrada, ou células, em um núcleo de satisfação, o ponteiro se move para a posição "cheio" e você se sente satisfeito. Em experiências feitas muitos anos atrás, pesquisadores danificaram o centro de fome do cérebro de ratos, bloqueando a caixa de entrada para os hormônios de fome. Como resultado, o ponteiro de combustível ficava continuamente na posição "cheio". Os roedores nunca sentiam fome. Eles morriam de inanição. Quando os pesquisadores, ao contrário, danificaram o centro de satisfação, os ratos nunca se sentiam satisfeitos. Sem uma caixa de entrada de satisfação, eles se tornaram obesos.

Como com os ratos, a sua caixa de entrada de satisfação parece estar quebrada. As células dessa área do seu cérebro não são ativadas porque não recebem e-mails dos elementos químicos e hormônios fundamentais projetados para desligar o apetite. Os hormônios da satisfação falham em mover o ponteiro no seu medidor de combustível para a posição "cheio". Ele está dizendo "vazio", mesmo quando o seu estômago e suas células de gordura estão cheios. Se eu lhe desse um Buick 1982 com um medidor de combustível quebrado, dissesse a você que não me lembro da última vez em que enchi o tanque de gasolina e lhe pedisse para dirigir de Nova York até Chicago, à meia-noite, o que você faria? Você pararia em cada posto aberto entre Nova York e Chicago. Você encheria o tanque e, quando ele estivesse completo, compraria mais gasolina e encheria tantos recipientes extras quanto pudesse.

O seu cérebro está tratando o seu corpo exatamente como aquele Buick 1982. Está lhe pedindo para parar continuamente em cada posto (ou seja, a mesa de jantar, as máquinas de lanche rápido, a despensa e o refrigerador). Quando completar o seu tanque principal (ou seja, o seu estômago, o seu trato gastrointestinal e a sua corrente sanguínea), abrirá e encherá os tanques reserva (ou seja, as suas células de gordura). Ele continua a encher mais e mais células de gordura porque não sabe de quanta gasolina precisa, ou quando irá precisar dela.

POR QUE VOCÊ NÃO É NATURALMENTE MAGRO

Os pesquisadores da Universidade de Laval, em Quebec, no Canadá, foram os primeiros a descobrir uma forte predisposição genética para o ganho de peso, há muitos anos, quando estudaram 12 duplas de gêmeos idênticos. Esses gêmeos eram todos rapazes naturalmente magros, de vinte e poucos anos. Seus pais haviam sido magros, e seus avós também. Eles eram tão naturalmente magros quanto se pode ser, mas os pesquisadores queriam verificar se podiam fazer com que engordassem.

Para tanto, os pesquisadores confinaram os rapazes em um dormitório universitário. Eles proibiram que fizessem qualquer tipo de exercício físico, e os alimentaram com 1000 calorias extras por dia, seis dias por semana, por 120 dias. Isso dá um total de 84000 calorias extras em 120 dias. Como é preciso mais ou menos 3500 calorias extras para ganhar meio quilo, era de se esperar que cada um dos rapazes ganhasse cerca de 10 quilos. Isso não aconteceu.

Algumas duplas de gêmeos engordaram até três vezes e meia mais que outras, com algumas engordando até 14 quilos e outras bem pouco, cerca de quatro quilos. Mesmo assim, todos ingeriram o mesmo número de calorias. Todos moraram no mesmo dormitório. Todos ficaram igualmente sedentários.

> Minimagro: O seu corpo deve lhe dar um basta quando você come. Quando você ingere calorias, o seu estômago deve, a certa altura, ficar pesado e distendido, e os pensamentos sobre comida devem desaparecer. Se você tiver resistência à satisfação, entretanto, você não recebe um basta. Você recebe mais estímulos. Quando você ingere calorias, não se sente satisfeito. Você sente fome mais depressa, e quando essa fome faz com que você coma demais, o seu cérebro não diminui o seu apetite o suficiente, ou até mesmo o aumenta, e então você come demais entre as refeições ou na próxima refeição.

Por que alguns daqueles rapazes ganharam tanto peso e outros tão pouco? Genes. Cada gêmeo, geneticamente parecido, ganhou a mesma quantidade de peso que o irmão. Além disso, alguns dos gêmeos eram ainda mais naturalmente magros que outros. Seu organismo resistia ao ganho de peso mais fortemente, ligando as caldeiras metabólicas e queimando uma quantidade exorbitante de calorias para produzir calor corporal.

Mas essas pessoas *eram* naturalmente magras. Cerca de seis meses depois do fim do experimento, todas elas haviam perdido o peso que ganharam – naturalmente. Os pesquisadores não repetiram esse experimento comparando um grupo de pessoas naturalmente magras com um grupo de ganhadores de peso naturais (isso provavelmente seria considerado antiético, por causa das implicações na saúde), mas eles fizeram experimentos parecidos com ratos e camundongos. Roedores geneticamente modificados, com vários genes de obesidade, ganham mais peso do que os não-alterados geneticamente. Se um experimento semelhante fosse feito com pessoas, os ganhadores de peso naturais ganhariam muito mais peso do que os naturalmente magros, mesmo que todos consumissem o mesmo número de calorias.

Milhares de genes estão envolvidos no apetite, no metabolismo e no peso corporal, e pesquisadores em várias instituições determinaram que o número de genes projetados para aumentar o peso corporal é cerca de dez vezes maior que o número dos genes projetados para diminuí-lo. Conhecidos como *econômicos* ou *obesos*, cada um desses genes promotores de gordura é provavelmente responsável por uma pequena porcentagem da sua propensão a ganhar peso. Você pode não ter herdado cada um dos genes da obesidade, mas provavelmente herdou o bastante para aumentar o seu risco de ganhar peso desde antes de nascer.

Dependendo de quais e quantos desses genes herdou de seus pais, você pode ganhar peso facilmente porque:

Você tem um metabolismo lento. Mesmo que um médico ou fisiologista tenha testado a sua taxa metabólica e ela tenha sido considerada normal, ela ainda pode ser mais lenta do que deveria. É difícil detectar diferenças na taxa metabólica, porque até mesmo uma diferença mínima – digamos, dez calorias queimadas a menos por dia – pode causar um acúmulo e gerar um ganho de peso de meio quilo em um ano. Basta uma anormalidade metabólica muito pequena para disparar um ganho de peso excessivo, e nós ainda não temos equipamentos para medir facilmente as diferenças que são importantes.

Você tem um apetite maior. Você poderia ter menos "receptores de satisfação" ou caixas de entrada no centro de satisfação do cérebro? Os hormônios da satisfação só podem desligar o apetite se alcançarem um receptor de satisfação. Se eles não conseguirem encontrar um, permanecem circulando pelo ciberespaço do corpo, conhecido como corrente sanguínea. Resultado: é preciso mais calorias para desligar o seu apetite do que para as pessoas naturalmente magras.

O seu corpo armazena a gordura, em vez de queimá-la. As células de gordura, como o centro de satisfação do cérebro, também têm receptores de satisfação e quando os e-mails de satisfação chegam a essas células, elas liberam o seu conteúdo na corrente sanguínea para que as células musculares possam queimar esse combustível para obter energia. O organismo de algumas pessoas tende a queimar gordura em vez de armazená-la, enquanto que o organismo de outras pessoas tende a armazenar gordura em vez de queimá-la.

Existem muitas outras explicações possíveis também. Cientistas acreditam, por exemplo, que o cérebro humano e os sistemas que regulam o peso são bem plásticos, ou mutáveis, até um ano de idade e, possivelmente, além disso. Experiências específicas durante a gestação e os primeiros anos de vida podem programar o cérebro para o ganho de peso. Se a sua mãe teve diabetes durante a gravidez ou diabetes do tipo 2, fumou, bebeu álcool, estava acima do peso ou malnutrida enquanto estava grávida, você pode ter nascido com propensão a ganhar peso. Essas experiências nos primeiros anos de vida podem alterar o centro de satisfação do cérebro, desligando os receptores de celular importantes, e programando você para a resistência à satisfação. Elas podem ter feito o seu organismo manter um alto número de células de gordura, ou desenvolver uma maior propensão para armazenar gordura em vez de queimá-la.

Essa genética e fisiologia, a propósito, teriam sido bastante úteis há algumas centenas de anos, quando nós, humanos, normalmente passávamos fome durante meses, por causa da seca e de invernos rigorosos. Genes que previnem a inanição promovem a obesidade. Populações como as das ilhas dos Mares do Sul ou os índios do Sudoeste dos Estados Unidos, que passaram pela "seleção" da fome, têm mais probabilidade de serem obesas. Aqueles com tendência à magreza morreram de fome, enquanto que os que tinham tendência a ganhar peso sobreviveram e puderam passar seus genes adiante, para as próximas gerações, e esses são hoje os genes que predispõem as pessoas à obesidade. Você está propenso a ganhar peso da mesma forma que algumas pessoas estão propensas a desenvolver doenças do coração, câncer de mama e outros problemas de saúde. Não é culpa sua. O problema não é psicológico. É biológico.

Uma vez que você já ganhou peso, a batalha se torna ainda mais difícil. O seu organismo responde ao nível cada vez maior de gordura corporal exatamente como deveria, ou seja, enviando mensagens de satisfação ao cérebro em quantidades cada vez maiores. À medida que essas mensagens de satisfação chegam ao seu cérebro, entretanto, as células cerebrais as tratam como "*spam*" de e-mail, colocando-as em uma lista de remetentes bloqueados. Os sistemas que estimulam a fome, os desejos e o armazenamento de gordura corporal são ativados também. O seu cérebro responde como se você estivesse morrendo de fome, mesmo que você esteja subnutrido. Como resultado, você ganha ainda mais peso, o que faz com que o corpo produza ainda mais "*spans*" de satisfação, e que o cérebro atualize o seu filtro de "*spam*". Assim, ainda menos e-mails de satisfação chegam à caixa de entrada, causando um círculo vicioso que leva a uma maior resistência à satisfação e a mais ganho de peso. É uma viagem sem volta ao topo da balança.

COMO EMAGRECER E POR QUE BEBÊS SUBNUTRIDOS SE TORNAM ADULTOS OBESOS

Quando cientistas rastrearam os resultados de saúde de bebês nascidos durante tempos de fome, descobriram uma tendência interessante. Os bebês abaixo do peso se tornaram crianças e adultos obesos. Durante a fome, os níveis de leptina do feto eram baixos, porque a mãe tinha menos gordura corporal, e essa deficiência era provavelmente um mecanismo de proteção, sinalizando ao cérebro do bebê que ele cresceria em um mundo onde não haveria muita comida. Baixos níveis de leptina podem permitir que esses bebês sobrevivam, apesar da subnutrição que ocorrerá mais tarde. Os pesquisadores levantaram a hipótese de que baixos níveis de leptina durante a infância impedem que o centro de satisfação no cérebro se desenvolva completamente, levando à resistência à leptina e a uma maior tendência para a obesidade. Supernutrição materna e diabetes durante a gestação são igualmente ruins, predispondo os bebês a desenvolver resistência à leptina e obesidade também.

Introdução aos hormônios da satisfação

O seu estômago, trato gastrointestinal e células de gordura secretam uma série de hormônios de satisfação, mas o mais importante de todos é a leptina. Talvez você já tenha ouvido falar dele. Eu tive o primeiro vislumbre da sua importância em 1986, quando meu amigo e colega de profissão, dr. Rudy Leibel, me convidou para ver alguns camundongos muito obesos que ele estava estudando, nos quais os genes para a leptina seriam finalmente descobertos. Ele me ensinou, e a muitos outros, a observar a obesidade de forma completamente diferente, como resultado de seus experimentos modernos. Nos anos de 1990, as companhias farmacêuticas achavam que injeções de leptina iriam futuramente curar a obesidade, mas, como nós aprendemos mais tarde, mais leptina não é necessariamente bom.

Eis como a leptina funciona: as células de gordura têm sensores internos que lhes dizem quando estão se enchendo. Quanto mais gordura chega a uma dessas células, mais leptina ela secreta. A leptina, então, diz ao centro de satisfação do cérebro: "Nós já temos combustível suficiente; não encha mais o tanque". O ponteiro no medidor de combustível passa para a posição "cheio". Quando isso acontece, outros sinais de satisfação podem fazer com que o o estômago fique pesado e reduza o prazer de comer. Com o ponteiro na posição "cheio", os sinais de fome são abafados, também. Consequentemente, você abaixa o garfo, abre um botão da camisa e se afasta da mesa. Se a leptina não estiver presente, entretanto, ou se o sinal não for recebido, os outros sinais não funcionam da maneira que deveriam.

Quanto mais gordura corporal tem, mais altos são os seus níveis de leptina. Pessoas obesas podem ter até dez vezes mais leptina no sangue, comparadas a pessoas naturalmente magras. O aumento da leptina deveria amplificar os sinais de satisfação, mas isso não acontece. Ratos obesos inicialmente responderam às injeções de leptina com perda de peso, mas depois de três dias essa perda estaciona. O excesso de leptina continua funcionando. Ou a leptina não está chegando ao cérebro, ou as suas células cerebrais não estão respondendo às mensagens da leptina. Resultado: o ponteiro no medidor de combustível não se move tão facilmente. Com o ponteiro na posição "vazio", outros hormônios de satisfação se tornam ineficientes também. É preciso quantidades cada vez maiores de hormônios de satisfação para induzir a sensação de satisfação.

Enquanto você pode, um dia, ter se sentido satisfeito apenas dez minutos depois de ingerir uma grande refeição, esses sinais podem agora levar até 20 minutos para induzir a satisfação. A sensação de satisfação que você tem é mais fraca que o normal, também, e nem sempre consegue persuadir você a parar de comer. Com o tempo, você pode ainda sentir fome mesmo depois de acabar de ingerir grandes quantidades de alimento, ou pode nunca se sentir realmente com fome, mas também nunca se sentir realmente satisfeito; então, você "belisca" continuamente, sem os sinais para diminuir o consumo de comida.

Por que o cérebro coloca a leptina em uma lista de remetentes bloqueados? Ninguém sabe ao certo, mas nós temos algumas teorias ainda não-comprovadas. De acordo com uma dessas teorias, muita leptina causa um curto-circuito no sistema, interrompendo justamente os sistemas de sinalização necessários para ouvir e transmitir a mensagem da leptina. É um mecanismo de segurança, construído para encorajar você a ganhar ainda mais peso durante períodos de excesso. Além disso, o supermetabolismo (quando o cérebro programa o metabolismo para transformar calorias em calor), inicialmente causado pelo excesso de comida, produz radicais livres, que podem danificar células musculares e cerebrais, tornando-as menos sensíveis à leptina e a outros hormônios de satisfação. Nos músculos, parte desses danos ocorre nas mitocôndrias, o compartimento celular responsável pela queima de calorias. As mitocôndrias danificadas fazem com que as células musculares queimem menos combustível, desacelerando o seu metabolismo e resultando em mais calorias armazenadas como gordura. No cérebro, os neurônios danificados fecham as portas para a leptina, de forma que as suas mensagens não conseguem passar. Tanto as células cerebrais como as células musculares estão se fechando de forma a se protegerem de futuros danos, mas você está ganhando peso como resultado.

Os triglicerídeos, ou gordura na corrente sanguínea, também podem levar à resistência à leptina. Pesquisadores da Faculdade de Medicina da Universidade de Saint Louis demonstraram que os níveis de triglicerídeos aumentam juntamente com os níveis de leptina, e os triglicerídeos podem agir como interferência – como um filtro de *"spam"* eficiente – impedindo que a leptina chegue ao cérebro. Outros fatores, inclusive inflamações e altos níveis de insulina, também podem levar à resistência à leptina.

> Minimagro: O número de adultos obesos aumentou em 24% entre 2000 e 2005, e o número daqueles que apresentavam maior peso aumentou mais rápido. O número de pessoas com um índice de massa corporal, ou IMC (um cálculo baseado em peso e altura), de mais de 40 (cerca de 45 quilos acima do peso ideal) aumentou em 50%. O número daqueles com IMC de 50 ou mais aumentou em 75%. Essas estatísticas fornecem maiores evidências de que algum ganho de peso leva a mais ganho de peso.

De forma interessante, altos níveis de leptina, resultado da resistência à leptina, levam a um excesso de inflamações. A leptina tem sido associada a inflamações que causam doenças cardíacas, bem como outras doenças. Então, as elevações de leptina devido à resistência à leptina, por sua vez devido à obesidade, são parte do estado causador de doenças associado à obesidade.

Um último comentário sobre a leptina. Alguma leptina é necessária para o funcionamento normal da insulina. Quantidades muito pequenas também podem causar resistência à insulina, na forma de uma doença chamada de *lipodistrofia*. A lipodistrofia pode ser genética, ou pode ter sido adquirida pela ingestão de medicamentos para o tratamento da infecção por HIV. Nessas condições, a leptina não está presente em quantidade suficiente; os níveis de leptina são muito baixos e a gordura se acumula no abdômen para compensar. Esses pacientes têm braços e pernas magros e um abdômen volumoso, com pouca gordura sob a pele.

INSULINA: O ESTIMULANTE DO COMBUSTÍVEL

A insulina diz às células cerebrais para enviar sinais a todas as células do corpo, para estocar o açúcar do sangue e queimá-lo para obter energia. À medida que os níveis de açúcar no sangue aumentam, os níveis de insulina também o fazem. Consequentemente, quanto mais comida você ingere, particularmente carboidratos, mais insulina o seu pâncreas produz. Pelo fato de a insulina ser tão fundamental para alimentar as células famintas do corpo, faz sentido que esse hormônio também seja responsável por comunicar a mensagem "As células estão satisfeitas, não é preciso mais comida" ao cérebro, e é exatamente isso que ele faz, desde que todos os sistemas estejam funcionando bem.

Da mesma forma que com a leptina, contudo, níveis elevados de insulina fazem com que as todas as células do corpo ignorem essa mensagem. Consumir carboidratos rapidamente digeridos – doces, pão e amido refinado – faz com que o açúcar no sangue aumente muito rápido, exagerando a resposta da insulina. Se os níveis de insulina permanecerem altos ou subirem muito de forma consistente, as células de todo o corpo e cérebro a colocam, como a leptina, em uma lista de remetentes bloqueados.

> Minimagro: A maioria das pessoas com resistência à insulina não sabe que tem esse problema. Um sintoma incomum são problemas de pele, tais como verrugas no pescoço, sob os braços, na área do peito ou da virilha. A pele ao redor do pescoço, articulações dos dedos e cotovelos tem um aspecto escuro e aveludado, uma doença conhecida como *acanthosis nigricans*. Se você tem esses sintomas, fale a respeito deles com o seu médico. Eu já vi pacientes que tiveram dúzias de verrugas removidas por um dermatologista, mas que nunca foram avisados de que esse problema tem uma possível causa fundamental e um tratamento. As pessoas com esses problemas de pele frequentemente não conseguem perder peso porque seus altos níveis de insulina as impedem de fazer progressos, e consequentemente elas precisam combinar uma dieta e um programa de exercícios com uma medicação para a normalização da insulina (ver capítulo 10).

Quando as células cerebrais bloqueiam a mensagem da insulina, aumenta a concentração desse hormônio no sangue, mas ele não chega ao cérebro. Ele grita: "Tem energia demais no corpo", mas o cérebro não escuta.

Quando as células musculares param de escutar a insulina, elas param de queimar tanto combustível. O seu metabolismo desacelera, queima menos açúcar sanguíneo, e a insulina dispara um mecanismo no fígado que converte açúcar em triglicerídeos, que são armazenados nas células de gordura e contribuem para a resistência à leptina e a uma ainda maior resistência à insulina. Como você pode ver, é um círculo vicioso, um mecanismo de estimulação que leva a níveis ainda maiores de obesidade.

OUTROS HORMÔNIOS DE SATISFAÇÃO

Você não precisa se lembrar dos nomes dos hormônios a seguir. Você certamente não precisa saber como soletrá-los, ou mesmo lembrar-se de onde eles são produzidos, ou o que fazem. Lembre-se apenas de que muitos hormônios são programados para fazer com que você se sinta satisfeito, mas você não se sente satisfeito porque um ou vários deles não estão funcionando direito. A razão: quando a leptina está na lista de remetentes de e-mail bloqueados, alguns desses sinais, tais como o CCK e o GLP-1, não são recebidos apropriadamente pelo cérebro, levando a uma sensação de satisfação reduzida.

Dopamina: Esse elemento químico cerebral é o gatilho para a sensação de prazer. Os níveis aumentam dramaticamente quando você ingere alimentos altamente calóricos, doces ou gordurosos, recompensando-lhe por essas escolhas e fazendo com que você se sinta melhor. Pesquisadores do Laboratório Nacional Brookhaven, em Nova York, determinaram que as pessoas obesas podem ter menos receptores (ou caixas de entrada) de dopamina. Possivelmente, um resultado de estresse crônico, o número reduzido de receptores pode fazer com que uma pessoa coma mais alimentos à base de açúcar ou amido para elevar os níveis de dopamina com intensidade e frequência suficientes para induzir a sensação prazerosa que as pessoas naturalmente magras têm ao comer muito menos. Esse é um dos motivos pelos quais é tão importante se exercitar, porque a atividade física pode ativar os receptores de dopamina, reduzindo os desejos e permitindo que você se sinta satisfeito com menos.

Colecistocinina (CCK): Liberada pelo trato gastrointestinal depois das refeições, a CCK estimula a liberação de sucos digestivos, desacelera o esvaziamento do estômago e controla o apetite. Se você é resistente à leptina, a CCK pode não produzir a sensação de satisfação que deveria.

Peptídeo 1 similar ao Glucagon (GLP-1): Produzido no intestino, o peptídeo 1 similar ao glucagon aumenta à medida que você come, para induzir à satisfação. Você pode produzir uma menor quantidade desse hormônio do que precisa, e também pode ser resistente às quantidades que produz.

Peptídeo YY: Os níveis desse peptídeo no sangue caem antes das refeições, fazendo o seu estômago "roncar". Os níveis aumentam à medida que você come, e, juntamente com o GLP-1, ajudam a induzir à satisfação. Em um estudo, o peptídeo YY não aumentou de forma tão intensa nos participantes obesos quanto nos mais magros, que consumiram a mesma quantidade de comida.

OS HORMÔNIOS DA FOME

Três importantes hormônios da fome distinguem as pessoas naturalmente magras de todas as outras:

Endocanabinóides (ECs): Note que a segunda metade dessa palavra faz lembrar uma substância química que você deve ter aprendido na aula de ciências. Os ECs são semelhantes à cannabis, a substância química encontrada na maconha. Desde pelo menos 300 a.C., a cannabis é conhecida por estimular a fome e aumentar o apetite, especialmente por doces. Os ECs fazem a mesma coisa.

Quando os ECs aumentam, você sente fome, especialmente de doces. Pessoas naturalmente magras provavelmente não têm desejos tão intensos de doces porque os níveis de EC delas são mais baixos do que os seus, e o cérebro delas não "escuta" os ECs tão atentamente. Elas são sensíveis o suficiente à leptina enviada ao cérebro pelas células de gordura, para bloquear a ação dos ECs.

À medida que você ganha peso, os ECs aumentam e se fortalecem. Sem leptina suficiente no cérebro para bloquear os seus sinais, as mensagens dos ECs podem chegar à caixa de entrada de fome do seu cérebro com pontos de exclamação após "alta prioridade". Como resultado, você sente fome quando deveria se sentir satisfeito, e tem desejos de alimentos carregados de gordura e açúcar. Chocolate. Torta. Sorvete. Graças aos ECs, você come com mais e mais frequência, ganha peso, e queima menos calorias. Esse é um exemplo do mecanismo de estimulação que leva à epidemia de obesidade nos Estados Unidos e em todo o mundo. Uma vez que você começa a comer alimentos não-saudáveis, sistemas tais como os ECs são ativados, aumentando o seu apetite e reduzindo a saciedade. Quanto mais frequente é o seu consumo de doces, comida gordurosa ou à base de amido, mais fome você sente. Isso lhe soa familiar? Aposto que sim. E o deixa maluco, porque você sabe que deve se sentir satisfeito e parar de comer, mas não consegue.

O resultado é o problema que alguns chamam de *gula*. Não é um desvio de comportamento; é um problema físico, induzido por escolhas alimentares erradas, e piorado por uma fisiologia codificada geneticamente. Se você tentar mudar o seu comportamento comendo de forma diferente,

o seu corpo resiste aos seus esforços, limitando a sua capacidade de obter sucesso com a perda de peso.
Altos níveis de ECs também mandam sinais para outros órgãos do corpo. Por exemplo, eles dizem ao fígado para converter a glicose sanguínea em triglicerídeos, e armazená-los nas células de gordura. Nos músculos, os ECs inibem os efeitos da insulina, fazendo com que os níveis da insulina aumentem ainda mais. Nas células de gordura, eles limitam a liberação da adiponectina, o que causa uma resistência ainda maior à insulina. No pâncreas, os ECs inibem a produção de insulina, predispondo você a um nível mais alto de glicose no sangue.

COMO EMAGRECER E POR QUE FAZER DIETA FAZ VOCÊ SENTIR FRIO

Entre em qualquer centro que faça a cirurgia de redução de peso no meio do verão e observe o que os pacientes estão vestindo. Muitos usam suéteres, mesmo com o clima quente e úmido. Por quê?

Muitas pessoas esperam que os obesos sintam calor porque presumem que o excesso de gordura protege o corpo. Embora isso seja verdade até certo ponto, o calor corporal é determinado muito mais pelo consumo de comida e pelos níveis de certos hormônios do que por níveis de gordura corporal, da mesma forma que a temperatura ambiente da sua casa é determinada mais pelo ajuste do seu aquecedor do que pelo isolamento térmico das paredes. Desligue o aquecedor no meio do inverno, e isolamento nenhum manterá a casa aquecida. A mesma coisa acontece quando você faz dieta.

Menos comida está sendo consumida, e as células de gordura estão diminuindo. Os níveis de leptina estão caindo. À medida que os níveis de leptina caem, o seu metabolismo e a função da tireóide desaceleram, os músculos não produzem tanto calor e, então, você sente frio. Essa sensação de frio também é um gatilho para o apetite, encorajando você a comer. Tomar hormônios suplementares para a tireóide não é a solução, já que uma tireóide pouco ativa não é o problema real. Os níveis baixos de leptina é que são. Os exercícios físicos, por outro lado, parecem ajudar. Eles constroem massa muscular, que gera calor corporal. Ao se exercitar, você impede que os músculos sejam capazes de compensar a redução de calorias, peso corporal e leptina, ajudando também a normalizar a função da tireóide.

Grelina: Produzida no estômago e nos intestinos, a grelina aumenta pouco antes das refeições, e cai à medida que você come. Esse hormônio da fome pode permanecer elevado por um período maior de tempo depois que você come, diferentemente do que ocorre com pessoas naturalmente magras. Um estudo descobriu que pessoas de peso normal experimentaram uma queda de 39% na grelina, 30 minutos depois de comer. Em pessoas obesas, não houve queda durante esse período. Quando você perde peso, os níveis de grelina aumentam. Isso é parte do motivo por que você abandona a sua dieta.

Cortisol: Já foi demonstrado que o estresse crônico promove a liberação de cortisol pela glândula adrenal, e aumenta os desejos por "comida emocional". Por sua vez, o consumo desse tipo de alimento reduz a percepção do estresse em ratos. Isso explica por que alimentos como biscoitos e chocolate são tão confortadores. Eles realmente parecem reduzir a percepção de estresse e ansiedade! Para piorar as coisas, a eficiência alimentar – o número de calorias que o corpo armazena depois que você come – também aumenta quando você está sob estresse crônico, levando a um aumento da probabilidade de ganhar peso. Finalmente, níveis maiores de cortisol produzem resistência à insulina e acúmulo de gordura no abdômen, o tipo mais perigoso que há.

Então, seu peso estaciona

Nosso corpo está programado para resistir a uma perda de peso maior do que cerca de mais ou menos 7% do seu peso total, dependendo da pessoa. Isso significa que se você pesa 68 quilos, pode conseguir perder pouco menos de 5 quilos, antes das coisas ficarem complicadas. Esse é um mecanismo de sobrevivência, projetado para impedir a inanição, mas é frustrante e inconveniente se você pesa 115 quilos e quer pesar 70.

A perda de peso faz com que as células musculares se tornem mais eficientes. É como um veículo utilitário bebedor de gasolina que circule mais quilômetros à medida que o ponteiro do medidor de combustível se move em direção à posição "vazio". (Talvez um executivo em uma companhia automobilística leia este livro e decida inventar um veículo assim!) Como o utilitário que acabei de descrever, à medida que o seu nível de combustível cai, o seu corpo obtém mais "quilômetros por galão" da comida que você ingere, e da gordura que você armazenou. O seu corpo queima menos e menos calorias à medida que você ingere menos e menos calorias.

Os níveis de leptina ficarão baixos também, então, você vai perder a sensação de satisfação e sentir fome o tempo todo. Você está encurralado entre a cruz e a espada. Nesse caso, a cruz é um metabolismo mais eficiente, e a espada é a fome e os desejos que o forçam a comer. Mesmo que consiga ignorar a fome e seguir a dieta, seu peso estaciona de qualquer maneira, porque o seu metabolismo desacelera.

Então, como é que você sai dessa situação? Você tem que seguir o tipo certo de dieta, e tem que fazer os tipos certos de exercícios. A dieta hipoglicêmica e o plano de exercícios deste livro irão ajudá-lo, melhorando a sensibilidade à insulina. Quando os níveis de insulina se normalizam, a sensibilidade à leptina aumenta e, de repente, o mecanismo que regula o peso se torna "competente" de novo, recebendo as mensagens de e-mail das células de gordura de forma apropriada em vez de bloqueá-las e, como resultado, reduzindo a fome e os desejos, e aumentando o metabolismo.

COMO EMAGRECER E POR QUE A COMIDA É MAIS GOSTOSA QUANDO VOCÊ ESTÁ DE DIETA

Nos anos 80 e 90, nós costumávamos recomendar uma dieta líquida de baixas calorias. Durante três meses, os pacientes tomavam cinco *milk-shakes* por dia, e os *shakes* os alimentavam com apenas 800 calorias diárias. A maioria dos seres humanos consome cerca de 2000 calorias diárias para manter o peso, de forma que 800 calorias é muito pouco.

Depois que esses pacientes atingiam seus objetivos, eles geralmente comiam peito de frango com legumes na primeira refeição sólida. Essa não é uma refeição particularmente gostosa ou excitante e essa era exatamente a ideia. A comida, aparentemente sem graça, era planejada, para impedir que esses pacientes experimentassem um nirvana gastronômico que fizesse com que comessem em excesso. Mesmo assim, meus pacientes relataram consistentemente que aquele frango com legumes havia sido o melhor que já tinham comido. Eles vinham a mim na semana após a introdução da dieta sólida e diziam coisas do tipo: "Não sei onde encontrei aquele frango, mas foi o frango mais suculento e delicioso que comi na vida". Eu sabia o motivo. O frango não era especial. Não era mais suculento ou mais gostoso do que qualquer frango que eles já tivessem experimentado na vida. A diferença era que seus sentidos estavam mais aguçados. Altos ECs, baixa leptina e muitos outros mecanismos programaram suas papilas gustativas e seu nariz para enviar mensagens de sensações ao cérebro, a respeito do gosto e do cheiro do frango. As refeições seguintes, com frango ou qualquer outra coisa, jamais chegariam perto daquela excitação inicial.

CONSERTE O MEDIDOR DE SATISFAÇÃO

Nas páginas seguintes, irei revelar um programa excitante, projetado para ajudar você a reverter a resistência à satisfação, perder peso e mantê-lo estável para o resto da vida. No próximo capítulo, você irá aprender a respeito das mais novas metodologias científicas sobre alimentação, que ajudam a consertar a química cerebral fundamental que contribui para os excessos à mesa. Então, irei mostrar a você como ficar satisfeito com pouco. Ensinarei como automaticamente abaixar o garfo e afastar-se da mesa, sem contar uma única caloria.

2
Como emagrecer e os alimentos que engordam e os que satisfazem

Você só precisa perder entre 5 e 10% do seu peso para reverter a resistência à satisfação. Isso significa apenas 5 quilos, se você pesar 90. O problema é que esses 5 quilos parecem 450 se você usar a metodologia errada. Neste plano, os seus primeiros 5 quilos irão parecer 5 quilos – e não 100, nem 1000 –, porque você estará consumindo os alimentos mais agradáveis e satisfatórios do mundo. Esses alimentos agradáveis lhe permitem ingerir refeições de três pratos, completando com uma taça de vinho, se você quiser. Você vai perder peso comendo mais.

Consumindo os alimentos mais satisfatórios do mundo, você vai parar de comer antes que tenha comido demais. Um estudo da Universidade de Sidney sobre muitas dietas diferentes concluiu que o tipo de metodologia de alimentação demonstrado aqui resulta em tanta perda de peso quando as dietas controladas por calorias – se não mais –, mesmo com os participantes do estudo comendo tanto quanto queriam, sem limitar porções.

O QUE SÃO ALIMENTOS QUE ENGORDAM?

Para compreender como isso funciona, vamos definir alguns termos. Primeiramente, vamos falar sobre a palavra *engordar*. Quando você pensa em um alimento que engorda, o que é que vem à sua mente? A maioria das pessoas pensa em bolo de chocolate, biscoitos e brownies. Esses alimentos *engordam*, mas não pelas razões que você pensa. A maioria das pessoas acha que esses alimentos engordam porque são ricos em calorias. Eu gostaria de apresentar a você uma nova compreensão de alimentos que engordam. Esses alimentos engordam porque estimulam desejos ou despertam a fome. Eles engordam quando quebram o seu medidor de combustível, dizendo ao seu cérebro que você não comeu tanto quanto deveria, ativando os mecanismos de estímulo. Por essa definição, pãezinhos podem engordar. Suco de frutas também. Refrigerantes *diet* podem engordar também.

Os alimentos que engordam geralmente contêm um ou mais dos seguintes ingredientes ou características: carboidrato de digestão rápida, grandes quantidades de gordura dietética, açúcar, ou calorias vazias. Nas páginas seguintes, explicarei por que cada uma dessas características tende a estimular o ganho de peso.

Carboidratos de digestão rápida engordam. Os carboidratos são açúcar, amido e fibras encontradas em plantas. O trato gastrointestinal quebra o carboidrato que você ingere, transformando-o em açúcar para que as suas células o queimem para produzir energia ou o armazenem para usar mais tarde. À medida que o trato gastrointestinal quebra o carboidrato e permite que esse açúcar entre na corrente sanguínea, o pâncreas produz insulina para levar o açúcar para as células do corpo. Quanto mais lentamente o trato gastrointestinal quebra um alimento de alto teor de carboidratos, mais gradual é o aumento no açúcar sanguíneo, e mais gradual é o aumento na insulina; quando mais rapidamente o trato gastrointestinal quebra o carboidrato, mais rápido e mais dramático é o aumento no açúcar sanguíneo, e mais dramático é o aumento na insulina.

COMO EMAGRECER E POR QUE VOCÊ SENTE MAIS FOME DEPOIS DE COMEÇAR A COMER

Muitos dos meus pacientes me dizem que tudo corre bem entre as refeições. Quando eles começam a comer é que as coisas saem do controle. — Dr. Aronne, eu não sinto fome até comer — dizem. Eu quero comer só um pouco, mas quando começo, fico com fome. — O que está acontecendo? Eles sentem mais fome porque estão consumindo carboidratos de digestão rápida. Esses alimentos aumentam dramaticamente o açúcar sanguíneo, o que resulta em uma explosão de insulina que rapidamente diminui esse açúcar, causando um "rebote" na fome. Isso só acontece se você ingerir alimentos que promovem a fome. Se você consumir alimentos satisfatórios – tais como os citados nos cardápios *Como emagrecer* –, a fome se dissipará a cada garfada, e você se sentirá satisfeito, em vez de "vazio".

Se você consumir muito carboidrato de digestão rápida de uma vez, os níveis de insulina sobem muito, e fazem com que os níveis de açúcar sanguíneo caiam muito rápido, levando a um "rebote" na fome e interferindo com o mecanismo de sinalização da leptina, levando à resistência à leptina. Outro hormônio, chamado de peptídeo insulinotrópico dependente da glicose (GIP) também aumenta quando você consome amido de digestão rápida. Esse hormônio é responsável por medir quando o amido é consumido muito rapidamente para as células do corpo queimarem. Altos níveis de GIP ligam o interruptor do armazenamento de gordura. Eles começam a conversão do amido em triglicerídeos (gordura) e sinalizam às células de gordura para absorver essa gordura da corrente sanguínea.

Um modo de reverter a resistência à satisfação, reduzir a fome e desencorajar o armazenamento de gordura é consumir alimentos ricos em carboidrato que resultam em aumentos lentos e graduais tanto na insulina quanto no GIP. Esses alimentos são todos baixos em carga glicêmica (GL), que é uma medida do quão rapidamente o alimento aumenta os níveis de açúcar sanguíneo. Alimentos com alta GL aumentam o açúcar sanguíneo mais depressa do que alimentos com baixa GL. Quanto mais rápido o açúcar sanguíneo aumenta, mais rapidamente a insulina e o GIP aumentam também.

Em um estudo feito no Hospital de Boston com 73 adolescentes com excesso de peso, aqueles que seguiram uma dieta de baixa GL aumentaram a sensibilidade à insulina e perderam mais peso e gordura corporal do que os que seguiram uma dieta de baixa gordura, especialmente se eles tinham resistência à insulina antes de o estudo começar. Em outro estudo, feito no mesmo hospital, adultos com excesso de peso que seguiram uma dieta de baixa GL experimentaram uma queda menos severa no gasto de energia, ou metabolismo, com uma perda de peso comparável à daqueles que ingeriram uma dieta de baixa gordura. Os participantes da dieta de baixa GL também relataram menos fome, e a sua resistência à insulina, triglicerídeos, proteína C-reativa (uma medida para inflamações e fatores de risco para doenças cardíacas) e a pressão sanguínea melhoraram quando comparados aos participantes que consumiram uma dieta de baixa gordura.

No geral, uma dieta de baixa GL parece ser a melhor metodologia para a maioria das pessoas. Como você sabe se um alimento tem alta ou baixa GL? No capítulo 13, eu listei a GL de dúzias de alimentos comumente consumidos, mas há três modos fáceis de saber.

1. Alimentos de baixa GL têm baixos níveis de açúcar e amido. Quando mais amido ou açúcar um alimento tiver, mas material bruto o trato gastrointestinal tem que converter em açúcar sanguíneo. Por essa razão, a maioria dos legumes e verduras – com a exceção de alguns tipos de raízes – tem uma baixa carga glicêmica. Um maço inteiro de alface, por exemplo, contém menos de 4 gramas de carboidrato e 16 calorias. Compare isso com uma fatia de pão, que tem cerca de 16 gramas de carboidrato e 90 calorias.

2. Alimentos de baixa GL tendem a conter um alto índice de fibras. Essa forma não-digerível de carboidrato desacelera a absorção de açúcar na corrente sanguínea e reduz a carga glicêmica de um alimento com alto teor de carboidratos.

3. Alimentos de baixa GL são alimentos integrais. A comida produzida com açúcar ou farinha refinada – arroz branco, pão branco, salgadinhos e doces – é universalmente rica em GL. A maioria dos alimentos integrais – verduras, legumes e grãos integrais – tem de média a baixa GL.

Alimentos densos em calorias engordam. Os alimentos densos em calorias contêm muitas calorias por porção. Porque tais alimentos concentram tantas calorias em um pequeno espaço, é fácil ingerir milhares de calorias com eles, e não se sentir nem remotamente satisfeito. Por exemplo, brigadeiros são densos em calorias. Só oito desses minidoces podem conter 200 calorias, mas fazem muito pouco para satisfazê-lo. Por outro lado, você teria que comer muitos pimentões – que têm uma densidade calórica muito baixa – para consumir a mesma quantidade de calorias. Alimentos densos em calorias são usualmente ricos em gordura ou açúcar (ou ambos) e pobres em água e fibras.

Gordura dietética engorda. Por muitos anos, um debate infeliz e errôneo frustrou os especialistas em nutrição. De um lado desse debate, ficavam os que acreditavam ferrenhamente em dietas de baixa gordura, que defendiam que a gordura engordava. Do outro lado, estavam os que acreditavam em dietas de alta gordura ou alta proteína, que defendiam que carboidrato engordava.

Quem está certo? Ninguém. O que acontece é que ambas as dietas podem engordar, por diferentes motivos. A gordura contém 9 calorias por grama, comparadas a apenas 4 calorias por grama de carboidratos e proteínas. Isso significa que os alimentos que ssão ricos em gordura também contêm muitas calorias, e essas calorias frequentemente são concentradas em um pequeno espaço. Consideremos que as calorias em uma porção de 350 gramas de costela – um dos cortes mais gordos da carne vermelha – somam mais de 1000. Comparemos isso às calorias de uma porção do mesmo tamanho de peito de frango sem pele: 512. Você teria que consumir quase 700 gramas de frango para alcançar as 1000 calorias da porção de 350 gramas de costela. Eu não conheço muitas pessoas que conseguem comer essa quantidade de frango sem se sentirem desconfortavelmente empanturradas, mas conheço muitas pessoas, incluindo eu mesmo, que conseguem comer um filé de 350 gramas. Por essa razão, é extremamente fácil e tentador comer alimentos ricos em gordura.

A gordura pode engordar por algumas razões adicionais. Alimentos gordurosos não suprimem o hormônio de fome grelina tanto ou tão rapidamente quanto a proteína, e uma pesquisa feita na Universidade de Leeds sugere que eles podem não suprimir a fome de jeito nenhum. Participantes do estudo comeram 350 calorias em excesso de carboidrato ou de gordura no café da manhã e então monitoraram a fome e a alimentação pelo restante do dia. Os participantes que comeram carboidratos compensaram ingerindo cerca de 350 calorias a menos no almoço e no jantar. Os que comeram gordura não comeram menos mais tarde. A gordura escapou do radar calórico do cérebro. Ela não fez com que o medidor de combustível se movesse. Eles continuaram a comer como o fariam normalmente, e terminaram o dia com um excesso de 350 calorias.

As *gorduras trans* (também chamadas de *gorduras hidrogenadas*) da margarina e de alimentos industrializados, e as *gorduras saturadas* de produtos animais gordurosos (leite integral, queijo, cortes gordurosos de carne, pele de frango) podem ser particularmente problemáticas porque podem elevar os níveis de triglicerídeos e contribuir para inflamações, e ambos levam a resistência à satisfação. De fato, algumas pesquisas indicam que mães que consomem dietas ricas em gorduras trans durante a gravidez dão à luz crianças com um risco maior de desenvolver resistência à insulina.

COMO EMAGRECER E POR QUE A GORDURA DIETÉTICA DESACELERA A DIGESTÃO

Algumas dietas encorajam a pessoa a adicionar gordura ao amido de digestão rápida para reduzir a velocidade com que o amido entra na corrente sanguínea e eleva o açúcar do sangue. Por exemplo, se você vai comer uma batata assada, essas dietas o aconselham a acompanhá-la com molho azedo ou manteiga. Embora essa tática realmente reduza a GL, o tiro sai pela culatra de outras maneiras. A combinação de açúcar ou amido com gordura tende a estimular o corpo a armazenar o excesso de calorias como gordura, em vez de queimá-lo para obter energia. Isso também pode resultar em uma fome "rebote" ou desejos por alimentos similarmente ricos em calorias. Em estudos feitos com ratos, um aumento no consumo de gordura saturada levou à resistência à insulina e leptina.

Você está preocupado com a falta que vai sentir do gosto da gordura? Não fique. As receitas do *Como emagrecer* irão mostrar a você maneiras fáceis de diminuir a gordura sem perder o sabor, e pesquisas mostram que a maioria das pessoas se acostuma com a alimentação com baixa taxa de gordura e para de pensar sobre o assunto. Em um estudo da Universidade Estadual da Pensilvânia, com mais de 250 mulheres, aquelas que cortaram a gordura para perder peso terminaram reduzindo o grau de palatabilidade de alimentos com alta quantidade de gordura. Elas perderam o "gosto pela gordura".

Açúcar engorda. O açúcar é um tipo de carboidrato de digestão rápida, e, para muitas pessoas, é viciante. Ratos, por exemplo, apresentam sintomas de abstinência, inclusive queda na temperatura corporal e agressividade, quando o açúcar é adicionado à sua dieta e depois removido.

COMO EMAGRECER E POR QUE ALIMENTOS PESADOS LEVAM A UM APETITE MODERADO

Os hormônios de satisfação de pessoas naturalmente magras parecem responder com a mesma eficiência tanto ao peso quanto ao conteúdo calórico dos alimentos que elas consomem. Quando uma pessoa naturalmente magra consome um alimento rico em calorias – como um hambúrguer, que é pequeno no tamanho e leve no peso – ela ainda se sente satisfeita e para de comer, às vezes, na metade do hambúrguer. Os seus hormônios de satisfação, entretanto, podem responder mais rapidamente e com maior eficiência ao peso e volume da comida do que ao seu conteúdo calórico. Alimentos de baixo volume e peso e muitas calorias, como batata frita, refrigerantes e doces, o deixam com fome, mesmo que você tenha consumido muito mais calorias do que o seu corpo necessita. Alimentos volumosos, com baixas calorias e baixas gorduras, e que pesam muito, como saladas, verduras, proteínas magras e legumes o deixam satisfeito, porque eles ativam com mais rapidez e maior eficiência a liberação de hormônios de satisfação.

Durante muitos anos, os cientistas especularam que o açúcar da cana era menos prejudicial do que o xarope de milho, um adoçante feito de amido de milho com muita frutose. Acontece que, provavelmente, não importe tanto que tipo de açúcar você adicione à sua comida ou bebida. O açúcar da cana e o xarope de milho com muita frutose são provavelmente igualmente engordativos, simplesmente pelo número de calorias em excesso que fornecem, e pelo excesso de açúcar. Adoçantes artificiais também podem ser problemáticos. Seu gosto excessivamente doce pode fazer com que você continuamente deseje outros alimentos doces, como biscoitos. Alguns pesquisadores também acreditam que adoçantes artificiais podem prejudicar o modo com que o cérebro percebe as calorias da comida. O cérebro associa sabores doces com calorias, mas os adoçantes artificiais são ao mesmo tempo doces e de baixo teor calórico. Ratos que receberam, alternadamente, água adoçada com açúcar ou adoçante comeram mais do que os ratos que receberam somente água açucarada ou água pura. A água adoçada artificialmente pareceu programar o cérebro deles com uma mensagem inconsistente, impedindo-o de monitorar corretamente seu consumo de açúcar.

Como emagrecer e por que você sente fome uma hora ou duas depois de comer um pãozinho

A maioria dos pãezinhos contém entre 300 e 400 calorias. Essa quantidade de calorias deveria, teoricamente, satisfazer você até o almoço. Por que isso não acontece? Pãezinhos são ricos em carboidratos. Esse macronutriente suprime o hormônio de fome, a grelina, rapidamente, fazendo com que você se sinta satisfeito pouco depois de comer. O problema, entretanto, é que refeições com alto teor de carboidratos tendem a ativar um efeito "rebote". Elas diminuem a grelina inicialmente, mas esse hormônio se eleva a níveis mais altos que o normal dentro de poucas horas, fazendo com que você sinta ainda mais fome do que antes de comer. Alimentos protéicos, como ovos, não suprimem esse hormônio tão rapidamente quanto os alimentos ricos em carboidratos, mas eles o suprimem por mais tempo. É por isso que você ainda pode sentir fome imediatamente depois de terminar uma omelete, mas se sentirá satisfeito dentro de algum tempo, e essa sensação durará por algumas horas. Se você se sentir satisfeito até o almoço depois de comer um pãozinho com requeijão no café da manhã, provavelmente você comeu um pãozinho extragrande. Verifique o número de calorias. Aposto que chega perto de 700! Se você quiser tentar o experimento carboidrato *versus* proteína, certifique-se de comer os alimentos ricos em carboidratos e os protéicos que tenham o mesmo número de calorias. Aposto que os alimentos protéicos irão satisfazê-lo por mais tempo.

Calorias vazias engordam. O nosso organismo evoluiu consumindo alimentos que nos nutriam com mais do que apenas calorias. As verduras, legumes, carne de caça e frutas que os nossos velhos ancestrais consumiam eram ricos em vitaminas, minerais e muitos outros nutrientes de que nosso corpo necessita para desempenhar inúmeras reações químicas. Quando você consome uma dieta rica em *junk food*, como batatinhas fritas industrializadas, salgadinhos e sobremesas, consome uma dieta pobre em nutrientes. Teoricamente, as células que têm fome de nutrientes específicos podem sinalizar ao cérebro para ativar o apetite, fazendo com que você coma até que as necessidades de nutrientes sejam atendidas.

O QUE SÃO ALIMENTOS QUE SATISFAZEM?

Os planos de alimentação do *Como emagrecer* utilizam todas as descobertas científicas para ajudar você a se sentir satisfeito com menos calorias. Você encherá o prato com alimentos de baixas calorias e baixa GL, e que são ricos em

fibras, proteínas e água, que suprimem o apetite. Alimentos que satisfazem apresentam um ou mais dos seguintes nutrientes ou características:
Proteínas magras satisfazem. As refeições transformadoras do *Como emagrecer* incluem proteínas magras todas as vezes em que você se alimentar. Vários estudos em animais e seres humanos mostram que a proteína induz à satisfação mais rapidamente que a gordura, e por mais tempo que os carboidratos. Quando homens consumiram um iogurte com alto teor calórico, como parte de um estudo feito no Hospital de Adelaide, na Austrália, eles comeram 9% a menos em refeições subsequentes do que depois de consumirem um iogurte com alto teor gorduroso, e 12% a menos do que depois de consumirem um iogurte com alto teor de carboidratos.

Pesquisas feitas na Universidade Estadual do Arizona mostram que refeições ricas em proteínas também ativam o metabolismo por até 2 horas e meia depois de comer. Alimentos protéicos permitem que a mensagem da leptina chegue mais facilmente a importantes células cerebrais que literalmente aumentam o calor – ao aumentar a temperatura corporal – no seu metabolismo. Refeições com alto teor protéico, como esses pesquisadores descobriram, produzem duas vezes mais queima de calorias durante o período pós-refeição do que as refeições com alto teor de carboidratos.

Alimentos de baixas calorias satisfazem. Os alimentos de baixas calorias contêm poucas calorias por porção. Eles são ricos em água e pobres em gordura e açúcar. Pense em frutas, legumes, sopas e saladas. Você pode se sentir satisfeito com uma porção generosa desses alimentos – graças à sua *baixa densidade calórica* –, mas consumir muito poucas calorias no processo. Um estudo feito pela doutora Barbara Rolls e seus colegas, da Universidade Estadual da Pensilvânia, determinou que a mudança de uma dieta composta por alimentos com alta densidade calórica para uma dieta primariamente composta por alimentos com baixa densidade calórica permitiu que 71 mulheres consumissem naturalmente menos calorias, sem precisar contar calorias ou limitar o tamanho das porções. Essas mulheres também perderam mais peso em seis meses do que um grupo diferente de pacientes em dieta, que reduziram a gordura, mas não reduziram a densidade calórica.

Alimentos integrais satisfazem. Os cardápios *Como emagrecer* destacam verduras, legumes e muitos outros alimentos altamente nutritivos que suprem as células de todo o corpo com as vitaminas, minerais e nutrientes de que elas precisam. Eu não posso provar que alimentos integrais diminuem o apetite, mas isso faz sentido na teoria e algumas pesquisas parecem corroborar o conceito. Por exemplo, um estudo do Instituto de Pesquisas da Universidade de Bastyr, com mais de 15.000 homens e mulheres, determinou que os participantes que tomaram um suplemento multivitamínico ganharam menos peso ao longo de dez anos do que os participantes que não usaram o multivitamínico.

Alimentos pesados, de grande volume, satisfazem. Os cardápios *Como emagrecer* destacam alimentos que são relativamente pesados e de grande volume, mas de baixas calorias. Esses alimentos – como sopas, verduras, legumes, frutas e saladas – pesam no estômago, sinalizando aos receptores de extensão do estômago e dos intestinos para avisarem ao cérebro: "Estou satisfeito".

Alimentos de digestão lenta satisfazem. Os alimentos de digestão lenta levam muito tempo para ser ingeridos ou muito tempo para ser digeridos, ou ambos. À medida que você ganha peso, leva mais tempo para que a mensagem "Estou satisfeito" chegue ao cérebro. É por isso que você provavelmente já ouviu falar que deve comer devagar; isso permite que essa mensagem importantíssima chegue ao cérebro. Eis o problema com esse conselho: quem consegue fazer isso? Eu já tentei comer devagar, e posso dizer a você que é difícil. Todos nós temos um ritmo natural, e embora eu possa encorajar você a ir mais devagar, também tenho uma solução mais eficiente para esse problema. Ao ingerir alimentos "lentos" primeiro – alimentos que exigem mastigação, crocantes, ou alimentos pesados ou aquosos, como sopas, saladas e verduras – você automaticamente consumirá suas calorias mais lentamente.

É incrivelmente fácil devorar centenas de calorias em alimentos doces e gordurosos em tempo recorde. Pense em quanto tempo você pode comer rapidamente 500 calorias de fettuccine Alfredo (cerca de um terço da porção que é servida na maioria dos restaurantes). Cinco minutos? Agora, pense em quanto tempo você levaria para ingerir 500 calorias de coquetel de camarão. Isso significa 67 camarões grandes. Mesmo que eles fossem servidos descascados, você ainda ficaria sentado à mesa por um bom tempo.

Espero que agora você compreenda que a perda de peso não precisa envolver a contagem de calorias, porque uma caloria não é uma caloria. Você pode ingerir 500 calorias de frango com brócolis ou 500 calorias de biscoitos, mas o frango com brócolis irá satisfazê-lo, enquanto que os biscoitos não irão, e você vai ficar com fome pouco tempo depois que comê-los.

ALIMENTOS QUE ENGORDAM VS. ALIMENTOS QUE SATISFAZEM

O que torna alguns alimentos engordativos e outros satisfatórios? Use esta tabela.

Engordativos	Satisfatórios	Por quê?
Carne e derivados do leite, altamente gordurosos	Carne magra e derivados do leite sem gordura	As proteínas induzem uma satisfação mais duradoura, mas as gorduras não. Remova as gorduras e você irá induzir à satisfação com menos calorias.
Sabores doces	Sabores picantes	Os sabores doces podem ser viciantes. Os picantes, amargos, e outros sabores como capsaicina (*chili*), canela e outras ervas e temperos aumentam o prazer de comer sem causar excessos.
Líquidos ralos (sucos de fruta, refrigerantes e outras fontes de calorias líquidas)	Líquidos espessos (sopas com pedaços, vitaminas e outras comidas e bebidas viscosas)	Líquidos ralos escapam do radar calórico do seu corpo. As calorias entram, mas o ponteiro do medidor de combustível nunca se move. Líquidos espessos estimulam os nervos do estômago e intestinos que ajudam o ponteiro a se mover para a posição "cheio".

Alimentos produzidos com farinha refinada	Verduras, frutas, legumes e grãos integrais	A farinha refinada não é nutritiva e tem alto teor de carboidratos de digestão rápida, o que induz à fome. Verduras, frutas, legumes e outros alimentos integrais são ricos em água, pesados, levam um longo tempo para ser consumidos e são ricos em fibras, o que ajuda a mantê-lo satisfeito.
Massas, pão e outros alimentos ricos em carboidratos	Proteína animal magra	A proteína induz a uma longa e duradoura satisfação. Massas e outros alimentos ricos em carboidratos podem induzir à satisfação inicialmente, mas frequentemente levam a uma fome "rebote".

COMA ALIMENTOS QUE SATISFAZEM ANTES, E ALIMENTOS QUE ENGORDAM DEPOIS.

A maioria das dietas diz a você o que você não pode comer. O que acontece quando você pensa no que não pode comer? Você quer comer o que está tentando evitar, não é? Eu acredito que o sucesso na perda de peso é uma questão de adição, não de subtração. Em vez de pensar em todos os alimentos engordativos que você está tentando não comer, eu prefiro que você se concentre em todos os alimentos satisfatórios que está tentando comer.

Não diga a si mesmo que você não tem permissão de comer pão, tomar vinho ou comer sobremesa. Você pode consumir esses alimentos se realmente quiser, mas precisa consumir alimentos satisfatórios *antes*. Se você absolutamente, positivamente, não vai se sentir satisfeito, a menos que coma um pedaço de chocolate ou tome uma bola de sorvete, faça isso, mas só faça isso logo depois de jantar. Se você seguir essa única regra, automaticamente consumirá alimentos menos engordativos sem realmente pensar sobre isso.

Vamos usar o pão como exemplo. Todos nós adoramos pão, certo? Entretanto, o pão é um alimento que promove a fome. Ele é digerido rapidamente, é relativamente leve e fornece uma sensação de satisfação muito pequena por caloria consumida. O caso é o seguinte: a maioria das pessoas consegue comer cinco ou seis rolinhos crocantes em um restaurante e ainda ter espaço para um aperitivo e um prato principal, mesmo que esses rolinhos os tenham feito consumir cerca de 600 calorias! Se eu lhe dissesse que você nunca mais poderia comer pão novamente, contudo, o que aconteceria? Você começaria a pensar em pão, não é?

Primeiramente, esses pensamentos até poderiam não ser muito incômodos. Mas depois de alguns dias, entretanto, eles ficariam mais e mais fortes, até que você não iria conseguir parar de pensar em pão. Você provavelmente sonharia com pão, também. Então, o que você acha que aconteceria quando, inevitavelmente, saísse para jantar em um restaurante que servisse rolinhos quentes assim que você se sentasse à mesa? Você comeria tudo o que estivesse na cesta, não é? Eu tenho certeza de que é isso que eu faria também.

Agora, pense nisso: e se, em vez de lhe dizer que você nunca mais poderia comer pão, ou ingerir açúcar, ou tomar cerveja, ou consumir outro alimento engordativo novamente, eu lhe dissesse que você poderia comer de tudo, desde que fizesse por merecer ao comer alimentos satisfatórios antes? Você poderia comer pão, mas teria que comer uma salada primeiro, e então, um prato de legumes ao vapor, seguido de frango ou peixe. O que você acha que aconteceria? Os meus pacientes me dizem que eles se sentem tão satisfeitos que, frequentemente, não querem mais o pão, ou comem apenas um pequeno pedaço e já se sentem satisfeitos.

Essa não é uma forma mais agradável de perder peso? Eu certamente acho que sim, como os milhares de pacientes que já aconselhei. Nas páginas deste livro, você aprenderá muitas estratégias como a que acabei de descrever, que irão ajudá-lo, automaticamente, a comer menos dos diferentes alimentos e bebidas que engordam: refrigerantes, sobremesas e outros.

3
Como emagrecer e como seguir os passos do magro

Nas páginas seguintes, você encontrará importantes conselhos para seguir o plano. Também encontrar o plano básico de alimentação que eu dou aos meus pacientes.

Você tem uma escolha. Pode incorporar todas as mudanças, de alimentação e de estilo de vida de uma vez, como estão descritas neste capítulo, ou pode fazer uma mudança de cada vez. Os capítulos 4-9 irão conduzi-lo passo a passo por essa metodologia.

Que método é melhor? Isso depende de você. Para decidir, pense sobre as seguintes questões:

Você é o tipo de pessoa que se sente energizada pelo pensamento de mudanças radicais na dieta e no estilo de vida? Se respondeu *sim*, então você já pode fazer a transição para os planos de alimentação e exercício do *Como emagrecer* ainda hoje, mas eu lhe aconselho a ler os capítulos 4-9, também. Esses capítulos oferecem uma racionalização mais detalhada das escolhas alimentares. Se você entender por que o plano funciona, poderá segui-lo mais facilmente. Esses capítulos também incluem muitos conselhos úteis, como maneiras de convencer a si mesmo a tomar café da manhã quando não sente fome.

Você é o tipo de pessoa que se sente intimidada por grandes mudanças na dieta e no estilo de vida? Em outras palavras, você já está inventando desculpas na sua cabeça para não seguir este plano, ou qualquer outro plano para perder peso, de jeito nenhum? Se respondeu *sim*, então eu lhe aconselho a enfrentar o plano dando um passo de cada vez. Leia este capítulo para compreender a estrutura básica do plano, e então vá ao capítulo 4 para aprender mais sobre a sua primeira mudança na dieta: o café da manhã. Acostume-se a comer os tipos e quantidades certos de alimentos no café da manhã; uma vez que isso se torne um hábito, vá para o almoço, depois para o jantar, depois para os lanches e depois para as bebidas. Passe pelo menos uma semana se adaptando a cada mudança na dieta antes de enfrentar a próxima. Essa metodologia passo a passo tem funcionado bem para os meus pacientes. É por isso que eu sei que ela pode funcionar para você.

Muitas pessoas me perguntam por que eu não encorajo os exercícios físicos a partir do primeiro dia. Se você adora fazer exercícios e já está se exercitando, não pare de modo nenhum; continue. Se você está planejando começá-los, vá em frente, mas se você odeia fazer exercícios, como muitos dos meus pacientes, não há motivo para ranger os dentes e se forçar a praticá-los desde o primeiro dia. Os seus hábitos de dieta desempenham um papel maior na administração da resistência à satisfação e na perda de peso, do que os seus hábitos em relação aos exercícios. Você pode começar a reverter a resistência à satisfação apenas com a comida, sem dar um único passo extra. Cada mudança gradual na dieta lhe ajudará a dar o passo seguinte.

Mudar o café da manhã irá diminuir a fome no almoço. Transformar o almoço reduzirá a fome e os desejos no jantar. Mudar as refeições e lanches lhe ajudará a desistir mais facilmente dos refrigerantes. Uma vez que fizer tudo isso, você terá mais energia, e os exercícios parecerão mais fáceis. Além de melhorar a saúde, o papel dos exercícios é diminuir o peso e ajudá-lo a mantê-lo, dois fatores que se tornam ainda mais importantes depois que você já perdeu algum peso.

Antes de começar

Os meus planos de nutrição e exercícios físicos são projetados para ajudar você a reduzir a fome em nível fisiológico. Eu estaria em falta com você, contudo, se não lhe fornecesse algumas ferramentas para ajudá-lo a seguir esses planos em nível psicológico. Em minha opinião, você não tem um problema psicológico, mas ferramentas psicológicas podem ser usadas para ajudá-lo a obter sucesso. Antes que você mude uma única refeição, eu lhe aconselho a fazer o seguinte:

1. Comprometa-se com o programa. Você deve ser capaz de responder às perguntas a seguir com um sonoro "sim!". Se você responder "não" a alguma perguntas, esta pode não ser a melhor hora para você começar a perder peso. Idealmente, comece o programa em um momento que lhe permita comprometer-se com vários meses de trabalho duro.

Você está pronto para fazer um esforço para mudar o seu estilo de vida permanentemente?

Você tem motivos que não sejam relacionados com a vaidade para querer perder peso (ter uma saúde melhor, mais energia, menos dor, mais autoestima)?

Você tem tempo para se comprometer com perder peso?

Você está livre de compromissos (férias, promoção no

trabalho, cuidados com um filho recém-nascido) que possam prejudicar a sua capacidade de se concentrar em mudar o estilo de vida?

Manter o peso em longo prazo é mais importante para você do que as perdas iniciais em curto prazo?

2. Mantenha um registro do estilo de vida. Muitos estudos mostram que as pessoas que mantêm um diário sobre a perda de peso perdem até duas vezes mais peso do que as pessoas que não o fazem, e pacientes em dieta que escrevem o que comem também têm maior probabilidade de manter o peso que perderam. O seu diário de dieta e exercícios pode ajudá-lo a fazer o seguinte:

- Identificar os obstáculos para a perda de peso. Por exemplo, muitas pessoas não percebem de forma consciente as pequenas "beliscadas" na comida – aqueles pedaços de macarrão com queijo que você "roubou" do prato de seu filho, por exemplo. Quando você anota o que comeu logo depois de comer, a probabilidade de você perceber essas pequenas "beliscadas" é maior, e permitirá que você tome medidas para seguir o plano mais precisamente no futuro.

- Determinar *por que* você come certos alimentos. Por exemplo, se anota o seu estado de humor, nível de estresse ou nível de fome com o que come, você será capaz de olhar o seu diário e verificar se comeu um alimento, em particular, porque estava estressado, triste, ou celebrando.

- Permanecer fiel aos seus objetivos. Muitas pessoas têm mais dificuldade de trapacear com os objetivos nutricionais quando sabem que precisam escrever o que comem.

Além disso, manter um diário é barato e fácil, e não tem efeitos colaterais. Eu não peço que você mantenha um tipo específico de diário; só recomendo que você escreva alguma coisa todos os dias. Você pode manter um registro detalhado, ou pode apenas tomar notas. Faça o que funcionar melhor para você. Você pode manter o diário no seu *palm*, no seu celular, ou em um pequeno caderno que possa carregar. Pense em manter um registro do seguinte:

O que você come: Leve o seu diário com você e anote tudo o que come e bebe. Inclua a hora em que comeu, junto com o que você estava fazendo ou sentindo. Sempre que você trapacear, faça algumas anotações sobre por que você comeu o que comeu, se poderia ter escolhido um alimento melhor, e se comeu porque sentia fome. Essas dicas podem ajudar você, mais tarde, a encontrar modos de evitar "beliscar" aqueles mesmos alimentos no futuro.

Quanta fome você sente: Antes de comer, dê uma nota para a sua fome, em uma escala de 1 a 10, sendo que 10 é uma fome tão grande que você poderia comer o seu pé, e 1, uma satisfação quase total. Se a sua nota for menor que 5, não coma.

Atividades incorporadas ao seu estilo de vida: À medida que você incorpora mais atividades ao seu estilo de vida, anote cada passo gradual que você dá na direção certa, como a primeira vez em que caminhou até o banco, em vez de usar o *drive-thru*. Você encontrará conselhos específicos para incorporar mais atividades em seu estilo de vida no capítulo 9.

Seu humor: Anote como se sente quando come, especialmente se você se flagrar comendo amido ou açúcar.

Seu sucesso: Anote o seu peso e, o que é mais importante, qualquer comportamento novo. Você começou a tomar café da manhã de forma consistente? Você adicionou mais passos à sua caminhada diária? Modificou seus lanches? Sente menos fome à noite?

Anote essas importantes conquistas em seu caderno, para que você possa voltar a elas sempre que se sentir desmotivado.

Eu imagino que você já tenha ouvido tudo isso antes, e que ainda não está anotando nada. Vamos tentar achar um meio-termo. Você não precisa manter um diário de perda de peso pelo resto da vida. Só prometa a você mesmo o seguinte:

Você irá:
1. Escrever no seu diário todos os dias, durante o primeiro mês.
2. Escrever no seu diário toda primeira semana do mês, depois disso.
3. Voltar a escrever todos os dias se a sua perda de peso estacionar ou se você começar a engordar.

3. Aprenda como relaxar. À medida que você perde peso, a vida continua. Você enfrentará a pressão da família, problemas no trabalho e outras fontes de estresse. Você não precisa adiar comprar uma casa, aceitar uma promoção no trabalho, ou adotar uma criança só porque está tentando perder peso, mas você precisa aprender como lidar melhor com o estresse de forma que esses grandes eventos não diminuam a sua determinação.

Eu não prescrevo uma maneira específica de relaxar, porque muitos métodos diferentes funcionam para muitas pessoas diferentes. Fiz uma lista de uma série de métodos para reduzir o estresse aqui. Tente um, ou todos, e incorpore os mais úteis à sua vida de maneira regular.

Caminhar: Exercícios físicos liberam a tensão e elevam os níveis de elementos químicos cerebrais que ajudam você a relaxar. Encontre um lugar bonito para andar e vá até lá regularmente, especialmente na hora do dia em que você tem maior probabilidade de comer por causa do estresse.

Ler: Se você conseguir se envolver com um livro, gibis ou uma revista, a leitura irá afastá-lo temporariamente do estresse da vida cotidiana.

Auto-indulgência: Uma massagem ou uma ida à pedicure permite que você experimente o contato humano, que pode fazer muito para diminuir sua resposta de estresse. Não recompense a si mesmo com comida. Recompense a si mesmo com prazer.

Ligar para um amigo: Fale sobre o que está acontecendo na sua vida. Frequentemente, ao desabafar, você se sentirá melhor.

Relaxamento formal: Uma técnica de relaxamento chamada de *relaxamento muscular progressivo* ajuda você a isolar e relaxar a tensão. Sente-se em uma cadeira ou deite-se de costas. Começando pelos pés e indo até a cabeça, tensione e relaxe vários grupos musculares. Tensione-os quando inspirar, e relaxe-os quando expirar.

Respiração: Respire profundamente pelo nariz e expire com força pela boca. Quando expirar, visualize-se liberando a tensão acumulada. Se você estiver realmente ansioso, adicione outro elemento à sua respiração. Enquanto inspira e expira, diga a palavra *calma* silenciosamente para si mesmo. Você também pode achar útil fixar os olhos em um lugar específico, como o ponto entre os seus olhos (conhecido como "terceiro olho"), ou a ponta do nariz.

Rir: Assista a um filme ou seriado engraçado, ou saia com um amigo que faça você rir com facilidade.

Faça aulas de relaxamento: Considere algumas possibilidades de aulas, como ioga, meditação ou respiração.

COMO EMAGRECER E POR QUE A MAIORIA DAS PESSOAS RECUPERA O PESO QUE PERDEU: AS CAUSAS DO EFEITO SANFONA REVELADAS

Muitas pessoas conseguem manter a perda de peso por algum tempo. Então, começam a se sentir confiantes. Vão a uma comemoração ou a uma festa de aniversário. Comem um pedaço de bolo. Um pedaço bem grande, porque é um bolo delicioso. O açúcar e a gordura inundam sua corrente sanguínea. A insulina dispara. Elas acordam no dia seguinte. Estão cansadas e famintas como não se sentiam há muito tempo. Não sentem vontade de preparar a omelete que usualmente comiam no café da manhã. Em vez disso, entram no carro, vão até um café e comem uma rosquinha. Consomem mais açúcar de digestão rápida. A insulina dispara novamente. A fome aumenta ainda mais, e elas pensam, "oh-oh, começou tudo de novo". Elas se pesam e pensam: "Engordei 2 quilos! Como é que eu pude engordar 2 quilos em um dia e sentir tanta fome? Isto não vale a pena". Elas desistem.

É isso que causa a efeito sanfona. Tem uma causa física (altos níveis de insulina) e outra mental (desmoralização). Você não pode lutar contra a parte física, a menos que volte para a dieta, ou tome medicação temporariamente, mas pode lutar contra a parte mental. O truque aqui é saber que você não pode engordar 2 quilos em um dia. Isso é impossível. O que você ganhou foi água, e talvez uns 250 gramas de gordura, no máximo. Se voltar para o plano, a sua alimentação e o seu peso vão voltar ao controle, lenta e certamente. Pode levar algum tempo, mas você vai conseguir; então, não desista. No capítulo 11, incluí conselhos precisos para ajudá-lo a voltar ao caminho certo quando acordar na manhã seguinte depois de comer bolo ou algum alimento estimulante da insulina. Você pode parar com o círculo perder peso-recuperar peso. Eu vou lhe mostrar como.

4. Crie um sistema de recompensas. Os meus pacientes são, frequentemente, seus críticos mais severos. Eles dizem coisas como "Eu estava errado em fazer aquilo" e "Eu decepcionei a mim mesmo". Espero que a esta altura você já saiba que isso não é culpa sua. Você está lutando contra uma doença, e a batalha será intensa. Você vai escorregar de vez em quando. É por isso que eu quero que você crie um sistema de recompensas, mas não um sistema que lhe recompense por quilos perdidos na balança. Concentre-se no que está sob seu controle: seu comportamento. Você pode controlar o que come, mas não pode controlar o quanto pesa. Se nunca toma café da manhã, e consegue tomar café da manhã duas vezes na sua primeira semana do plano, isso é motivo para celebração, não autopunição! Recompense a si mesmo por fazer, consistentemente, todas as mudanças na dieta e no estilo de vida da Parte 2 deste livro. Escolha uma recompensa motivadora que não se concentre em comida. Talvez você compre uma roupa nova, vá a uma pedicure, ou tire um final de semana de folga.

COMO COMER POR SATISFAÇÃO

O plano inicial de alimentação do *Como emagrecer* é rígido. Não inclui amido de rápida digestão (você vai comer uma porção de um alimento integral à base de amido de digestão lenta, com alto teor de fibras, no jantar) nem açúcar, e só contém um mínimo de gordura dietética.

A baixa quantidade de amido de rápida digestão ajudará a diminuir os níveis de insulina e leptina, permitindo que as células cerebrais e musculares recuperem o nível total de funcionamento e superem a resistência à satisfação. As quantidades generosas de proteína e fibras irão reduzir os níveis do hormônio de fome, grelina, satisfazendo você com menos calorias.

O plano de alimentação é projetado para permitir que você coma um grande volume de alimento, mas consuma um baixo número de calorias. Os seus pratos no café da manhã, almoço e jantar não vão se parecer com aquelas minúsculas porções que você vê em restaurantes de *nouveau cuisine*. Em vez disso, vai consumir entre quatro e oito claras de ovo nas suas omeletes no café da manhã, e comer três pratos no almoço e jantar. Você pode fazer um ou dois lanches por dia, também, como precisar. Você não vai comer menos. Na verdade, vai comer mais.

Antes de listar as escolhas de alimentos para o café da manhã, almoço, jantar e lanches, eu gostaria de mencionar algumas coisas a fazer e a não fazer.

Faça: Coma toda a quantidade de alimento sugerida para o café da manhã. Muitas pessoas cometem o erro de comer muito pouco no café, às vezes em uma tentativa errônea de cortar calorias e acelerar a perda de peso. Isso só causa um efeito mais tarde, quando a fome e os desejos de comer alcançam o pico, fazendo com que você devore biscoitos e outras guloseimas com muita caloria.

Faça: Coma fora. Você não precisa cozinhar todas as suas refeições em casa para perder peso. Você encontrará sugestões detalhadas para comer fora nos capítulos 5 e 7.

Faça: Coma a maior quantidade possível de legumes. Esses alimentos são totalmente livres. Se você sentir fome entre as refeições ou no final de uma refeição, coma aipo, abobrinha, cenouras, pimentões, couve-flor ou brócolis (ver a lista de legumes recomendados no capítulo 13). Coma-os cozidos ou crus. Tempere-os com salsa para adquirir maior carga energética. Muitos dos meus pacientes gostam de comer uma grande porção de brotos de feijão *sautée* sempre que sentem fome ou estão insatisfeitos. Eles me contam que a textura faz lembrar o arroz, mas com apenas 30 calorias por 225 gramas, os brotos são muito mais satisfatórios e têm uma fração das calorias do arroz.

Faça: Tempere suas refeições com ervas frescas ou secas, salsa, vinagre e mostarda. Esses são totalmente permitidos, sem limite. Você não precisa medir as porções. Use as receitas de molhos e temperos de baixa caloria do capítulo 12. Você também pode usar picles, mas eles são ricos em sódio, então evite-os se você estiver fazendo uma dieta com restrição de sal.

Faça: Tente beber água, chá sem açúcar, chá verde ou água gaseificada, normal ou com sabor, antes de cada refeição. Isso lhe ajudará a se sentir satisfeito. Você não precisa beber uma quantidade específica todos os dias.

Faça: Continue a consumir uma quantidade moderada de cafeína. Café e chá não contêm calorias, e a cafeína pode reduzir o apetite e acelerar o metabolismo. Surpreende-me por que algumas dietas exigem que as pessoas parem de consumir cafeína, especialmente considerando que a abstinência produz irritabilidade, agitação, tensão muscular, falta de concentração, dor de cabeça e até mesmo calafrios. Esses não são sintomas com os quais você quer lidar quando está se concentrando em fazer mudanças alimentares. Eu recomendo, contudo, que você limite o consumo de cafeína a três porções por dia. Consumir mais do que isso pode perturbar o sono e gerar ansiedade.

Faça: Continue a ingerir álcool, mas tente se limitar a uma dose por dia. Isso corresponde a 350 ml de cerveja, 150 ml de vinho, ou 50 ml de destilados. O álcool abre o apetite, o que pode fazer com que você coma mais se beber de estômago vazio. Beba a sua dose juntamente com o prato principal, e não antes da refeição, porque você pode sentir mais fome.

Faça: Coma em pratos pequenos. Pesquisas mostram que pratos pequenos fazem a quantidade de comida parecer maior, e os nossos olhos estão tão envolvidos no apetite quanto o nosso estômago. Se os seus olhos acham que você está comendo muito, o seu cérebro também pensa assim.

Faça: Coma lentamente. Comer mais devagar dá aos sinais de satisfação mais tempo para chegar ao cérebro. Tente baixar os talheres entre garfadas, mastigue a comida completamente, e perceba o gosto e a textura dos alimentos.

Não faça: Não se torture. Só porque eu não incluí açúcar e incluí muito pouco amido na Fase 1 do plano, não significa que você precise se privar continuamente. Logo que você diz a si mesmo que "nunca" pode comer certo alimento, uma coisa estranha acontece. Você quer comer aquilo ainda mais. Não construa um altar para nenhuma comida. Se você quiser uma sobremesa, coma-a, mas siga este conselho:

Escolha a opção mais saudável, com a maior concentração de fibras. Estou falando de pão integral, arroz integral, quinoa, e batatas pequenas com casca. Pesquisas mostram que esses tipos de alimentos ricos em amido, mas com alta concentração de fibras, não tendem a causar a mesma fome "rebote" que os seus parentes refinados, de digestão rápida, causam. Na verdade, pesquisadores suecos determinaram que consumir amido com alta concentração de fibras no jantar resultou em uma melhora do metabolismo e na redução do apetite no dia seguinte. Um hormônio chamado adiponectina, particularmente, ficou mais elevado na manhã seguinte ao consumo de amido com alta concentração de fibras (pão de semente de cevada) do que quando os pacientes haviam consumido amido de rápida digestão (pão branco). Esse hormônio melhora a sensibilidade à insulina e previne doenças do coração.

Se possível, escolha sobremesas com um pouco de nutrientes, como um biscoito de passas com aveia, ou chocolate escuro, com alta concentração de cacau. Meça o amido ou a sobremesa que você for ingerir antes de comer. As porções não devem ser maiores que o seguinte: ½ copo de amido integral (cevada, arroz integral, arroz selvagem, massa integral), uma fatia de pão integral, duas fatias de pão integral *light* ou com pouco carboidrato, meio pão árabe integral, um pãozinho árabe integral pequeno, um *muffin* feito com grãos, três batatinhas. Consulte a lista de sobremesas recomendadas e os tamanhos das porções no capítulo 13. Se você for tomar um sorvete grande, divida-o com seu(sua) companheiro(a) de jantar.

Sempre coma amido e sobremesa depois de consumir proteína, e idealmente no final do jantar. Em outras palavras, consuma alimentos satisfatórios primeiro e engordativos depois. Quando você comer alimentos engordativos depois de comer legumes e proteínas, eles farão menos efeito sobre o seu apetite. Essa é a chave do sucesso em longo prazo. Faça do açúcar uma indulgência ocasional ou semanal, em vez de diária.

Não faça: Não trapaceie no café da manhã. Essa é a refeição mais importante para se fazer corretamente, porque ela afetará a sua fome pelo resto do dia. Um bom café da manhã é o limitador de apetite mais potente que você pode encontrar.

A Fase 1 do Plano (Duração: 3 ou mais meses)

Use os cardápios a seguir para guiar a sua alimentação durante a Fase 1. Siga este plano por ao menos três meses. Use estes direcionamentos para decidir quando passar para a Fase 2:

Se perder mais de 1% do seu peso corporal por semana, passe para os cardápios da Fase 2, mesmo que você tenha seguido a Fase 1 por menos de três meses. Essa velocidade de perda de peso é rápida demais para manter.

Se, depois de três meses, você ainda tiver uma quantidade significativa de peso para perder, e não se sentir privado ou entediado, pode continuar na Fase 1 por mais tempo ainda. Se você se sentir privado ou tiver fortes desejos de comer amido, contudo, vá para a Fase 2.

Como emagrecer e por que trapacear nas refeições é um tiro que sai pela culatra

Algumas dietas sugerem que você siga as recomendações alimentares à risca até o fim de semana, coma tudo o que quiser durante o fim de semana, e então volte ao programa na segunda-feira. Outras lhe dão direito a uma noite de trapaça; e outras, permitem que você trapaceie em uma refeição todos os dias. Essas metodologias não funcionam, simplesmente porque encorajam você a construir um santuário para determinados tipos de comida ou grupos alimentares. Enquanto você aguenta a vontade até que chegue a hora de trapacear, aquela comida se torna mais e mais real na sua mente. Então, quando você finalmente a come, termina consumindo uma porção muito maior que o normal. E o que é pior, o grande consumo de açúcar e/ou amido provoca uma fome "rebote", e você continua a comer demais. Você acorda na manhã seguinte em "coma alimentar". Você se sente cansado, faminto e, louco de vontade de comer doces, em vez de tomar um café da manhã nutritivo, você trapaceia ainda mais e devora uma rosquinha. É muito melhor consumir açúcar ou amido em quantidades controladas, se você sentir vontade, mas somente depois de comer legumes e proteína.

Se o seu peso estacionar e você decidir mantê-lo, em vez de tentar perder mais, faça a transição para a Fase 2. Por outro lado, se o seu peso estacionar muito antes do prazo de três meses e você ainda tiver muito peso a perder, permaneça na Fase 1 e leia o capítulo 10 para verificar se você tem uma barreira escondida para perder de peso.

Note que algumas pessoas se saem bem durante a Fase 1, mas desenvolvem desejos quando progridem para a Fase 2! Logo que reintroduzem muito açúcar ou amido à alimentação, desenvolvem desejos de comer ainda mais. Se isso acontecer com você, volte para a dieta da Fase 1. A Fase 1 pode ser rígida, mas desde que você esteja comendo muitos legumes e proteínas, ela é perfeitamente saudável e você pode segui-la pelo resto da vida, se for necessário.

Opções de café da manhã da Fase 1

Mantenha o café da manhã rico em proteínas e com baixo teor de amido. Dê a si mesmo pontos-bônus por consumir alguns legumes com o café, mas não enlouqueça cozinhando de manhã cedo. O nutriente mais importante para a sua primeira refeição é a proteína. Você vai consumir o suficiente de legumes integrais no almoço e no jantar.

Você pode adicionar quantidades ilimitadas de legumes a qualquer opção. Escolha uma:

Omelete de legumes: 4 a 8 claras de ovo (ou entre ½ xícara e 1 xícara de produto substituo de ovo*), misturadas com legumes picados à sua escolha, em qualquer quantidade.

....

Omelete de queijo: 4 a 8 claras de ovo (ou entre ½ e 1 xícara de produto substituto de ovo*), com uma fatia de queijo de baixa gordura.

....

Omelete de proteína magra: 4 a 8 claras de ovo (ou entre ½ xícara e 1 xícara de produto substituto de ovo*) com 30 gramas de presunto magro, rosbife, peito de peru, peito de frango, carne de caranguejo ou outra fonte de proteína magra.

....

Omelete de aspargos (página 260).

....

Fritada de Claras de Ovo (página 260).

---

* Produto industrializado que contém apenas as claras dos ovos, além de corantes, espessantes, aromatizantes etc., usado principalmente por quem tem de evitar o colesterol. (N. da T.)

Vitamina Matinal (página 262).

1 xícara e meia de queijo *cottage*, misturado com 1 xícara de morangos, 1 xícara de melão em cubos, 1 xícara de mirtilos ou um pêssego médio fatiado, 1 colher de sopa de sementes de linhaça, abóbora (torradas ou cruas) ou girassol e/ou 170 a 230 gramas de iogurte desnatado, com 1 xícara de morangos ou ¾ de xícara de mirtilos, amoras ou framboesas.

3 salsichas de peru com ½ toranja (pomelo).

Rolinho de 2 a 3 fatias de presunto ou peito de peru com 1 fatia de queijo.

4 claras de ovo cozidas com 15 amêndoas, castanhas, amendoins ou pistaches.

4 claras de ovo cozidas com 1 xícara de melancia, melado ou melão.

Um *shake* protéico industrializado. Procure *shakes* que contenham entre 150 e 210 calorias, e de 12 a 25 gramas de proteína. Eles devem conter menos de 9 gramas de gordura, 25 gramas de carboidrato e 18 gramas de açúcar. Em geral os *shakes* diponíveis no mercado obedecem a esses critérios.

1 maçã com duas fatias de queijo de baixa gordura.

1 maçã com duas colheres de sobremesa de manteiga de amendoim crocante.

85 gramas de salmão defumado e 1 ou 2 pedaços de queijo *light*.

....

1 a 2 medidas de Carnation Instant Breakfast Carb Conscious, Designer Protein, ou proteína de soja em pó Genisoy*, misturadas a 250 ml de leite desnatado.

....

Opções de almoço da Fase 1

Idealmente, coma o almoço na ordem especificada: aperitivo, acompanhamento e prato principal, mas não enlouqueça a si mesmo. É perfeitamente aceitável escolher refeições de um prato só, como saladas de frango grelhado ou atum conservado em água com alface. Você encontrará opções para almoçar fora do capítulo 5.

Salada de aperitivo:	feita com legumes sem restrição, picados (pelo menos 1 xícara), com 1 colher de sopa de azeite de oliva e vinagre, 1 colher de sopa de vinagrete comum, 2 colheres de molho sem gordura, ou 1 porção de qualquer das receitas de molho para salada do capítulo 12.
Acompanhamento de legumes:	legumes sem restrição, crus, cozidos, torrados ou sautée (pelo menos 1 xícara). Consulte a lista de legumes recomendados (página 304, 305) e as receitas dos pratos de acompanhamento com legumes, no capítulo 12.

....

*Todos esses produtos são importados e estão à venda em lojas de suplementos alimentares. (N. da E.)

	qualquer receita de prato principal do capítulo 12, ou entre 150 e 250 gramas de proteína magra, ou mais se você ainda estiver com fome. Boas opções de proteína magra são as seguintes:
Prato principal:	• Peito de frango sem pele • Peito de peru • Atum • Qualquer peixe, marisco ou sardinhas • Hambúrguer de peru ou de soja

OPÇÕES DE LANCHE DA FASE 1

Consuma um ou dois lanches por dia, como necessitar. Você pode acompanhar qualquer lanche com uma quantidade irrestrita de legumes. Os lanches recomendados incluem as seguintes opções:

1 xícara de frutas vermelhas frescas ou cubos de melão;

½ toranja;

1 maçã, nectarina ou ameixa inteira;

6 a 12 amêndoas ou castanhas, 10 a 20 amendoins pequenos, ou 4 a 8 metades de noz;

200 gramas de queijo *cottage*;

230 gramas de iogurte natural, com pouca gordura, ou artificialmente adoçado (90 a 120 calorias por porção) ½ xícara de pudim sem gordura e sem açúcar (preparado com mistura, não comprado pronto);

1 porção de edamame;

Quantidades irrestritas de legumes crus;

2 pedaços de queijo *light* e dois talos de aipo;

1 xícara de cenoura ou talos de aipo, com 2 colheres de sopa de *homus**;

---

* Prato mediterrâneo, feito da mistura de grão-de-bico amassado com pasta de gergelim e temperos. (N. da T.)

1 maçã em fatias com 2 colheres de chá de pasta de amendoim;
1 pera e 5 castanhas inteiras;
30 gramas de queijo mussarela *light* e 4 biscoitos integrais;
½ xícara de queijo *cottage* com baixo teor de gordura, com canela e 4 metades de noz;
30 gramas de queijo cheddar com pouca gordura, com 1 xícara de frutas vermelhas frescas;
½ xícara de queijo *cottage*, com 1 kiwi fatiado e canela;
250 gramas de iogurte adoçado com adoçante, e 1½ colheres de sopa de *müslix**;
350 ml de café *latte* desnatado com canela, e 6 amêndoas;
1 biscoito *cream craker* Ryvita ou Wasa com 1 xícara de sopa de feijão enlatada pronta para servir, sopa de lentilhas (página 280), sopa super-fácil de legumes (página 278), *Gazpacho* (página 280), ou sopa toscana de feijão branco (página 285);
1 xícara de salada verde com ¼ de xícara de grão-de-bico ou feijão, com 1 colher de sopa de vinagrete.

OPÇÕES DE JANTAR DA FASE 1

Idealmente, consuma o jantar na ordem especificada: aperitivo, acompanhamento e prato principal. É perfeitamente aceitável consumir refeições de um único prato, como fritada de frango, uma salada grande ou uma *casserole* sem amido. Você encontrará opções para jantar fora no capítulo 7.

---

*Uma combinação de frutas secas, oleaginosas, grãos e às vezes chocolate, desenvolvida para praticantes de esportes radicais e trilhas. (N. da T.)

Aperitivos (escolha um máximo de três):	• Sopa misô; • Sopa super-fácil de legumes (página 278) ou sopa de legumes enlatada; • Gazpacho (página 280); • Sopa de lentilhas (página 280); • Salada feita com legumes sem restrição picados, com 1 colher de chá de azeite de oliva e vinagre, 1 colher de sopa de vinagrete comum, 2 colheres de sopa de molho sem gordura, ou 1 porção de qualquer molho de salada entre as receitas do capítulo 12; • Coquetel de camarão ou frutos do mar.
Acompanhamento de legumes:	Consulte a lista de legumes recomendados nas receitas dos pratos do capítulo 13 e nas receitas dos acompanhamentos do capítulo 12. Consuma pelo menos 1 xícara.
Prato principal:	Qualquer receita de prato principal do capítulo 12, ou entre 150 e 250 gramas de proteína magra, ou mais, se você ainda estiver com fome. As seguintes opções são boas sugestões de proteína magra: • Peito de frango sem pele; • Peito de peru; • Atum conservado em água; • Qualquer peixe, marisco ou sardinhas; • Hambúrguer de soja ou peru; • Carne magra (London broil, filet mignon, fraldinha)* • Vitela* • Cordeiro* • Lombo de porco* • Presunto cozido*
Prato de acompanhamento à base de amido. Escolha um:	• ½ xícara de cevada, trigo sarraceno ou quinoa; • ½ xícara de arroz integral ou selvagem; • ½ xícara de massa integral; • ½ xícara de lentilha ou feijão.

* Não mais do que duas ou três vezes por semana

A FASE 2 DO PLANO (DURAÇÃO: O RESTO DA VIDA)

Passe para a Fase 2 quando a sua perda de peso tiver estacionado, quando você tiver atingido o seu objetivo de peso, ou quando você se sentir entediado com as opções da Fase 1. A Fase 2 é como você deveria comer na maior parte do tempo, de forma constante. Ela se tornará a sua dieta de manutenção. Enquanto faz a transição para a alimentação da Fase 2, você irá adicionar uma porção diária de amido à dieta, durante três semanas. Quando aumentar o amido, escolha opções com alta concentração de fibras. Essas opções usualmente têm a palavra *integral* na embalagem, como grãos integrais, cuscuz integral, bulgur integral ou massa integral. O mais importante é observar o número de gramas de fibra por porção. Se for zero, não é o que eu chamaria de integral. Procure por 3 ou mais gramas de fibras por porção de 80 calorias. Além das fibras, esses alimentos integrais contêm importantes nutrientes como lignanas, ácidos fenólicos, fitoestrogênio, e antioxidantes que reduzem o risco de doenças do coração, diabetes, câncer e derrame cerebral. Também preste atenção à maneira como os grãos são processados. Aveia em flocos, com o farelo intacto, tem uma carga glicêmica muito mais baixa do que as barras de cereal, que têm uma alta carga glicêmica.

Cada um tem um organismo diferente. Algumas pessoas podem adicionar apenas uma porção de amido, outras duas, e outras, três porções. Você pode ser capaz de lidar com mais amido – como quatro porções diárias –, mas esses dias devem ser especiais. Se tentar consumir quatro porções diárias de amido, você pode recuperar o peso.

Enquanto você adiciona as porções de amido, monitore cuidadosamente o peso, o apetite e os desejos de comer doces. Pese-se todos os dias. Além disso, mantenha um registro detalhado de sua dieta, anotando o que você come e os seus níveis de fome antes, depois e durante as refeições.

Minimagro: Não seja enganado pelos marqueteiros de alimentos. Se você vir a palavra *multigrãos* na embalagem, ela não necessariamente significa que o produto é integral ou rico em fibras. Alguns produtos de multigrãos, especialmente pão, simplesmente contêm uma mistura de três ou mais grãos refinados. O pão de centeio também não é necessariamente um pão integral. Procure a palavra *integral* na frente dos nomes dos grãos. Quinoa e aveia são sempre integrais, e a palavra *integral* não irá aparecer nas embalagens desses produtos.

Se você se flagrar sentindo fome depois de aumentar as porções de amido, precisa recuar. O mesmo acontece com o ganho de peso. Pense em cada mudança que você faz como uma experiência. Faça uma experiência, mas note quanta fome você sente. Se você começar a se sentir excessivamente faminto, use essa informação para modificar o que você come.

Siga estes conselhos sobre o que fazer e o que não fazer a respeito da alimentação na Fase 2:

Faça: Faça a transição para a Fase 2 em etapas. Adicione uma porção de amido no almoço, depois que você tiver terminado o resto da refeição. Esse é o melhor momento para reintroduzir o amido, porque você já vai estar se sentindo satisfeito depois de comer legumes e proteínas.

Espere uma semana e note como você se sente. Então, adicione uma porção de amido a um lanche. Depois, ocasionalmente, inclua o amido no café da manhã.

Faça: Coma o amido por último. No jantar, coma amido somente depois do aperitivo, da salada e do prato principal. No almoço, coma o pão por último, depois que você já comeu todo o resto.

Não faça: Não coma amido se você não estiver com fome. Se o resto da refeição lhe satisfez, não coma só porque a comida está lá.

Não faça: Não adicione amido a todas as refeições de uma vez só. Faça a transição em uma refeição de cada vez.

Não faça: Não inclua amido no café da manhã consistentemente. Uma fatia ocasional de torrada integral no café da manhã é permitida, mas tente manter o café uma combinação restrita de proteína com legumes opcionais.

OPÇÕES DE CAFÉ DA MANHÃ DA FASE 2

Idealmente, você deveria escolher as opções da Fase 1 na maior parte do tempo. Em uma situação mais grave, as opções seguintes têm um teor suficiente de fibras para controlar a fome na maior parte da manhã. Preste muita atenção a como você se sente depois de incorporar tais opções. Também meça cuidadosamente quanto cereal frio você consome. Muitas pessoas colocam mais de ½ xícara em uma tigela, e comer cereal demais pode fazer com que você se sinta com mais fome, em vez de satisfeito. Se você passar a sentir mais fome depois de começar a consumir estas opções no café da manhã, volte para as escolhas originais da Fase 1.

Lembre-se, você não precisa comer estes alimentos todos os dias, apenas ocasionalmente.

Escolha uma opção:

½ xícara de cereal rico em fibras (ver as marcas recomendadas no capítulo 13) com ¾ de xícara de leite desnatado;

....

Aveia de cozimento lento com no máximo ¾ de xícara de leite desnatado e 1 pêssego fatiado, ou 1 xícara de frutas vermelhas; Sanduíche de ovo: 1 bolinho do tipo *muffin* de trigo integral, com 4 a 6 claras de ovo.

....

1 bolinho do tipo *muffin* de trigo integral com 1½ colher de sopa de pasta de amendoim ou outra pasta de amendôas.

OPÇÕES DE ALMOÇO DA FASE 2

Você pode consumir todas as opções da Fase 1, mais os seguintes acompanhamentos:
 1 fatia de pão integral (pelo menos 3 gramas de fibra por fatia; quanto mais, melhor);
 2 fatias de pão integral *light* (pelo menos 1,5 gramas de fibra por fatia);
 1 fatia de pão de centeio;
 metade de um pão árabe integral;
 1 minipão árabe integral;
 1 bolinho do tipo *muffin light* de multigrãos (pelo menos 8 gramas de fibra por bolinho).

OPÇÕES DE LANCHE DA FASE 2

Você pode consumir todas as opções de lanche da Fase 1, mais as seguintes. Faça os lanches no final da tarde, ou depois do jantar, não de manhã. Você pode combinar estas opções com uma quantidade irrestrita de legumes.

3 xícaras de pipoca de microondas *light*;
2 biscoitos *cream craker light*;
5 biscoitos integrais;
3 biscoitos *cream craker* com 2 colheres de chá de manteiga de amendoim.

O QUE ESPERAR

Mudar a sua alimentação de salgadinhos de queijo e cachorros-quentes para saladas e peito de frango irá fazer com que você se sinta diferente. O seu corpo se acostumou aos seus hábitos alimentares, seu estilo de vida e seu peso. O resultado é que, quando você tenta mudar esses hábitos, pode experimentar sintomas de abstinência, principalmente se você parar totalmente de consumir açúcar, que é viciante.

O amido também pode ser viciante. Eu tive um paciente que foi a um hipnotizador para ajudá-lo a parar de fumar e consumir açúcar. Ele parou de consumir açúcar, mas começou a ganhar peso, e foi por isso que veio me consultar. Sim, ele havia parado com os doces, mas os tinha substituído por pão, massas, batata e outros carboidratos à base de amido. Ele estava comendo porções maiores de amido do que comia de doces, e engordava como resultado.

Por essas razões, espere que o início da mudança de dieta – os primeiros três a cinco dias – seja um pouco mais difícil do que o normal. Você pode ter dores de cabeça, se sentir cansado, ou se sentir estranho. Esses sintomas são temporários, e desaparecem para a maioria das pessoas. Minimize-os, lidando com o plano passo a passo. As mudanças pequenas e graduais que eu sugiro irão aos poucos libertá-lo da dependência do açúcar e do amido, substituindo esses vícios por alimentos ricos em fibras, proteínas e nutrientes. A transição lenta irá manter a maioria dos sintomas de abstinência em um nível mínimo.

O que me traz ao próximo ponto. Este plano irá definitivamente reduzir as barreiras que têm impedido você de obter sucesso no passado, mas ele não é mágico. Eu conheço as dietas que prometem que você pode perder todo o peso que quiser, em tempo recorde. Você sabe o que eu acho? Se tudo isso fosse realmente verdade, todas as pessoas do mundo caberiam em um manequim 38. Você provavelmente já acreditou nessas afirmações exageradas mais vezes do que gostaria de admitir. É normal querer resultados rápidos, dramáticos. A indústria da perda de peso treinou você para acreditar nessas promessas. Eu sou uma pessoa honesta, entretanto, e não vou prometer a você nada que não possa comprovar.

Com este plano, muitas pessoas são capazes de perder entre 10 e 20% do seu peso, e a maioria pode perder 7% ou mais. Com a minha metodologia, você pode não perder quantidades estarrecedoras de peso dentro de uma semana, ou mesmo dentro de um mês. A perda de peso ocorrerá lentamente, porque você irá implementar as mudanças também lentamente, para manter a perda de peso.

E tem mais. Este plano permite que você sinta como é se satisfazer com uma quantidade normal de alimento. Você finalmente poderá parar com a obsessão por comida. Finalmente se sentirá satisfeito na hora certa, e vai abaixar o garfo antes de comer demais. Vai ser capaz de parar de se forçar a comer menos, porque comerá menos automaticamente. Pense em como isso será libertador. Pense em quanto mais energia mental você terá, quando não precisar mais se controlar a cada refeição. E então pense em virar a página e começar.

COMO EMAGRECER E POR QUE A PERDA DE PESO DIMINUI COM O TEMPO

Você pode perder quatro quilos e meio durante a primeira fase deste ou de qualquer outro plano, mas isso não é motivo para celebrar. A maioria da perda dramática inicial de qualquer dieta é resultado da perda de água e músculo, não de gordura. Os quilos que o paciente normal perde durante os primeiros dias de uma dieta são compostos de 70% de água, 5% de proteína muscular e 25% de gordura. Gradualmente, com o passar do tempo, a quantidade de água e proteínas perdidas diminui e, a quantidade de gordura aumenta. Gordura é caloria densa, e além de produzir hormônios, sua principal atribuição é armazenar calorias para uso posterior. Meio quilo de gordura contém mais de 4.000 calorias, enquanto que meio quilo de músculo armazena apenas 1.800. Se você está queimando mais gordura, a sua taxa de perda de peso irá diminuir, porque você precisa queimar mais calorias para perder meio quilo.

Parte Dois
As mudanças do magro

4
A mudança do café da manhã do magro

Helene já estava de volta ao meu consultório cerca de nove meses depois de ter perdido peso.

— Eu estou engordando de novo e não sei por quê — me disse ela.

— Como você está comendo? — perguntei.

— Eu não estou comendo quase nada — ela respondeu. Com mais algumas perguntas, descobri que Helene estava mesmo comendo muito pouco antes das seis horas da tarde. Sua vida estava muito corrida; ela tinha voltado ao antigo hábito de tomar apenas uma xícara de café pela manhã, e almoçar rapidamente. Todas as noites, prometia a si mesma que ficaria longe dos salgadinhos e doces, mas o cenário era o mesmo: enquanto preparava o jantar, perdia o controle. Ela começava a beliscar enquanto cozinhava, e usualmente não parava de comer até a hora de dormir.

Eu escutei enquanto ela questionava sua força de vontade.

— Eu não sei por que continuo a perder o controle à noite — ela disse. — Simplesmente não consigo manter o controle.

— Eu gostaria que você fizesse apenas uma mudança.

Eu acho que isso vai ajudá-la muito — falei. — Quero que você comece a tomar café da manhã direito, novamente.
Ela olhou para mim, pensativa.
— Está certo. Eu parei de tomar café — assumiu. — É por isso que sinto tanta fome à noite.
Então, ela fez uma pausa.
— Mas eu não sinto fome pela manhã. Não acho que vá conseguir comer. Eu não deveria tentar primeiro controlar a alimentação à noite?
— Há quanto tempo você está tentando comer menos à noite? — indaguei.
— Um mês — ela contou.
— Está funcionando?
— Acho que não — admitiu.
Para fazer com que ela voltasse ao hábito de tomar café da manhã, sugeri que escolhesse uma bebida de substituição alimentar, em vez de cozinhar uma refeição quente.
—Você não precisa beber tudo de uma vez — expliquei. — Pode tomar aos golinhos, durante a manhã inteira.
Ela seguiu o meu conselho, e depois de poucos dias já se sentia melhor. Estava controlando a situação à noite e estava faminta de manhã.

POR QUE ISSO FUNCIONA

Se você encontrar motivação para fazer apenas uma mudança em sua dieta, essa é a mudança que você deve fazer. Considere os seguintes pontos:

- 78% das pessoas que obtêm sucesso em perder e manter a perda de peso tomam café da manhã todos os dias, de acordo com o Registro Nacional de Controle de Peso, um banco de dados de mais de 5000 americanos que perderam mais de 13 quilos e mantiveram o peso por pelo menos um ano.

- Entre os milhares de participantes de um estudo feito na Inglaterra, aqueles que consumiram mais calorias no café da manhã pesaram menos do que aqueles que não tomavam café da manhã ou que comiam muito pouco na refeição matinal.

- Os consumidores de café da manhã, em um estudo realizado em Harvard, tiveram menor probabilidade de ganhar peso num período de dez anos do que aqueles que não tomavam café.

Você pode pensar que pular essa refeição diária ajudará a consumir menos calorias, mas as coisas raramente funcionam dessa forma. Ao contrário, pular o café da manhã simplesmente adia o seu consumo de calorias para outro momento. O que deveria ser o almoço se torna o café. O que deveria ser o jantar vira o almoço. O que deveria ser horas sem comer antes de dormir se torna um abuso de lanchinhos. As pessoas que pulam o café da manhã tendem a consumir mais da metade do total de calorias diárias à noite. Por exemplo, recentemente aconselhei um paciente que me disse:

— Não sei por que estou ganhando peso. Eu não como nada. — Ele pulava o café da manhã, comia uma pequena salada no almoço e porções muito pequenas no jantar. Mas guardava um pacote de balas de alcaçuz na mesa de cabeceira. Sempre que acordava no meio da noite, atacava o pacote. Ele consumia um pacote de dois quilos e meio a cada duas semanas, ingerindo centenas de calorias em doces todas as noites.

Esse tipo de lanchinho noturno, segundo pesquisas recentes, aumenta o nível de triglicerídeos durante o sono, contribuindo para o armazenamento de gordura e para a resistência à satisfação. Pular o café da manhã pode contribuir também para a resistência à insulina. Quando mulheres pulavam o café da manhã, em um estudo da Universidade de Nottingham, seus níveis de insulina eram mais altos e o hormônio se tornava menos eficiente do que quando elas tomavam o café. O nível de LDL (o colesterol "ruim") também aumentou. Novamente, a resistência à insulina leva à resistência à leptina, e, portanto, à resistência à satisfação.

Quando você toma o café diariamente, por outro lado, controla o apetite e os desejos. Você melhora a sensibilidade à insulina, desligando ou diminuindo o apetite durante todo o dia. Você automaticamente comerá menos no almoço, nos lanches e no jantar. O tipo certo de café da manhã pode até mesmo acelerar a taxa de metabolismo, de modo que você queimará mais calorias durante o dia.

COMO FAZER

Pesquisas mostram que consumir carboidratos de digestão rápida, ricos em amido ou doces, como bolinhos tipo *muffins*, pãezinhos ou suco, pode aumentar o seu apetite mais tarde. Por outro lado, muitos estudos associam o consumo de proteína – particularmente quando ela faz parte da primeira refeição do dia – com a diminuição do apetite durante o dia. Comer alimentos ricos em proteínas no café da manhã irá ajudá-lo a fazer escolhas melhores mais facilmente para o almoço, lanches e jantar. No caso de você não estar disposto a acreditar na minha palavra (não estou ofendido), gostaria de lhe contar sobre algumas pesquisas que corroboram o que estou sugerindo. Em

> *Solução do Como emagrecer:* Se exagerar à noite – digamos, se comer uma sobremesa enorme – vai acordar na manhã seguinte com uma ressaca alimentar. Vai se sentir cansado. Pode ter dor de cabeça, e vai sentir mais fome do que o normal. É extremamente importante, em manhãs assim, tomar um café da manhã que obedeça rigorosamente às opções de cardápio da Fase 1. Essa refeição irá ajudá-lo a normalizar os níveis de hormônio de satisfação, de forma que haja uma menor probabilidade de você seguir uma noite de exageros com um dia de comilança. Você encontrará mais conselhos para voltar ao caminho certo depois de exagerar no capítulo 11.

um estudo completado na Universidade de Saint Louis, 30 mulheres acima do peso consumiram o mesmo número de calorias no café da manhã, alimentando-se de ovos (que são ricos em proteína) ou *pãezinhos* (que são ricos em carboidratos). Durante as três horas e meia entre o café e o almoço, as mulheres que comeram ovos se sentiram mais satisfeitas e menos famintas do que as mulheres que comeram pãezinhos. Sem fazer esforço, elas consumiram perto de 140 calorias a menos no almoço do que as que comeram pãezinhos, e continuaram a consumir menos comida pelas 36 horas seguintes! Estudos mostram que a redução no apetite induzida por proteínas ocorre independentemente da idade, sexo ou peso.

Faça do seu café da manhã uma refeição com 100% de proteína, ou com uma combinação de proteína e alimentos ricos em carboidratos e fibras. Você não precisa, entretanto, dar muita importância a consumir alimentos ricos em fibras no café. Tanto a proteína como a fibra são importantes, mas a proteína é o nutriente mais importante a ser consumido pela manhã. Se você não tiver muito tempo de manhã cedo, não se preocupe em picar legumes para uma omelete. Beba um *shake* de proteínas.

Vamos falar sobre os benefícios específicos de alguns dos alimentos que você encontrará destacados no plano.

Ovos: Um ovo fornece 7 gramas de proteína. As claras são a forma mais concentrada de proteína que existe. Eu recomendo as claras porque elas lhe permitem consumir um maior volume de comida com menos calorias, e com menos gordura saturada e colesterol. Alguns dos meus pacientes não gostam de omeletes de claras, e de claras mexidas. Se esse for o seu caso, você pode misturar um ovo inteiro com as claras. Você não conseguirá notar a diferença.

Use este conselho para preparar refeições à base de claras mais saborosas: adicione sabor usando queijo com pouca gordura ou presunto magro. Você pode misturar as claras com quase qualquer alimento de que goste, inclusive peru ou carne de frango magra, salmão defumado, carne de caranguejo, camarão, queijo magro ralado, pimentões, cogumelos, tomates, aspargos... a lista é interminável. Veja as receitas do capítulo 12 para outras ideias culinárias.

Misture uma colher de chá ou mais (para dar sabor) da sua mistura de temperos favorita com os ovos antes de cozinhar. Isso distribui melhor o sabor do que apenas espalhar os ingredientes sobre os ovos antes de servir. Usualmente, recomendo que você cozinhe com *spray* para cozinhar. Isso reduz a quantidade de óleo e de calorias. Claras cozinham rapidamente, e frequentemente grudam na panela, então, nesse caso, sugiro que você use ½ colher de chá de óleo. O óleo também irá adicionar um pouco de sabor aos ovos e impedir que o lado de baixo da omelete fique torrado demais. Para omeletes mais fofinhas, bata os ovos em temperatura ambiente e misture uma colher de sopa de leite desnatado ou água com as claras enquanto bate.

Shakes de proteína: Eu geralmente considero comida de verdade – como ovos e queijo *cottage* – como melhor para a saúde do que os alimentos processados. Alimentos de verdade contêm nutrientes integrais que nenhum tipo de comida processada pode imitar. Desse modo, tomar um *shake* de proteína feito de soro de leite ou proteína de soja é definitivamente mais saudável do que comer *fast food* ou doces no café da manhã. Use a receita da Vitamina Matinal (página 262) ou mantenha um estoque de *shakes* de proteína comercialmente preparados em casa ou no trabalho. Você pode levar essas opções fáceis quando sai, e consumi-las até mesmo durante o trajeto. Como os *shakes* contêm apenas cerca de 180 calorias, tome um no café e outro no lanche do meio da manhã, duas ou três horas mais tarde. Os meus pacientes relatam que esses *shakes* lhes dão duas ou mais horas de resistência. Quando você ficar com fome, é hora de tomar mais um.

Se você tiver problemas em digerir *shakes* de proteína, verifique o rótulo. Participantes de um estudo na Universidade Estadual da Carolina do Norte preferiram o gosto e a textura de bebidas de substituição ricas em proteína, que contêm proteínas do soro do leite ou uma combinação de soja e proteína do soro do leite a *shakes* que contêm apenas proteína de soja.

Você se pergunta: "O que acontece quando eu paro de usar os *shakes*?". Talvez você esteja pensando: "A Oprah recuperou todo o peso que ela perdeu com um deles. Será que eu também não vou engordar de novo?". Não necessariamente.

Em primeiro lugar, não estou sugerindo que você tome cinco *shakes* por dia e não coma nada sólido, como naquelas dietas líquidas de 800 calorias tão comuns no passado. Neste caso, você está usando o *shake* apenas como uma substituição ao café da manhã, quase como um moderador de apetite líquido. O *shake* não é algo que você usa para perder peso, e para de consumir quando começa a mantê-lo. É uma opção de café da manhã, da mesma forma que os ovos. Eu não acho que exista algum motivo para parar de usá-los como parte do seu plano regular, mesmo depois de você atingir a fase de manutenção. Você pode continuar a usar os *shakes* no café da manhã pelo resto da vida, e continuar saudável. Desde que coma comida de verdade – legumes e proteínas – nas outras refeições, não há nada com que se preocupar.

Em segundo lugar, as metodologias de alimentação deste livro só funcionam se você as seguir. Se você está muito ocupado para preparar suas refeições, então, precisa de outra opção e bebidas de substituição de refeições fornecem essa opção. Muitas dessas bebidas são mais baratas do que comida de verdade. Elas também são mais saudáveis do que você pensa, especialmente se substituem alternativas prejudiciais como *fast food*, rosquinhas e doces. Elas são muito convenientes; você não precisa nem usar uma torradeira. E o que é mais importante: elas funcionam. Muitos dos meus pacientes me dizem que essas bebidas são como moderadores de apetite em caixinhas. Eles sentem fome, tomam uma, e imediatamente se sentem satisfeitos. Depois de consumir uma, conseguem controlar os desejos que sentem pelos alimentos engordativos que usualmente comem.

Você pode substituir até duas refeições por dia com um *shake* comercialmente preparado. Como cada um contém apenas cerca de 160 calorias, eles irão satisfazê-lo por apenas três ou quatro horas. Quando você sentir fome de novo, tome outro *shake* no lanche entre refeições. Consuma até três *shakes* por dia. Uma rotina típica de consumo diário de *shakes* pode ser parecida com esta:

10h: *Shake*
Meio-dia: Legumes cozidos ou salada com *shake* (se necessário)
14h: *Shake*
17h: *Shake*
20h: Jantar: 140 a 225 gramas de proteína, com um prato de legumes e/ou salada Lanche da Noite (legumes)

Não tente acelerar a perda de peso consumindo apenas os *shakes*, e nenhuma comida sólida. A comida sólida contém nutrientes importantes que não podem ser adicionados nem às bebidas ou barrinhas de cereal mais brilhantemente inventadas, porque nós não sabemos quais são todos eles. Você também pode querer manter o hábito de comer alimentos sólidos. Se consumir refeições líquidas por meses a fio, a comida sólida vai parecer incrivelmente deliciosa quando você começar a comer de novo. Continuar a fazer ao menos uma refeição sólida na sua rotina diária impede que você sinta privação e que perca o controle quando voltar a comer sólidos.

Queijo *Cottage*: É rico em proteína, com versões de baixo teor de gordura que fornecem 16 gramas para cada 100 calorias. Escolha as versões com pouca gordura, já que as variedades de maior teor fornecem uma superabundância de calorias. Uma xícara de queijo *cottage* normal, por exemplo, contém 216 calorias, enquanto que o queijo *cottage* com baixo teor de gordura feito com leite desnatado contém apenas 163. Ainda assim, ambos fornecem a mesma quantidade de alimento. Você se sentirá igualmente satisfeito depois de consumir a versão de baixa gordura, com uma diferença considerável de calorias. Eu recomendo as opções a seguir durante a Fase 1. Por favor, mantenha em mente que a maioria das pessoas come muito pouco no café da manhã, em vez de comer demais. Se você sentir fome no meio da manhã mesmo depois de modificar a sua alimentação para as opções de café da manhã do *Como emagrecer*, provavelmente não está comendo o suficiente. Faça uma das mudanças seguintes:

- Adicione mais claras às suas omeletes, ou misture mais legumes a elas.

- Certifique-se de comer a porção sugerida inteira.

- Tome um *shake* com uma das outras opções.

Você pode acompanhar qualquer opção com uma quantidade ilimitada de legumes. Escolha uma:

Omelete de legumes: 4 a 8 claras de ovo (ou de ½ a 1 xícara de produto substituto de ovo) misturadas com legumes picados à sua escolha, em qualquer quantidade.

Omelete de queijo: 4 a 8 claras de ovo (ou de ½ a 1 xícara de produto substituto de ovo) com 1 fatia de queijo de baixa gordura.

Omelete de proteína magra: 4 a 8 claras de ovo (ou de ½ a 1 xícara de produto substituto de ovo) com 30 gramas de presunto magro, rosbife, peito de peru, peito de frango, carne de caranguejo ou outra fonte de proteína magra.

Omelete de Aspargos (página 260).

Fritada de Claras de ovo (página 262).

Vitamina matinal (página 262).

1 xícara de queijo *cottage* com baixo teor de gordura, misturado a 1 xícara de morangos, 1 xícara de melão em cubinhos, 1 xícara de amoras ou 1 pêssego médio fatiado, e 1 colher de sopa de linhaça ou sementes de abóbora ou girassol, torradas ou cruas.

170 a 225 gramas de iogurte sem gordura, com 1 xícara de morangos ou ¾ de xícara de amoras, mirtilos ou framboesas.

3 pedaços de linguiça de peru com ½ toranja.

2 a 3 pedaços de presunto ou peru magro, enrolados em 1 fatia de queijo.

4 claras de ovo cozidas com 15 amêndoas ou castanhas ou 25 amendoins ou pistaches.

4 claras de ovo cozidas com 1 xícara de melancia, melado ou melão.

Um *shake* de proteína comercialmente preparado. Procure por *shakes* que contêm entre 150 e 210 calorias, e de 12 a 25 gramas de proteína. Eles devem conter menos de 9 gramas de gordura, 25 gramas de carboidrato e 18 gramas de açúcar.

1 maçã com duas fatias de queijo de baixa gordura;

1 maçã com duas colheres de sopa de manteiga de amendoim crocante.

1 a 2 medidas do preparado de proteína em pó Genisoy (suplemento importado), misturadas a 225 gramas de leite desnatado.

85 gramas de salmão defumado e 1 ou 2 pedaços de queijo *light*.

> *Minimagro:* Em três ocasiões diferentes, pesquisadores suíços alimentaram 15 homens com uma destas três opções de refeição: uma com alto teor de carboidratos, uma com equilíbrio de carboidratos e proteínas, e uma com alto teor de proteína. Então, eles deram aos homens uma série de atividades de estímulo cerebral para completar durante a manhã, para testar a memória. (Pense naqueles jogos complexos de raciocínio lógico, e você terá uma ideia do que os pesquisadores fizeram aqueles homens enfrentar.) Os homens obtiveram melhores resultados nos testes depois de consumir a refeição com alta proteína e a balanceada, e piores depois da refeição com muito carboidrato, possivelmente porque a refeição de carboidrato fez com que os níveis de açúcar no sangue subissem rapidamente e então despencassem.

E QUANTO A CEREAL OU AVEIA?

Você pode experimentear usar aveia ou cereal frio rico em fibras, na Fase 2. Eu não recomendo essas opções na Fase 1 porque elas podem estimular o seu apetite mais tarde. Mesmo durante a Fase 2, eu as recomendo apenas como opções ocasionais, em vez de refeições diárias. Coma cereal ou aveia uma vez por semana, mas preste bem atenção a como você se sente. Se perceber que está sentindo mais fome ou que está desejando comer doces, provavelmente é melhor continuar com a opção do café da manhã à base de proteína.

Se você consumir cereal ou aveia, siga estes conselhos:

Meça as porções. A maioria das pessoas não consegue medir com os olhos, então, mantenha um copo medidor 1 dentro da sua caixa de cereal, e use-o para servir a sua porção.

Escolha apenas cereais ricos em fibras. A fibra é o antídoto de apetite para os alimentos ricos em carboidratos. Usualmente, alimentos com alto teor de amido aumentam o apetite, mas se você combinar o amido com fibras suficientes, isso não acontecerá. Por exemplo, os cereais ricos em fibras desaceleram o esvaziamento do estômago e a absorção do açúcar pela corrente sanguínea, fazendo com que o açúcar do sangue e a insulina aumentem de forma mais estável. As fibras também pesam no estômago e nos intestinos, provocando uma sensação de satisfação.

Escolha cereais com pelo menos 5 gramas de fibras (mais é melhor; o ideal é mais de 10), não mais de 8 gramas adicionais de açúcar, e não mais de 200 calorias por ½ xícara. Eu recomendo uma série de marcas de cereal no capítulo 13. Tente as com o maior teor de fibras primeiro, como *All-Bran* e *Fiber One*. Com 13 gramas de fibras por cada ½ xícara, elas são as marcas com o maior teor de fibras do mercado. Meus pacientes me dizem que se sentem satisfeitos depois de uma porção de ½ copo.

Se você não gostar do sabor da *All-Bran*, tente outras opções, de preferência que forneçam entre 8 a 10 gramas de fibra por copo.

Prefira aveia de cozimento lento. As variedades de cozimento lento, como a *Quaker cinco minutos* irão satisfazê-lo bem mais que as variedades instantâneas. As aveias instantâneas foram processadas e perderam a maior parte do teor de fibra; em essência, elas são mais parecidas com aveia em pó, de digestão mais rápida. A aveia de cozimento lento, por outro lado, é feita com o produto integral, mais grosso, e contém mais fibras, sendo digerida mais lentamente.

Use apenas leite desnatado ou semidesnatado no seu cereal. Use o semidesnatado, se você achar que não consegue viver sem leite normal. Eu aposto que você não vai conseguir notar a diferença. Certifique-se de medir a quantidade de leite. A maioria das pessoas mede líquidos de forma errada, apenas com o olho, e você não pode usar mais de ¾ de xícara. O conteúdo de gordura do seu leite pode adicionar muitas calorias indesejáveis ao seu café da manhã, calorias essas que pouco contribuem para fazer com que você se sinta satisfeito. Considere estes exemplos:

¾ de xícara de creme-de-leite integral = 621 calorias e 66,6 gramas de gordura (41 saturada)

¾ de xícara de creme-de-leite *light* = 351 calorias e 34,7 gramas de gordura (21,6 saturada)

¾ de xícara de creme-de-leite semidesnatado = 234 calorias e 20,7 gramas de gordura (12,8 saturada)

¾ de xícara de leite integral = 110 calorias e 5,9 gramas de gordura (3,4 saturada)

¾ de copo de leite semidesnatado = 82 calorias e 0 gramas de gordura (0 saturada)

¾ de copo de leite desnatado = 67 calorias e 0,1 gramas de gordura (0 saturada)

Solução do Como emagrecer: Modificar uma dieta sem fibras para 12 gramas de fibra pode incomodar o seu estômago. Se um cereal de alto teor de fibras lhe causar problemas de estômago, diminua o consumo e aumente-o gradualmente para 4 gramas, então para 8 gramas, e depois mais, de acordo com a sua tolerância. Você pode fazer isso começando com opções de baixo teor de fibras, ou misturando ½ xícara de cereal rico em fibras com ¼ ou ½ xícara da sua marca favorita. Combine esse cereal meio a meio com proteínas magras, como um ovo cozido (não coma a gema) ou linguiça de frango.

E QUANTO ÀS TORRADAS?

Novamente, não gosto de colocar nenhum alimento na categoria "nunca". Eu preferiria que você continuasse com os alimentos à base de proteína no café da manhã, mas se você deseja torradas pela manhã, vamos fazer um acordo. Compre pão *light,* cada fatia contém poucas calorias e algumas fibras. Coma uma com uma colher ou duas de pasta de amendoim, ioiô-cream ou Nutella.

Se você usa pasta de amendoim, escolha uma variedade normal, crocante. Apesar da crença popular, tanto a variedade normal quanto a de baixo teor de gordura da pasta de amendoim contêm o mesmo número de calorias, 94 por colher de sopa. A pasta de amendoim com gordura reduzida tem menos gordura, mas em compensação, tem mais açúcar. O açúcar extra aumenta a resposta do açúcar sanguíneo depois das refeições. As versões normais têm mais gordura, mas menos açúcar. Elas satisfazem mais com a mesma quantidade de calorias. As versões crocantes são melhores, porque os pequenos pedaços de amendoim levam mais tempo para serem digeridos do que as versões cremosas, tornando a digestão mais lenta e reduzindo a resposta glicêmica da sua refeição. A pasta de amêndoas é outra ótima opção.

> *Solução do Como emagrecer:* Quando você introduz alimentos como cereal, torrada e suco pela manhã, avalie a sua fome antes e depois de comer, no meio da manhã, e pouco antes do jantar, anotando as "notas" no seu diário alimentar. Também avalie a sua fome em manhãs alternadas, quando você comer alimentos à base de proteína. Se a sua fome for maior nos dias em que incluir amido ou suco no café da manhã, diminua o consumo dessas opções. Você pode comer proteínas primeiro, como queijo *cottage* com amoras, e depois comer cereal no meio da manhã, como lanche.

E QUANTO AOS SUCOS?

Eu não recomendo que os meus pacientes bebam sucos pela manhã ou em qualquer outra hora do dia. A maioria dos sucos tem médio ou alto teor de carga glicêmica, jogando uma grande quantidade de açúcar na corrente sanguínea de uma vez, e causando uma fome "rebote". O nosso cérebro também não responde facilmente a calorias de líquidos, como faz com as calorias de sólidos. Um copo de 170 ml de suco de laranja, por exemplo, contém 75 calorias, mas poucas dessas calorias lhe satisfazem porque os líquidos passam pelo estômago rápido demais para estimular os receptores que desligam o apetite. Um pedaço de fruta, por outro lado, contribui para a satisfação de várias formas. Ele pesa, e ocupa espaço no estômago. Contém fibras, para desacelerar a absorção de açúcar pela corrente sanguínea e exige a mastigação, que diminui o ritmo com que você come. Se você realmente sente falta de suco de frutas, entretanto, vá se desacostumando aos poucos, misturando o seu suco normal com água mineral ou água com gás. Não beba mais de 100 ml, só o suficiente para obter sabor.

Solução do Como emagrecer: Muitas pessoas misturam açúcar no cereal ou na aveia, o que adiciona calorias desnecessárias, que podem provocar uma fome "rebote". Tente consumir canela no lugar. Alguns dos meus pacientes consideram a canela uma boa alternativa. Um estudo paquistanês mostrou que as pessoas com diabetes do tipo 2 que consumiram duas colheres de sopa de canela diariamente por 40 dias apresentaram menores níveis de açúcar no sangue, colesterol e triglicerídeos do que as pessoas que não consumiram a especiaria.

Faça acontecer

Uma coisa é dizer a você o que comer. Outra é você colocar os conselhos em prática. Eu quero que você tenha sucesso, e é por isso que cada um dos capítulos da Parte 2 inclui conselhos sob o título "Faça acontecer". Consulte as desculpas e soluções a seguir, para ajudá-lo a adotar o hábito de tomar café da manhã mais facilmente.

Desculpa: Estou muito ocupado
Você irá compensar a pequena quantidade de tempo que leva para preparar e consumir o café da manhã ao ser mais produtivo durante o dia. As pessoas que conso-

mem um café da manhã de pouca carga glicêmica, como os recomendados neste plano, se saem melhor em testes de memória e atenção do que as pessoas que consomem carboidratos de digestão rápida. Para ter tempo para o café da manhã, siga estes conselhos:

Acorde na hora. Acerte o seu despertador para vinte ou trinta minutos mais cedo, para que você possa preparar uma refeição rápida e saudável.

Planeje um cardápio saudável para o café da manhã. Quanto mais você planeja antecipadamente, maior a probabilidade de achar tempo e ter energia para comer. Planeje um cardápio semanal, escolha os itens antes de ir ao supermercado, e compre todos os ingredientes de uma vez, para tê-los à mão.

Sente-se. O café da manhã é uma daquelas refeições que as pessoas tentam combinar com outras tarefas, como dirigir, fazer a maquiagem, ou aprontar as crianças para a escola. Se você tornar o seu relaxante e combiná-lo com uma atividade de que gosta, como ler o jornal ou assistir à TV, provavelmente arrumará tempo para a refeição.

Deixe o preparo para outra pessoa. Faça um pedido regular de café da manhã em uma padaria ou restaurante, e apanhe-o na mesma hora todos os dias, no caminho para o trabalho. A maioria dos restaurantes oferece claras de ovo ou produto substituto de ovo, e você pode até mesmo fazer a *fast food* funcionar. Quando não houver outra opção disponível, considere a hipótese de um sanduíche de ovo, mas coma apenas o recheio.

Beba o café da manhã. Novamente, você não precisa preparar um café da manhã complicado. Se você está ocupado, faça um estoque de *shakes* de proteína. Mantenha alguns no trabalho, no carro e em cima da geladeira.

Desculpa: Não estou com fome

Os níveis de grelina respondem, em parte, aos padrões habituais de refeições. Se você normalmente come o almoço ao meio-dia, por exemplo, o seu nível de grelina irá aumentar ao meio-dia. Se você normalmente janta às sete, ele aumentará às sete. Se você começar a fazer um lanche à meia-noite, por exemplo, e continuar por uma semana ou duas, vai começar a sentir fome à meia-noite, embora o seu corpo definitivamente não precise de calorias à meia-noite.

Embora essa situação trabalhe contra você em relação aos lanchinhos da noite, ela pode trabalhar a seu favor quanto ao café da manhã. As primeiras semanas tomando café da manhã podem ser desafiadoras, mas o hábito se tornará mais fácil com o tempo, à medida que a grelina se adapta a esse padrão de alimentação. No final, você vai acordar com fome.

Você também pode não sentir fome porque está comendo demais à noite. As pessoas que habitualmente pulam o café da manhã tendem a consumir jantares fartos, seguidos por vários lanchinhos noturnos. A alimentação noturna aumenta os níveis de triglicerídeos. Essas gorduras circulam na corrente sanguínea, e, porque você está dormindo e não utiliza os músculos, elas tendem a permanecer nas células de gordura durante a noite. Quando você acorda, ainda se sente satisfeito com os lanches da noite, pula o café da manhã novamente, e começa outro círculo vicioso. Quebrar esse tipo de padrão alimentar será difícil no começo, mas ficará mais fácil com o passar do tempo. Comece consumindo uma refeição pequena, como um *shake* de proteína. Se conseguir beber metade dele no começo, está bom. Tente terminá-lo durante a manhã, se for possível. Aumente gradualmente o seu consumo de *shakes* até que você consiga beber uma porção inteira. Nessa altura, o hábito de lanchinhos noturnos provavelmente terá diminuído, e você conseguirá fazer a transição para alimentos sólidos no café da manhã.

ALIMENTOS ENGORDATIVOS VS. ALIMENTOS SATISFATÓRIOS

Opções de café da manhã engordativas	Opções de café da manhã satisfatórias	Por quê?
Pão doce de farinha refinada ou pão com geleia	Pão 100% integral (uma fatia) com iô-iô cream ou nutella salpicado de castanha-do-pará triturada	A fibra do pão integral e dos pedaços de amendoim da pasta desaceleram a digestão, enquanto que o açúcar refinado da geleia e a farinha do pão branco aumentam o açúcar do sangue e a insulina, provocando uma fome "rebote".
Suco	1 maçã, 1 pêssego, ou 1 pera; 1 xícara de frutas vermelhas; ½ toranja; 1 xícara de melão em cubinhos	Líquidos passam rápido demais pelo estômago para despertar a sensação de satisfação. As frutas exigem mastigação, e levam mais tempo para digerir, permitindo que você se sinta satisfeito.
Barras de cereais com açúcar ou chocolate	Barras de proteína ProtiDiet, Pure Protein, Atkins Advantage ou Zone Perfect	As barras de cereais contêm principalmente carboidratos, que elevam o açúcar do sangue e a insulina, causando uma fome "rebote". Elas podem ser ótimas para atletas, que precisam de fontes rápidas de energia, mas não são uma boa opção para quem come demais. As outras opções têm alto teor de proteína para desacelerar a digestão e induzir à satisfação.

| A maioria dos cereais frios para café da manhã (especialmente aqueles com adição de açúcar) | All- Bran, Raisin Bran (½ xícara) | Cereais com alto teor de fibras são digeridos mais lentamente, provocando uma sensação mais duradoura de satisfação do que os cereais com baixo teor de fibras. |

5
A mudança do almoço do magro

Você sente menos fome no meio da manhã do que costumava sentir? Você tem mais energia perto do meio-dia do que costumava ter? Aposto que sim. Se você tivesse tentado mudar os seus hábitos de almoço antes de mudar os do café da manhã, o processo teria sido muito mais difícil. Você estaria com mais fome na hora do almoço e teria de ter a força de vontade de um soldado da Marinha para ficar longe de sanduíches e salgadinhos. Agora, você não sente tanta fome, e seus desejos provavelmente diminuíram. Você está pronto.

POR QUE ISTO FUNCIONA

Primeiramente, vamos falar sobre a importância do almoço. Poucos dos meus pacientes pulam o almoço em vez de pular o café da manhã, mas alguns o fazem. Usualmente, esses pacientes têm uma das seguintes razões: alguns realmente estão muito ocupados no trabalho, e se esquecem de almoçar; nesse caso, eles compensam à tardinha, atacando a máquina de lanches. Os outros são membros do Clube de Dieta dos Saltadores de Refeições. Eles acreditam firmemente que pular refeições lhes ajuda a consumir menos calorias, embora esse método de dieta tenha falhado – muitas e muitas vezes – em obter sucesso.

Mais uma vez: quando você pula o almoço, termina ganhando peso em vez de perder. Passar mais de cinco horas sem comer faz com que os hormônios da fome subam e os hormônios da satisfação caiam. Quando finalmente come – depois de sete ou oito horas de jejum – você come demais, consumindo muito mais calorias do que se tivesse simplesmente se sentado para fazer duas refeições, em vez de uma. Esse intervalo de tempo entre as refeições também liga um interruptor de armazenamento de gordura. O cérebro diminui o metabolismo, fazendo com que os músculos conservem calorias, e uma maior porcentagem das calorias que você consome no jantar vai direto para as células de gordura.

Quando 14 mulheres jovens que participaram de um estudo na Holanda consumiram três refeições ao dia (café da manhã, almoço e jantar), seu organismo queimou mais gordura em um período de 24 horas, em comparação com quando elas consumiram apenas duas refeições diárias. As mulheres também relataram uma maior sensação de satisfação, apesar de terem consumido o mesmo número de calorias em ambas as situações.

Como fazer

Você vai começar o almoço com salada, então vai comer legumes e depois proteínas magras. Eu não posso citar muitos estudos para provar que comer nessa ordem funciona. Só posso dizer a você que tenho recomendado aos meus pacientes que se alimentem desse modo desde meados dos anos 90, e eles consistentemente relatam que isso os ajuda a parar de comer antes que tenham exagerado.

Eis aqui como cada um desses pratos afeta o apetite.

Salada: desde o dia em que a salada foi inventada, existe uma discussão sobre se ela deve ser servida primeiro ou por último. Praticantes da medicina, como Hipócrates e Galen, acreditavam que "legumes crus passavam facilmente pelo sistema" e, como resultado, eram um primeiro prato ideal. Outros gregos e romanos acreditavam que o vinagre usado no molho da salada destruía o gosto do vinho, e a salada deveria ser servida por último. Acontece que Hipócrates estava certo, mas não pelas razões corretas. A salada é um primeiro prato ideal porque ela *não* passa rapidamente pelo sistema, como ele imaginava. A salada toma espaço no estômago e nos intestinos e desacelera a digestão, satisfazendo você com quase nenhum consumo de calorias. Considere a quantidade dos alimentos seguintes que você pode comer, e quantas calorias serão consumidas:

2 xícaras de alface = 15 calorias
1 pimentão inteiro = 30 calorias
1 pepino grande = 34 calorias
1 xícara de cogumelos = 15 calorias
1 xícara de brócolis = 30 calorias

COMO EMAGRECER E...
POR QUE O VINAGRE REDUZ O APETITE

Não apenas o vinagre estraga o gosto do vinho, mas estraga também o apetite. Se você adicionar vinagre ao molho da salada, ele vai ajudar a desacelerar a digestão de tudo o mais que você comer. Pesquisadores da Universidade Estadual do Arizona determinaram que o vinagre torna mais lenta a entrada da glicose na corrente sanguínea em cerca de 55% dos participantes do estudo, especialmente quando eles consumiram alimentos ricos em carboidratos e de rápida digestão, como pães brancos. Quanto mais ácido ascético houver no vinagre, mais ele desacelera a resposta do açúcar sanguíneo. Escolha o vinagre branco, de maçã ou balsâmico. Como são feitos com vinagre, produtos fermentados e picles também desaceleram a digestão, e é por isso que os picles são grandes alternativas para controlar os desejos de comer.

Esses legumes são também alimentos pesados. Nós temos a tendência de pensar em alimentos pesados como cremosos, mas os alimentos à base de creme são, na realidade, leves em termos de peso. Uma xícara de creme considerado "pesado" ocupa o estômago com 238 gramas e 821 calorias. O pepino pesa ainda mais, 280 gramas, mas você consome apenas 34 calorias. A dra. Barbara Rolls, da Universidade Estadual da Pensilvânia, autora do popular livro "*Volumetrics*", chama essa medição de "densidade calórica". Ela mostrou que alimentos com baixa densidade calórica (poucas calorias por grama) são mais satisfatórios, caloria por caloria, do que alimentos de alta densidade calórica (muitas calorias por grama).

A maioria dos legumes tem baixa densidade calórica. Por que eles são tão pesados? Em uma palavra: água. Noventa por cento do pepino é composto de água. Isso também é verdade para quase todos os legumes e, quando a água vem embutida na comida, ela aumenta o seu peso e não adiciona calorias.

O peso da água reduz dramaticamente o seu apetite. Em um dos estudos da dra. Rolls, quando 42 mulheres consumiram salada como primeiro prato, elas comeram de 7 a 12% a menos de massa do que quando não comeram salada. Então, se consumir os alimentos mais satisfatórios primeiro, você terá menos espaço para os alimentos menos satisfatórios depois, e eles não terão um impacto tão adverso sobre as suas sensações de fome e saciedade. Nem todas as saladas são igualmente satisfatórias. Para você ficar satisfeito com menos calorias, a sua salada deve ter densidade nutricional, mas não densidade calórica. Acompanhamentos como *croutons*, queijo, tortillas fritas, bacon e molhos muito gordurosos elevam a densidade calórica da salada, e, de modo interessante, isso parece induzir à fome, em vez de induzir à satisfação. Quando as participantes do estudo da dra. Rolls comeram saladas densas em energia, com molhos cremosos e muito queijo, elas consumiram de 8 a 17% a mais de massa (145 calorias) do que quando não comeram nenhum aperitivo. Por quê? Porque a maior parte das calorias na salada era engordativa; elas estimulavam a fome, e não estimulavam a satisfação o suficiente.

Solução do Como emagrecer: Eu não recomendo que você coma sanduíches neste plano, mas sei como as coisas são. Haverá momentos em que um sanduíche será a sua única opção ou a única coisa que você vai querer comer. Nesse caso, escolha o pão integral de maior teor de fibras disponível, e a menor porção possível de pão. Se você normalmente come uma *baguette* de 30 centímetros, tente uma de 15 centímetros, e coma uma salada primeiro. Melhor ainda, coma um sanduíche de pão fatiado em vez de um pão francês, por exemplo, o que diminui o amido ainda mais. Tente o pão *light*, e se possível coma o seu sanduíche aberto.

Legumes: como a salada, os legumes têm baixo teor de calorias, são ricos em nutrientes, cheios de água e relativamente pesados. Eles levam muito tempo para ser consumidos, o que desacelera o ritmo de ingestão. Eles contêm fibras para desacelerar a digestão, e, à exceção do milho e das batatas (que são, na verdade, amido), ocupam uma posição universalmente baixa na escala de carga glicêmica (ver o capítulo 13 para as cargas glicêmicas de muitos alimentos diferentes). Como a salada, os legumes ajudam a satisfazer com menos calorias. Em um estudo da Universidade Estadual da Pensilvânia com 71 mulheres, as participantes que aumentaram o consumo de legumes e diminuiram o de gordura reduziram mais calorias diárias, perderam mais peso e relataram menos fome do que outro grupo de mulheres, que cortou apenas a gordura e não tentou aumentar o consumo de legumes.

Proteínas magras: quando você chegar à proteína magra, já terá consumido pelo menos 2 xícaras de alimento. Considere que o seu estômago tem mais ou menos o tamanho de uma berinjela e você pode ver facilmente como esta metodologia de alimentação aumenta a sua sensação de satisfação. A proteína magra continua a satisfazer você porque ela requer muita mastigação, o que desacelera o ritmo de consumo e dá mais tempo para que esses sinais de satisfação enviados pelo estômago e intestinos cheguem ao cérebro. Ela também é, como já mencionei, o mais satisfatório e o maior inibidor de apetite de todos os nutrientes. Como está escolhendo opções magras, você pode consumir uma porção generosa de proteína, também. Lembre-se de que cerca de 150 gramas de peito de frango sem pele têm apenas 230 calorias. A mesma quantidade de frango frito – com toda a gordura e o amido do empanado – lhe faz consumir 370 calorias, 50% a mais. Mais importante, o empanado contém as qualidades de – você adivinhou! – alimentos engordativos.

Solução do Como emagrecer: Se você está faminto no início do almoço e, como resultado, se vê indo em direção à cantina do escritório para uma refeição gordurosa, em vez de comer a refeição magra que levou na marmita, eu tenho uma solução simples: almoce mais cedo do que o usual. Você está faminto porque está passando muito tempo sem comer entre as refeições, especialmente se toma o café da manhã muito cedo. Almoçar às 11:30 ou 12:00, em vez de 12:30 ou 13:00, pode fazer toda a diferença.

TENTE COMER O ALMOÇO NA SEGUINTE ORDEM:

APERITIVOS

Comece com uma salada feita com *pelo menos* 1 xícara de legumes. Você pode comer a quantidade de salada que quiser neste plano. É uma opção do tipo "coma-tudo-o-que-puder", então, não pule essa parte. Muitos dos meus pacientes descobriram que se sentem mais satisfeitos se a porção dessa refeição for de pelo menos 3 xícaras, e pesquisas da Universidade Estadual da Pensilvânia mostram que dobrar o tamanho da salada anterior à refeição de 1½ xícara de salada para 3 xícaras ajuda você a comer cerca de 100 calorias a menos durante o resto da refeição. Faça a salada com qualquer combinação das suas folhas e/ou legumes preferidos.

Tempere a salada com uma a duas colheres de chá de azeite de oliva e a quantidade de vinagre que você quiser, uma a duas colheres de sopa de molho vinagrete preparado comercialmente, ou duas colheres de sopa de molho com pouca gordura ou *light*. Você também pode escolher um dos molhos caseiros de salada descritos no capítulo 12. Sirva a salada em um prato, em vez de uma tigela. Vai parecer que há mais comida, e você vai se sentir mais satisfeito.

ACOMPANHAMENTO DE LEGUMES

Coma o acompanhamento antes do prato principal, se for possível. Consuma pelo menos uma xícara de legumes cozidos no vapor, como brócolis, couve-flor, chuchu, feijão verde, espinafre, repolho, couve-de-bruxelas, aspargos, tomates, berinjelas, cogumelos ou cenouras. Sim, eu incluí cenouras na lista. Muitos anos atrás, algumas dietas recomendavam cuidado com o consumo de cenouras por causa do seu conteúdo rico em carboidratos, particularmente quando cozidas. Mas o carboidrato das cenouras só afeta dramaticamente o açúcar sanguíneo se você ingerir uma grande quantidade. Por exemplo, você teria de comer cerca de 250 gramas de cenouras, ou seis cenouras médias, para totalizar 50 gramas, a quantidade de carboidrato necessária para aumentar o nível do açúcar sanguíneo significativamente. Isso é muito. A maioria das pessoas não consome nem perto disso, e quando a resposta do açúcar sanguíneo às cenouras é calculada com base numa porção de tamanho normal, ela fica na posição mais baixa da escala da carga glicêmica.

PRATO PRINCIPAL

Termine o almoço com pelo menos 140 gramas de proteína magra. Se você for uma pessoa grande, pode precisar de uma porção maior de proteína para ficar satisfeito. Você pode aumentar essa porção para até 225 gramas, se

necessário. Pode usar qualquer receita de prato principal do capítulo 12, ou estas opções de proteína magra:
 peito de frango sem pele;
 peito de peru sem pele;
 atum embebido em água;
 salada de atum ou de frango, preparada com 1 colher de sopa de maionese com pouca gordura;
 qualquer peixe, molusco ou sardinha enlatados, embebidos em água;
 dois hambúrgueres de peru ou soja, sem o pão.
 À medida que você progride para a Fase 2, pode adicionar amido rico em fibras ao final da refeição. Consuma amido somente se você estiver com fome, ao final da refeição, e limite-se a uma das seguintes porções:
 1 fatia de pão integral (pelo menos 3 gramas de fibra por fatia);
 2 fatias de pão integral *light* (pelo menos 1,5 grama de fibra por fatia);
 1 fatia de pão de centeio;
 1/2 pão árabe (pita) integral;
 1 minipão árabe (pita) integral;
 1 pão tipo alemão (com muita fibra!).
 Se você não estiver com esta pergunta na cabeça neste exato momento, ela terminará por aparecer. Você fatalmente irá se perguntar: Eu preciso almoçar dessa forma, em três etapas, todo santo dia? Não, não precisa.
 Você certamente pode combinar uma ou todas as etapas consumindo uma salada de frango grelhado ou uma fritada de frango com legumes. Pode abrir uma lata de atum, servir o atum em um prato de alface, e completar com minicenouras. Muitas das receitas de pratos principais do capítulo 12 fazem exatamente isso, e você está livre para usar qualquer uma delas como opção de almoço.

Alimentos engordativos vs. alimentos satisfatórios

Opções de almoço engordativas	Opções de almoço satisfatórias	Por quê?
Uma salada grande, cheia de *croutons*, queijo e molho gorduroso	Uma salada grande, cheia de legumes picados e molho vinagrete	É fácil exagerar nos ingredientes adicionais muito calóricos das saladas, como *croutons* e molhos gordurosos. Eles também parecem estimular o desejo de comer, e então você consome mais alimentos na próxima refeição.
Um sanduíche na baguete de 30 centímetros, com batatinhas, porção de carne dupla, alface e tomates extra, mostarda e um pouco de maionese	Um sanduíche na baguete integral, de 15 centímetros, com a salada separada e minicenouras	Um sanduíche de 15 centímetros é tão satisfatório quanto um de 30, mas fornece bem menos calorias. A salada e as minicenouras pesam no estômago, induzindo a satisfação com quase nenhum consumo de calorias.
Hambúrguer, batatas fritas e refrigerante	Frango grelhado ou hambúrguer de frango, com a salada separada e uma fruta como acompanhamento	A refeição "fast-food" clássica fará com que você consuma mais de 1.000 calorias. Ela é carregada de gorduras trans, que tendem a estimular a fome. Também é altamente calórica, e é fácil exagerar na quantidade. O açúcar do refrigerante passa direto pelo estômago, e não contribui em nada para induzir à satisfação. A salada, o frango e a fruta, por outro lado, contêm apenas cerca de 400 calorias, mas fornecem bastante água, fibra, proteína e peso para desligar o seu apetite. Você vai se sentir mais satisfeito mesmo consumindo a metade das calorias.

Faça acontecer

Eu quase posso ouvir os seus pensamentos: "Eu não tenho tempo de ficar picando legumes!". Estou com você. Uma xícara de salada e uma xícara de legumes como acompanhamento significam *muitos* legumes. Aqui estão algumas maneiras fáceis de consumir essas porções de legumes sem passar quantidades absurdas de tempo em frente a uma tábua de picar:

Compre legumes semiprontos e embalados, à venda na maioria dos supermercados e mercearias. Eles já vêm picados e estão prontos para comer. Tudo o que você precisa é colocar o pacote no micro-ondas por alguns minutos. Leve-o com você para o trabalho. Alguns dos meus pacientes conseguem consumir todo o pacote, o que frequentemente equivale a dois ou três xícaras de legumes. Você pode encontrar uma lista de marcas recomendadas no capítulo 13.

Compre qualquer quantidade de legumes picados, preparados comercialmente, como minicenouras e brotos de brócolis ou de couve-flor. Leve-os para o trabalho e coma-os crus como acompanhamentos ou mergulhados em salsa, *homus* ou um dos molhos indicados no capítulo 12.

Faça um estoque de latas de sopa na sua mesa de trabalho. Sopas de legumes e feijão contam como uma das suas porções de legumes. Quando você estiver cansado de comer alface, use uma sopa como aperitivo. Ela satisfaz do mesmo jeito. Só tenha cuidado para que a sopa não contenha arroz, batata ou massa.

Peça comida chinesa para viagem. Coma legumes ao vapor, com frango ou camarão. Peça uma porção dupla e coma metade no almoço em um dia e a outra metade no outro. Só preste atenção para pedir o molho separado, e usar a menor quantidade possível (não mais do que duas colheres de sopa). Molhos chineses são normalmente cheios de açúcar e gordura.

Coma as sobras do jantar da noite anterior. Você ainda não reformou o jantar, mas quando tiver feito isso estará consumindo uma grande quantidade de saladas e acompanhamentos de legumes nessa refeição também. Sempre que estiver preparando legumes, duplique ou triplique a porção, de modo que tenha sobras para levar na marmita. Quando você comer fora, peça também uma porção dupla ou tripla de legumes. Embrulhe o que sobrar e coma no almoço no dia seguinte.

Use alface embalada para fazer saladas. Isso poupa tempo. Mantenha a alface no pacote original até que você precise consumi-la. Quando fechado, o pacote contém nitrogênio para proteger as folhas. Depois de aberto, feche-o com um clipe. O pacote é projetado para deixar a quantidade de oxigênio necessária entrar e sair, para prolongar a frescura das folhas, permitindo que durem mais e não murchem. Tempere a salada quando for comer, e não quando prepará-la em casa. Os molhos deixam as folhas moles, fazendo com que murchem.

Vá ao supermercado e compre comida pronta, ou vá à mercearia durante o intervalo de almoço. Monte a salada no balcão. Na seção de congelados, pegue uma entrada congelada, escolhendo entre as marcas recomendadas no capítulo 13. Misture ½ xícara de ervilhas, feijões (enlatados e escorridos) ou carne magra do almoço ao seu jantar, para torná-lo mais satisfatório.

Para manter as coisas interessantes, expanda o seu repertório de acompanhamentos de pratos de saladas e legumes. Use as receitas do capítulo 12 como inspiração.

Conselhos sobre comer fora

Estou cansado de ouvir falar sobre dietas que proibem as pessoas de comer fora. Gostaria de perguntar aos autores desses planos: "Você vive no mundo real?". Vá em frente, e coma fora ou peça comida. Apenas use estes conselhos:

Faça muitas perguntas. Obtenha informações nutricionais antes de sair. Algumas opções aparentemente "boas" são realmente engordativas. Leve em consideração o seguinte:
- uma salada de frango *Caesar* tem muitas calorias e gordura;
- um hambúrguer, mesmo que preparado com pouco óleo, é muito calórico e contém bastante gordura;
- as entradas muitas vezes acompanham patês e/ou molhos pesados, não abuse.

Essas não são opções magras! Gordura e/ou açúcar extra foram adicionados a esses pratos para colocá-los no topo da escala em termos de calorias. Quando você pedir uma salada, preste muita atenção aos adicionais. *Croutons*, bacon, queijo, passas, nozes e molhos gordurosos elevam o conteúdo calórico. Escolha apenas um ingrediente com alto teor de calorias para a sua salada.

Não há problema em exagerar nas nozes, um molho cremoso, queijo ou *croutons*, mas exagere só em um ingrediente. Mantenha o resto da salada magro. Se você não puder modificar a salada quando pedir, então a modifique quando ela chegar à mesa. Se houver uma grande quantidade de queijo, remova metade. O mesmo vale para frutas oleaginosas, *croutons*, passas, e outros adicionais calóricos.

Use estas dicas para pedir adicionais para a sua salada:

- Certifique-se de que a carne que acompanha a salada seja servida sem pele, e que não seja empanada nem frita.

- Leve o seu próprio molho, peça molho pouco calórico ou peça o molho separado, e use a menor quantidade possível.

Sempre peça o molho separado. Molhos adicionam gordura e açúcar à sua refeição, aumentando o conteúdo calórico, e fazendo pouco ou nada para satisfazê-lo. Na verdade, eles podem prolongar a fome. Leve em consideração as calorias nos seguintes molhos:

2 colheres de sopa de alho e óleo = 195 calorias
¼ de xícara de *béarnaise* = 220 calorias
1 cubo de manteiga = 35 calorias
2 colheres de sopa de molho de manteiga = 205 calorias
2 colheres de sopa de molho holandês = 185 calorias
1 colher de sopa de molho *pesto* = 155 calorias
¾ de xícara de molho marrom chinês = 122 calorias
¾ de xícara de molho de feijão preto chinês = 174 calorias

Eu recomendo as seguintes opções de almoço para quem come fora:

Comida chinesa: (1) Sopa picante. (2) Frango, camarão ou *tofu* no vapor, com um dos seguintes legumes: brócolis no vapor ou levemente *sautée*, ervilha fresca, espinafre, berinjela, pimentão, aspargo, cogumelos, castanhas e gengibre. Coma os legumes primeiro.

Comida japonesa: (1) Salada de algas ou salada regular. (2) Edamame. (3) Sashimi, teriyaki de frango ou peixe, ou atum ou salmão assado (yakimono).

Comida mexicana: (1) Salada. (2) *Fajitas* de frango ou camarão sem a *tortilla*. Coma os legumes primeiro.

Comida italiana: (1) *Antipasti* ou salada de legumes grelhados. (2) Espinafre ao vapor (Florentino), brócolis com alho, pimentões vermelhos assados, ou berinjela assada. (3) Peixe assado ou frango *piccata*, *marsala*, *marinara*, *arrabbiata*, ou *cacciatore*.

Saladas: Salada Caesar com frango grelhado, salada de frango grelhado, salada de frango *mandarin*, salada de *tacos* ou salada separada com um *chili* pequeno. Elimine os *croutons*, *noodles*, batatinhas de *taco*, ou o creme azedo que possam vir com as saladas.
McDonald's: substitua o velho e bom hambúrguer pelo cardápio de saladas. O molho *ranch* combina com frango grelhado, por exemplo. Peça molhos com baixo teor de gordura ou ao menos não abuse na quantidade.
Subway: Saladas com "menos de 6 gramas de gordura" – presunto, frango, peito de peru, ou legumes.

Minimagro: Você sabia que os pães usados no preparo da maioria dos hambúrgueres *fast-food* têm tantas calorias quanto os próprios hambúrgueres? Eles frequentemente têm de 300 a 500 calorias, devido ao seu tamanho e à manteiga ou óleo espalhados em cima. Essa é a mesma quantidade de calorias de um *bagel* grande estilo americano ou de entre quatro e seis fatias de pão! Se você quiser comer um hambúrguer, pelo menos esqueça o pão, ou corte as extremidades, ou só coma a metade.

6
A mudança do lanche do magro

David parecia estar seguindo o plano de alimentação do *Como emagrecer* sem falhas, mas ele ainda reclamava de fome excessiva à noite. Continuamente se flagrava comendo demais no jantar e depois, e não sabia por quê. Quando verificamos os seus registros de alimentação, percebi que ele comia a mesma coisa no lanche da tarde todos os dias. Era um doce em barra. Quando perguntei a ele sobre aquilo, ele me disse que os únicos lanches disponíveis no trabalho vinham de uma máquina automática.

— Eu sei que deveria preparar meu lanche em casa e levá-lo comigo, mas nunca consigo fazer isso — admitiu ele.

— Acho que é o doce que está fazendo você sentir tanta fome à noite — eu disse. — Você está consumindo 300 calorias extras, mas são 300 calorias de açúcar e gordura, que não fazem nada para que você se sinta satisfeito. Você pode sentir uma satisfação temporária depois de comer, mas a fome volta logo.

— Eu não tenho outra opção — concluiu.

— Essa máquina automática tem saquinhos de frutas oleaginosas? — perguntei.

Ele pensou por um momento. — Sim, acho que sim.

— Coma as oleaginosas. — expliquei a ele. As frutas oleaginosas contêm mais ou menos o mesmo número de calorias que o doce, mas satisfazem, enquanto que o doce engorda. As oleaginosas permitiram a ele comer menos mais tarde e durante a noite. Essa mudança simples fez com que ele superasse a fase em que sua perda de peso estacionara.

Porque isso funciona

Os lanches do meio da manhã e do meio da tarde agem como mini-inibidores do apetite. O seu corpo leva de três a cinco horas para processar a comida que você ingere e, de forma interessante, leva mais ou menos a mesma quantidade de tempo para digerir uma refeição enorme ou uma pequena. Em alguns casos, as refeições maiores são digeridas até mais rapidamente do que as pequenas, causando picos mais rápidos e mais intensos de fome. Como resultado, a maioria das pessoas se sente mais satisfeita e menos faminta quando faz um ou dois lanches, e come refeições um pouco menores, do que quando come refeições enormes e não faz nenhum lanche.

Se você não lancha, e fica muito tempo sem comer, o açúcar sanguíneo cai a níveis muito baixos. Você sente cansaço. O desejo por açúcar aumenta, e o seu nível de fome vai à estratosfera. Você não consegue parar de pensar em comida, e a comida sobre a qual você não para de pensar é normalmente engordativa. Está carregada de amido, gordura, açúcar, ou todos os três. Uma vez que você começa a consumir esses tipos de comida, quer comer ainda mais. Você sente mais fome a cada mordida e continua a comer, e comer, e comer. É por isso que é importante fazer um lanche *antes* de sentir fome.

Lanches que engordam vs. lanches que satisfazem

Você pode estar coçando a cabeça e imaginando: "Eu pensei que lanchar causava ganho de peso". Você está certo.

Pode causar, mas apenas se você lanchar nos horários errados, e comer os tipos errados de alimentos.

Qual é o momento errado do dia para um lanche? Em três palavras: depois do jantar. As pessoas que ganham peso com lanches normalmente engordam porque comem muito pouco durante o dia e não conseguem parar de comer depois do jantar. Elas pulam o café da manhã, comem um almoço muito pequeno, e se esquecem de lanchar durante a tarde. Quando chegam em casa, estão desesperadas de fome e os lanches começam. Elas beliscam enquanto preparam o jantar. Continuam a comer enquanto arrumam a mesa. Comem enquanto levam os pratos para a mesa. Repetem o prato uma ou duas vezes, e continuam a beliscar enquanto limpam a mesa e a cozinha. Lancham a noite toda, e consomem muito mais calorias depois do jantar do que a maioria das pessoas consome em três boas refeições.

Não é esse o tipo de lanche que eu recomendo. Ao contrário, quero que você lanche *antes* de sentir fome. Faça um lanche opcional no meio da manhã, se precisar. Todos devem considerar a possibilidade de um lanche no meio da tarde.

Agora, vamos falar sobre os tipos certos e errados de lanches. Lanches engordativos, infelizmente, são o que a maioria das pessoas tende a fazer. São doces em barra, salgadinhos, biscoitos, refrigerantes, e toda a variedade de comida doce e salgada que você encontra em embalagens a vácuo na prateleira do meio da sua mercearia. Esses lanches com alto teor de açúcar, amido e gordura começam um círculo vicioso no qual a fome causa mais fome, e um pequeno lanche se torna um lanche sem fim. Você já se sentiu faminto, impaciente ou sonolento algumas horas depois de lanchar? É porque você fez um lanche que lhe deu a fome. Uma vez que você começa, sente fome novamente, sente desejo por doces e faz outro lanche.

Por que tantos estudantes engordam cerca de 7 quilos no primeiro ano da faculdade? Isso acontece, em parte, porque os pais não estão mais por perto para controlar a alimentação deles, então eles comem qualquer *junk food* que a mãe e o pai provavelmente restringiam. Quando pesquisadores da Universidade de Cornell estudaram os hábitos alimentares de 68 calouros, determinaram que lanchinhos e *junk food* representavam 47% do peso que esses estudantes ganhavam durante os primeiros 12 meses da faculdade. Comer em refeitórios, onde não há limite para o consumo, representou o restante.

Lanches engordativos também tendem a conter sabores ou texturas viciantes. Sabores doces e salgados tendem a fazer você querer comer mais, e a maioria dos salgadinhos, biscoitos e bolos industrializados contém ambos. O mesmo acontece com a combinação de texturas de açúcar e gordura. É por isso que você não consegue parar depois de uma porção razoável. Você pode dizer a si mesmo que vai comer só três batatinhas ou um biscoito, mas isso raramente acontece. E quanto àqueles pacotes de lanchinhos de 100 calorias que você vê cada vez mais frequentemente no supermercado? A maioria deles é engordativa, também. Sim, eles contêm apenas 100 calorias, mas também fazem você sentir mais fome, e comer outro pacote ou exagerar no jantar.

Então, qual é o motivo de lanchar? Diferentemente de lanches que engordam, os lanches que satisfazem ajudam você a comer menos nas próximas refeições. Eles contêm fibras, proteínas ou ambas. Esses nutrientes desaceleram a digestão e estabilizam o nível de açúcar do sangue, entre outras vantagens.

Para entender a diferença entre lanches que satisfazem e lanches que engordam, analise um estudo feito na Austrália. Pesquisadores alimentaram 23 mulheres com uma barra com alto teor de proteínas e fibras, ou com uma barra semelhante que tinha uma alta concentração de gordura e carboidrato refinado (de rápida digestão), parecida, na sua composição, com o seu pacote de batatinhas de todos os dias. Poucas horas depois, os pesquisadores fizeram com que as mulheres passassem pelo equivalente ao pior pesadelo de uma pessoa em dieta. Eles ofereceram a elas um *buffet* do tipo "coma-o-quanto-puder". O que você acha que aconteceu? As mulheres que haviam comido as barras com alto teor de proteínas e fibras tiveram mais autocontrole do que as que haviam comido as barras com alta concentração de gordura e carboidratos, e, como resultado, consumiram 5% a menos no *buffet*, uma economia de 70 calorias. O nível de açúcar sanguíneo e de insulina delas também foi mais baixo durante as nove horas subsequentes ao lanche, mantendo o nível de energia estável.

Como fazer

Neste plano, você consumirá lanches que satisfazem. Ricos em proteínas e/ou fibras, eles fornecem uma sensação verdadeiramente duradoura de satisfação. Você pode consumir até dois lanches por dia.

Lanche do meio da manhã: Este lanche é opcional. Nem todos precisam dele. Se você toma o café da manhã às oito e almoça ao meio-dia, pode não sentir fome no meio da manhã, porque só se passam quatro horas entre essas refeições. Se você toma café da manhã mais cedo – se você come, por exemplo, às seis da manhã –, provavelmente descobrirá que sente fome novamente ao redor das 10. Se for esse o caso, faça um lanche no meio da manhã.

Lanche do meio da tarde: Este lanche é obrigatório. Para a maioria das pessoas, o espaço de tempo entre o almoço e o jantar é de pelo menos sete horas. Isso é muita coisa, especialmente considerando que o organismo processa o almoço entre três e cinco horas. Sem um lanche no meio da tarde, a maioria das pessoas sente muita fome no jantar, e tende a perder o controle.

Consuma o seu lanche antes de se sentir desesperadamente faminto. Se você normalmente sente fome às 4:30 da tarde, por exemplo, faça o lanche da tarde às 4. Isso lhe proporciona mais autocontrole. Escolha lanches que tenham alto teor de proteínas e/ou fibras, e que não contenham mais de 100 calorias. As seguintes opções são excelentes:

Frutas: Frutas têm alto teor de fibras, água e são pesadas, além de conter poucas calorias e açúcar. Uma xícara de amoras, por exemplo, contém apenas 83 calorias, mas fornece a você 3,5 gramas de fibras e 122 gramas de água. As frutas também são repletas de nutrientes importantes. Os antioxidantes das frutas vermelhas, por exemplo, ajudam a prevenir câncer e derrame, e mantêm a memória ativa.

É importante comer frutas inteiras – com a casca e a semente – e não produtos à base de frutas, como papa de maçã, suco de frutas ou frutas enlatadas. A maior parte das fibras das frutas está na casca. Quando você remove a casca, a fruta se torna muito menos satisfatória. Amassar a fruta como uma papa a torna ainda menos satisfatória, porque o trato gastrointestinal não precisa trabalhar tanto para digerir a papa quanto para digerir a fruta inteira.

Mais uma vez, num estudo da pesquisadora da Universidade Estadual da Pensilvânia, a dra. Barbara Rolls corrobora esses dados. Ela e seus colegas alimentaram voluntários com uma entre três opções de lanches, as quais continham a mesma quantidade de calorias: uma maçã inteira, papa de maçã e suco de maçã. Quando os voluntários do estudo comeram a maçã 15 minutos antes do almoço, eles consumiram uma média de 187 calorias a menos durante o almoço do que quando comeram papa de maçã, beberam suco de maçã, ou não comeram nada antes da refeição. Todos os lanches foram preparados com maçã, mas a versão sólida e fibrosa, diminuiu o consumo de alimentos, as outras formas não.

Frutas oleaginosas: Embora tenham sido responsabilizadas por levar ao ganho de peso, as oleaginosas, quando consumidas em porções razoáveis, podem na verdade ajudar a controlar o peso. Cerca de 30 gramas de amêndoas, por exemplo, fornecem cinco gramas de proteínas inibidoras do apetite, e quatro gramas de fibras inibidoras do apetite. Pessoas que consumiram o correspondente a cerca de 500 calorias em oleaginosas diariamente, por um período de oito semanas, em um estudo da Universidade de Purdue, não ganharam nenhum peso. Pesquisadores suspeitam que as oleaginosas eram tão satisfatórias que os participantes comeram menos durante o resto do dia, sem sequer perceberem.

 O tipo de gordura das oleaginosas também pode ser bom para a saúde geral. No estudo sobre a saúde de enfermeiras, ainda em progresso, com 86.000 mulheres, realizado em Brigham, no Hospital de Mulheres de Boston e na Escola de Saúde Pública de Harvard, aquelas que comeram mais de 140 gramas de frutas oleaginosas por semana tiveram um terço de ataques cardíacos em comparação com as que nunca, ou raramente, comeram frutas oleaginosas. Escolha apenas oleaginosas cruas ou tostadas. Frutas oleaginosas tostadas com óleo são na verdade fritas, o que adiciona cerca de 10% de gordura, muitas vezes gordura saturada ou hidrogenada.

Sopa: Sopa não é algo em que você tipicamente pense como um lanche, mas é um poderoso inibidor de apetite. Quando 24 mulheres participantes de um estudo da Universidade Estadual da Pensilvânia consumiram três diferentes lanches, contendo os mesmos ingredientes – uma caçarola de frango com arroz, uma caçarola de frango com arroz com um copo de água, ou sopa de frango com arroz –, elas relataram menos fome, e consumiram 80 calorias a menos na refeição seguinte, quando comeram a versão da sopa em comparação a quando comeram as outras duas opções.

Legumes: Eu tenho certeza de que estou começando a soar como um disco arranhado. O consumo de legumes é ilimitado neste plano, então, se você é um grande consumidor de lanches que precisa trabalhar o controle de porções, os legumes são uma grande opção porque você pode comer esses alimentos durante a tarde.

Queijo e iogurte: Tirinhas de queijo e pequenas embalagens de iogurte e queijo *cottage* vêm em porções individuais convenientes para lanches. O queijo tem um baixo teor de carboidratos e é rico em proteínas inibidoras do apetite. Uma xícara de queijo *cottage*, por exemplo, fornece 14 gramas de proteína.

Edamame: Quase 40% das calorias do edamame vêm de proteínas (11 gramas por ½ xícara), tornando os grãos de soja mais ricos em proteína do que outros grãos e até mesmo alguns produtos de origem animal. O edamame também é rico em fibras, com 5 gramas por ½ xícara.

Use as seguintes opções de lanches. Escolha uma ou duas por dia:
1 xícara de frutas vermelhas frescas ou melão em cubos;
½ toranja;
1 maçã, nectarina ou ameixa inteira;
6 a 12 amêndoas ou castanhas, 10 a 20 amendoins pequenos, ou 4 a 8 metades de nozes;
115 gramas de queijo *cottage light*;
230 gramas de iogurte com pouca gordura, adoçado artificialmente (90 a 120 calorias por porção);
½ copo de pudim sem gordura ou açúcar (feito com mistura, não o copo comprado pronto);
1 xícara de edamame;
1 porção ilimitada de legumes crus;
2 fatias de queijo *light* em dois talos de aipo;
1 xícara de cenouras ou talos de aipo, com 2 colheres de sopa de *homus*;
1 maçã fatiada com 2 colheres de chá de pasta de amendoim;
1 pêra e 5 castanhas inteiras;
30 gramas de queijo mussarela *light* e 4 biscoitos integrais;
½ copo de queijo *cottage* com canela e quatro metades de nozes;
30 gramas de queijo *cheddar* com pouca gordura, com 1 xícara de frutas vermelhas frescas;
½ xícara de queijo *cottage light* com um kiwi fatiado;
230 gramas de iogurte adoçado artificialmente, e 1½ colheres de sopa de *müslix*;

340 gramas de *café latte* sem gordura, com canela e seis amêndoas;

1 biscoito *cream craker* com 1 xícara de sopa de feijão enlatada pronta para servir, sopa de lentilhas (página 280), sopa super-fácil de legumes (página 278), *gazpacho* (página 280), ou sopa toscana de feijão branco (página 285);

1 xícara de salada com ¼ de xícara de ervilhas frescas ou feijões, com 1 colher de sopa de vinagrete.

Faça acontecer

Lanches magros requerem planejamento e preparação. Se você é como o David, e tem acesso a uma máquina automática que vende frutas oleaginosas ou algum outro lanche magro, ótimo. A maioria das pessoas, entretanto, não tem. O melhor modo de assegurar que você coma pelo menos a cada três ou cinco horas é ter bastante comida saudável para refeições e lanches disponível em todos os momentos, incluindo oleaginosas, frutas, legumes, grãos integrais e laticínios de baixo teor de gordura.

Siga estas sugestões:

Meça as suas porções cuidadosamente. Coloque os lanches em pequenos pacotes com fecho hermético, que você pode guardar no armário ou na escrivaninha no trabalho. *Não* enfie a mão em um pacote enorme de frutas oleaginosas e acredite que vai conseguir parar de comer automaticamente. O seu cérebro não é tão bom assim em medir tamanhos de porções, quando vê uma grande quantidade de comida. O meu colega na Universidade de Cornell, dr. Brian Wansink, demonstrou que a maioria das pessoas irá exagerar e comer grandes porções no lanche mesmo quando o gosto não é tão bom. Em um estudo com 158 frequentadores de cinema, os participantes consumiram 33% a mais de pipoca quando receberam um pacote grande do que quando ganharam um pacote médio, mesmo que a pipoca tivesse sido preparada duas semanas antes e estivesse incrivelmente insípida.

Planeje os seus lanches. A maioria das pessoas faz escolhas de lanches pouco saudáveis, quando está com fome. Se você levar um lanche saudável, é mais provável que coma um lanche satisfatório quando precisar. Encha a geladeira, em casa e/ou no trabalho, com frutas e legumes frescos, laticínios com pouca gordura como queijo *cottage* e iogurte, e frutas oleaginosas cruas, de forma que você possa facilmente comer algo quando for a hora. Faça um estoque de lanchinhos rápidos e gostosos na sua escrivaninha também.

ALIMENTOS ENGORDATIVOS VS. ALIMENTOS SATISFATÓRIOS

Opções de lanche engordativas	Opções de lanche satisfatórias	Por quê?
Pacotes grandes de frutas oleaginosas	Porções individuais de frutas oleaginosas	Pacotes grandes de frutas oleaginosas são enganadores. Eles se parecem com uma porção pequena, mas na verdade fornecem duas porções, totalizando cerca de 250 calorias. Pesquisas mostram que a maioria das pessoas não consegue comer meio pacote e parar. Os pacotes com porções individuais, ao contrário, contêm uma porção mais apropriada, de forma que você come menos automaticamente.
Suco de maçã	Maçã	Uma maçã inteira leva um longo tempo para ser consumida, contém fibras e leva bastante tempo para ser digerida. Você consegue beber o suco de maçã muito mais rapidamente. Ele não é tão pesado quanto a maçã e não contém fibras, de modo que não estimula a satisfação.
Qualquer variedade de embalagem de lanche com 100 calorias	Embalagem pequena individual de queijo *cottage light*	O queijo *cottage* e os pacotes de 100 calorias contêm mais ou menos o mesmo número de calorias, e ambos são embalados sob medida para você. Mas o queijo *cottage* contém proteína, que lhe satisfaz. Os pacotes não oferecem valor nutricional, e a maioria contém açúcar, amido e gordura, que estimulam a fome "rebote".

7
A mudança do jantar do magro

O jantar e as horas subsequentes usualmente são a hora do dia em que a maioria das pessoas perde o controle, especialmente quando seguem dietas típicas, de controle de calorias. Uma pesquisa do Departamento de Agricultura dos Estados Unidos (USDA) descobriu, por exemplo, que a maioria das pessoas consome cerca de 42% do total de calorias diárias no jantar e nas horas seguintes, e os adultos com excesso de peso consomem significativamente mais calorias no jantar do que os adultos mais magros.

Comer grandes porções no jantar deixa você mais propenso a ganhar peso por uma série de razões. Primeiramente, você se sente menos satisfeito quando consome grandes quantidades de comida à noite do que quando as consome mais cedo. Em um estudo com mais de 800 homens e mulheres, realizado na Universidade Sam Houston, em Huntsville, no Texas, os participantes do estudo que consumiram um café da manhã grande de qualquer tipo – com alto teor de proteínas, gordura, ou carboidratos – tenderam a consumir menos calorias em geral durante um dia normal do que as que consumiram um café da manhã pequeno, mas um jantar grande. Outras pesquisas da mesma instituição mostram que a satisfação pós-refeição tende a cair mais tarde, comparada a mais cedo. Um café da manhã grande controla o apetite em longo prazo. Um jantar grande? Nem tanto, e pode até mesmo fazer com que você sinta mais fome no dia seguinte.

Porque isso funciona

Pesquisas também mostram que o corpo queima calorias consumidas mais cedo mais eficientemente que as calorias consumidas mais tarde. Quando pesquisadores do USDA colocaram dez mulheres em duas dietas diferentes, uma com 70% de calorias consumidas no café da manhã e outra com 70% de calorias consumidas no jantar, as consumidoras de um café da manhã grande perderam mais peso do que as consumidoras de um jantar grande, ainda que tivessem consumido o mesmo número de calorias diárias. Então, faz sentido se satisfazer com um café da manhã grande e terminar o dia com um jantar mais moderado. Aqui está o desafio: convencer a si mesmo a realmente fazer isso. Eu tenho certeza de que você já tentou dar um basta nos exageros do jantar e depois do jantar muitas vezes. Os meus pacientes me contaram histórias sobre as promessas que fizeram a si mesmos, antes de adotar o estilo de vida do *Como emagrecer*. Eles haviam prometido: "Chega de lanchinhos noturnos. A cozinha fecha às sete da noite". Então, depois do trabalho, eles se flagravam no carro, no caminho para casa, sua decisão já começando a ceder. Eles entravam na garagem, e sua decisão se desintegrava ainda mais. Então, caminhavam até a cozinha e a comilança começava. Depois do jantar, vinham os desejos, e eles se viam atacando os salgadinhos, os sorvetes e os biscoitos. Qualquer tipo de controle de calorias que eles tivessem conseguido manter durante o dia tinha ido por água abaixo ao final da noite.

Este plano não está baseado em força de vontade. Ele se baseia em usar as últimas descobertas científicas para permitir que o seu corpo sinta quantas calorias extras você armazenou, e que ele as utilize em vez de pedir por mais. Essa é a força deste plano. Agora que você já modificou cerca de 70% da sua alimentação com as refeições do *Como emagrecer*, imagino que esteja percebendo algumas diferenças na mesa do jantar. Talvez você não esteja mais tão faminto quando se senta à nessa. Talvez não sinta mais necessidade de repetir o prato, ou não faça tantos lanchinhos depois da refeição. Esse é o *Como emagrecer* trabalhando. Reformar o café da manhã permitiu que você reformasse o almoço, o que permitiu que reformasse os lanches, o que permite que, agora, reforme o jantar.

Para se sentir satisfeito com menos calorias no jantar e depois dele, você precisa seguir apenas duas regras:

Sirva-se de grandes porções de alimentos satisfatórios, e porções muito menores de alimentos engordativos. Se você colocar duas xícaras de purê de batata no seu prato – mesmo que tenha a intenção de comer apenas algumas colheradas – você provavelmente acabará comendo duas xícaras de purê de batata. Os estudos da dra. Rolls mostram que apenas a visão de grandes porções aumenta a ingestão em quase 40%, ou cerca de 273 calorias por refeição. Vá em frente e sirva-se de grandes porções de alimentos satisfatórios, como saladas e legumes. Quanto mais desse tipo de alimento você vir e comer, melhor. Mantenha uma grande travessa de salada à mesa, à sua frente. Mantenha uma grande travessa de legumes ao vapor lá também. Repita esses dois pratos quantas vezes você quiser. Por outro lado, controle a quantidade de alimentos à base de amido, açúcar e outros tipos de ingredientes engordativos que você coloca à mesa. Sirva esses alimentos na cozinha, mantendo as travessas fora do seu campo de visão. Se você se sentir especialmente tentado a voltar para a cozinha para buscar mais comida, peça a todos na sua família que se sirvam logo de todas as porções de amido, e então coloque o resto no refrigerador antes de se sentar à mesa para comer. Você se sentirá muito menos tentado a abrir um pote fechado de massa fria do que a consumir um prato quente no balcão da cozinha.

> *Minimagro:* Diminuir o tamanho da porção de um alimento engordativo – como amido, sobremesa ou refrigerante – em 25% fez com que mulheres de um estudo da Universidade Estadual da Pensilvânia consumissem, automaticamente, 10% de calorias a menos em dois dias (cerca de 231 calorias a menos), embora elas se sentissem tão satisfeitas como quando haviam consumido porções maiores.

Coma os alimentos satisfatórios primeiro. Quando a dra. Rolls deu a 23 estudantes universitários alimentos satisfatórios, como salada, sopa e legumes primeiro, eles comeram menos nas refeições seguintes não importando o tamanho das porções dos alimentos engordativos à sua frente. Comer os alimentos satisfatórios primeiro, como ela e sua equipe de pesquisa descobriram, pode diminuir o apetite em 24%, o suficiente para fazer com que você consuma cerca de 575 calorias diárias a menos. Coma alimentos engordativos apenas se você ainda sentir fome depois de comer os alimentos satisfatórios. Consumindo grandes porções de alimentos satisfatórios, com baixo teor calórico, como saladas e legumes, primeiro, você terá uma menor probabilidade de querer comer alimentos que dão fome, como amido e sobremesas. Deste modo, você se sentirá mais satisfeito e consumirá menos calorias em geral, sem precisar se obrigar a comer menos.

Eis como cada prato ajuda você a se satisfazer com menos calorias:

Aperitivo: Você se sentirá satisfeito com alimentos que têm poucas calorias, mas muito peso, muito volume, e/ou são ricos em proteínas inibidoras do apetite. Você pode escolher até três aperitivos. Eles incluem as seguintes opções:

Salada. Como você aprendeu quando reformou o almoço, saladas são repletas de alimentos de baixa caloria e digestão lenta, ricos em fibras inibidoras do apetite, água e pesadas. As saladas levam um longo tempo para ser consumidas e exigem muita mastigação, o que ajuda a provocar uma sensação de satisfação. Comer uma salada antes do jantar pode ajudar a reduzir o seu consumo total de comida em 12%.

Sopa. A maioria das sopas de legumes ou feijão tem poucas calorias e nos deixam muito satisfeitos. Uma xícara de sopa de legumes, por exemplo, fornece apenas 81 calorias, de sopa de lentilhas apenas 120 calorias, e de *gazpacho*, cerca de 70. Em um estudo da dra. Rolls com 60 homens e mulheres, os participantes que consumiram sopa comeram 20% a menos.

Coquetel de camarão ou frutos-do-mar. Ambos têm um teor relativamente alto de proteínas inibidoras do apetite, uma grande concentração de água e poucas calorias. Por exemplo, 85 gramas de camarão cozido sem pele fornecem 22 gramas de proteína, 56 gramas de água e apenas 116 calorias. A mesma quantidade de carne de caranguejo fornece 17 gramas de proteína, 64 gramas de água e apenas 84 calorias.

Acompanhamento: O seu prato de legumes como acompanhamento do jantar inibe o apetite pela mesma razão do almoço. Os legumes contêm poucas calorias, são ricos em nutrientes, cheios de água e relativamente pesados.

Eles levam um longo tempo para ser consumidos, e diminuem o ritmo de ingestão. Contêm fibras para desacelerar a digestão, e, à exceção do milho e das batatas, ocupam um lugar sempre baixo na escala da carga glicêmica.

Prato principal: A proteína magra ajuda no jantar pela mesma razão do almoço. Primeiramente, ela exige mastigação, o que diminui o ritmo de ingestão, proporcionando mais tempo para que os sinais de satisfação do estômago e intestinos cheguem ao cérebro. Ela também é a mais satisfatória e a maior inibidora de apetite de todos os nutrientes.

Grãos integrais com alto teor de fibras: As fibras dos grãos integrais desaceleram a absorção de açúcar pela corrente sanguínea, induzindo a uma sensação duradoura de satisfação.

A maioria das pessoas janta na ordem inversa. Elas começam com uma bebida alcoólica e algum amido, usualmente pão. Quando consumido antes de uma refeição, com o estômago vazio, o álcool é um verdadeiro aperitivo – ele estimula o apetite. O corpo metaboliza o álcool primeiro, antes de qualquer coisa que você comer. O álcool consome o açúcar sanguíneo à medida que é metabolizado, e uma pequena queda no açúcar sanguíneo sinaliza para o cérebro que é hora de comer, fazendo você sentir mais fome. Um estudo demonstrou que uma bebida alcoólica antes do jantar aumenta a ingestão de comida em 15%.

O pão é tão problemático quando o álcool. O amido refinado estimula o apetite, fazendo você sentir mais fome. Por que você acha que um restaurante, um negócio que obtém lucro vendendo comida, lhe oferece uma cesta de pão grátis quando você chega? Não é porque eles esperam que o pão vá lhe satisfazer, e que você vá pedir menos comida. Eles fazem isso porque o pão o faz sentir mais fome, e reduz a sua sensação de satisfação ou saciedade, então você pede mais e come mais. Assim, uma bebida, seguida de um pãozinho para começar a refeição, estimula o apetite e destrói a sensação de satisfação, fazendo você comer mais. Isso faz sentido se você é o dono do restaurante, mas não se está tentando perder peso.

COMO FAZER

O jantar funciona da mesma maneira que o almoço. Você vai começar com um aperitivo, depois comer um acompanhamento de legumes, e terminar com uma proteína magra. Aqui estão algumas orientações:

1. Comece a refeição com uma salada (quantidade ilimitada de legumes, temperada com 1 ou 2 colheres de chá de azeite de oliva ou vinagre, 1 ou 2 colheres de sopa de vinagrete ou outro molho com baixo teor de gordura, ou 1 porção de uma das receitas de molho do capítulo 12), sopa (caldo simples, lentilhas, *gazpacho* ou legumes, sem macarrão ou arroz), e/ou um coquetel de camarão ou frutos-do-mar. Você pode comer uma, duas, ou todas as três opções, dependendo do seu apetite. A salada deve conter pelo menos 1 xícara de legumes e folhas, e idealmente 2 ou 3 xícaras. Você encontrará numerosas receitas no capítulo 12 para a sua inspiração.

2. Coma pelo menos 1 xícara de legumes sem amido. Escolha uma opção da lista de legumes recomendados no capítulo 13, e use as receitas dos pratos de acompanhamento do capítulo 12 para a sua inspiração.

3. Escolha qualquer uma das receitas de pratos principais no capítulo 12, ou coma entre 140 e 230 gramas

de peito de frango sem pele, peixe, peito de peru, um hambúrguer de soja ou peru, carne magra (fraldinha, ou filé mignon), vitela, lombo de porco, ou presunto assado. Eu recomendo que você não consuma carne vermelha mais do que duas vezes por semana. Embora muitos tipos de carne vermelha sejam tão magros quanto as aves ou peixes, a maioria das pessoas tende a comer porções muito grandes de carne vermelha, ingerindo muito mais do que o plano recomenda, ou a escolher cortes mais gordos do que o recomendado.

4. Ao final da refeição – depois de ter consumido todo o resto – você pode comer uma porção de ½ xícara de grãos com alto teor de fibras, como arroz integral, arroz selvagem, massa, batata doce, centeio ou massa integral. Meça essa porção cuidadosamente. Não consuma mais do que ½ xícara. Em um prato de jantar normal, de 30 centímetros, isso representa cerca de um oitavo do tamanho do prato. Encha metade do prato com legumes, 3/8 (cerca de ¾ da outra metade) com proteínas, e o pequeno espaço que resta com amido.

5 (opcional). Você pode comer os seguintes alimentos de sobremesa: ½ copo de pudim ou gelatina sem açúcar e sem gordura (uma boa opção são as feitas de algas), com 1 ou 2 colheres de sopa de *chantilly* vegetal. Conte esse prato como um dos seus lanches.

Prefira consumir os legumes antes da proteína, mas você pode certamente criar refeições de um único prato, tais como fritadas de frango com legumes, frango assado com legumes ou até mesmo uma sopa de frango com legumes.

Solução do *Como emagrecer*: Se você escolher tomar uma bebida alcoólica, consuma-a com o prato principal, quando é menos provável que o álcool vá afetar o seu apetite. Quando você consome álcool junto com a comida, o seu efeito estimulador do apetite é atenuado. Por favor, note que algumas pessoas têm dificuldade de perder peso quando bebem. Se você fez todas as mudanças que este programa sugere e não alcançou seu objetivo de peso, *então* é hora de pensar sobre cortar o consumo de álcool. Beba álcool apenas uma ou duas vezes por semana, ou menos frequentemente, em vez de todos os dias.

FAÇA ACONTECER

Todos nós temos "aqueles" dias, quando corremos de uma tarefa para outra, voltamos para casa exaustos às sete ou oito horas da noite, e só temos um pensamento: "Não estou com vontade de cozinhar". Esses são normalmente os dias que destroem as melhores intenções, fazendo com que você peça uma pizza e coma metade dela. Para aumentar a sua força de vontade nos dias mais cheios e estressantes, recomendo que você mantenha algumas opções de alimentos satisfatórios, mas que você não precisa preparar, à mão em todos os momentos:
- mix de salada em saquinhos;
- legumes ao vapor em saquinhos;
- um ou mais jantares congelados recomendados pelo *Como emagrecer* (no capítulo 13). A maioria dos jantares congelados contém apenas 200 calorias, e a maioria das pessoas precisa de pelo menos 400 para se sentir satisfeita. Coma o seu jantar com pelo menos uma xícara de legumes

frescos, ao vapor ou congelados para aumentar a sensação de saciedade, mesmo se os legumes estiverem incluídos no jantar. Você pode misturar feijões ou frango cozido, ou outra carne, ao jantar para consumir proteínas extras.

Minimagro: Em um estudo da Universidade de Illinois, mulheres que comeram dois jantares congelados por dia perderam cerca de 2 quilos a mais em oito semanas, em comparação com mulheres que tentaram consumir a mesma quantidade de calorias, mas prepararam suas próprias refeições.

Você também pode, e deve, se acostumar a comer fora. Eu moro na cidade de Nova York e aconselho a muitos nova-iorquinos a fazerem uma ou duas (ou mais!) refeições por dia em restaurantes. Se eu dissesse a eles que teriam de cozinhar todas as refeições em casa, e nunca comer fora, eu iria à falência, porque teria muito poucos pacientes. Como aconselho tantos nova-iorquinos que comem fora tão frequentemente, sei que você pode, sem dúvida, comer fora e ainda assim perder peso, desde que escolha consistentemente as seguintes opções do *Como emagrecer*.

OPÇÕES DE RESTAURANTE DO *COMO EMAGRECER*

Chinês:
- sopa picante, ou caldo de frango;
- sopa de *noodles* e legumes, com camarão ou frango ao vapor (peça para retirarem os *noodles*);
- almôndegas ao vapor (no máximo três);
- *moo goo gai pan* (frango com legumes *sautée*);
- carne ou frango *moo shu* (sem crepes);

- salmão ao vapor com gengibre e cebolinha;
- frango ao vapor, camarão ou *tofu* com qualquer destes legumes: brócolis ao vapor, ervilhas, espinafre, berinjela, pimentão, aspargo, cogumelos, castanhas ou gengibre.
Para diminuir as calorias, limite o molho a 2 ou 3 colheres de sopa.

Indiano:
Procure entradas preparadas com tomate, cebola, pimentão, feijão, lentilha, espinafre e temperos sortidos, ou marinadas em iogurte. Não peça pratos *vindaloo*, *korma* ou *biryani*, já que eles são seleções com alto teor de gordura!
- sopa de frango ou lentilha;
- *kebabs* de legumes, camarão ou frango;
- frango Tandoori;
- Chana masala (ervilhas com molho de tomate).
Para diminuir as calorias, limite o molho a 2 ou 3 colheres de sopa.

Tailandês:
- sopa picante *Tom yum goong* com camarão, pimentões e cogumelos;
- sopa de legumes;
- salada tailandesa (peça o molho separado);
- salada de pepino (com alguns amendoins);
- salada de camarão ou lula;
- *Yum nua* (carne em fatias grelhada) com cebolas, tomates, alface e ervas tailandesas;
- costelas de porco com molho – costelas de porco grelhadas e marinadas, alho e suco de limão;
- *Gai ta krai* – frango marinado com citronela e servido com cebolas, cogumelos, basílico, e molho de feijão preto;
- salmão grelhado – salmão temperado com soja, alho,

gengibre e *chili*;
- camarão ao alho – camarão *sautée* grelhado com alho, pimentão, cebola e brotos de tomate;
- cozido de peixe tailandês;
- brócolis com basílico tailandês – brócolis *sautée* com milho verde, basílico tailandês e *chili*;
- *tofu*, cogumelos *shitake*, e brotos de bambu servidos com espinafre e temperados com molho de feijão preto e basílico.

Italiano:
- salada mista;
- salada de mussarela e tomate;
- *antipasti* de legumes grelhados;
- espinafre ou brócolis sautée com alho;
- peixe ou frango assado;
- frango à parmegiana assado (não frito);
- camarão grelhado ou escalopes ao orégano (e outros molhos).

Japonês:
- sopa *misô*;
- salada de algas ou salada ao molho de gengibre;
- salmão ou atum tostado;
- edamame;
- *sashimi*;
- frango, carne ou peixe *teriyaki*;
- *negimaki*;
- *chirashi*.

Mexicano:
- sopa de feijão preto;
- legumes ou frango com *chili*;

- salada com alface, feijões *pinto*, feijões pretos, salsa e frango ou atum com *guacamole* servido separadamente (máximo de 2 ou 3 colheres de sopa);
- *ceviche* (peixe marinado em suco de limão misturado com temperos);
- *fajitas* de frango ou camarão, com ou sem uma *tortilla* integral;
- *burritos* com *carnitas* ou frango. Peça *guacamole* e queijo *light*. A salsa tem consumo livre.

Espanhol:
- sopa de frango com cenouras, cebolas e lentilha, sem arroz, batatas e *noodles*;
- frango grelhado com beterraba ao vapor, feijão de corda e cenouras;
- frango, carne ou camarão grelhado ou em *kebabs*;
- mandioca cozida com cebolas *sautée*.

Churrascaria:
- a salada da casa, sem *croutons*, com vinagrete servido separadamente;
- cortes magros – fraldinha, filé mignon etc.;
- peça pedaços pequenos. Fique longe da manteiga;
- legumes ao vapor, sem manteiga;
- frango cozido em molho de vinho branco;
- peixe cozido, grelhado ou assado;
- lagosta e filé sem manteiga.

Subway:
- saladas "com menos de 6 gramas de gordura": presunto, frango, peito de peru ou delícia de legumes;
- qualquer sanduíche na baguete "com menos de 6 gramas de gordura", de preferência sem o miolo. Se estiver

com muita fome, peça uma porção dupla de carne com alface e tomate extra.

**Opções de saladas
(um ou outro ingrediente pode variar):**
- salada *Caesar* com filé de frango grelhado, sem *croutons*;
- salada Mandarim com filé de frango grelhado, sem *crispy noodles*;
- salada de tacos à moda do Sudoeste, sem tacos ou creme azedo;
- salada com *chili*.

Molhos: molho *ranch* com pouca gordura, molho de mostarda e mel com pouca gordura, vinagrete italiano, molho *ranch chipotle*, ou molho *Caesar*.

McDonald's:
Escolha qualquer uma das saladas, porém sem *croutons*. Você também pode pedir qualquer uma delas sem frango, e adicionar em casa 140 gramas de *tofu*, atum enlatado ou salmão, ou claras de ovo cozidas. Sirva a salada acompanhada por molho com baixo teor de gordura.

Miscelânea:
- *combo* de salada e sopa;
- salada grega;
- legumes frescos com salmão ou atum, sem maionese;
- salada de legumes grelhados;
- frango ou peixe grelhado ou cozido, com legumes ao vapor.

DICAS FÁCEIS PARA ECONOMIZAR TEMPO

Parte de adquirir o hábito de consumir alimentos satisfatórios depende de aprender como cozinhar. Confie nas re-

ceitas do capítulo 12 quando precisar de ajuda, junto com os seguintes conselhos:
Prepare uma grande quantidade de frango ou peru de uma vez. Você pode comprar frango sem pele já preparado, ou pode prepará-lo você mesmo, uma ou duas vezes por semana. Compre peito de frango desossado e sem pele em grandes quantidades e armazene no freezer em pacotes individuais, de modo que você possa descongelar uma porção de cada vez. Desse modo, você sempre terá frango à mão para o jantar. Isso é de importância vital durante aquelas semanas estressantes, quando você não tem tempo para planejar a refeição com antecedência. Uma ou duas vezes por semana, descongele algumas porções. Lave-as com água fria corrente, e seque-as antes de cozinhar. Use um dos seguintes métodos de cozimento:

- asse a uma temperatura de 218°C por dez a 15 minutos, ou até que a temperatura interna do frango chegue a 71°C.
- cozinhe em uma panela funda, com 1 ou 2 xícaras de caldo de frango. Esquente o caldo até ferver, diminua a chama, adicione o frango, cubra a panela e cozinhe durante nove a 14 minutos, ou até que a temperatura interna chegue a 71°C.
- grelhe sobre chama alta por oito a dez minutos.

Refrigere o frango já preparado por três ou quatro dias. Se seu orçamento estiver apertado e você não tiver condições de comprar tirinhas de frango prontas para a salada, pense em comprar um frango assado inteiro, ou asse um uma ou duas vezes por semana. Asse a 204°C, com o peito para cima, por 20 minutos, com o peito para baixo por mais 20 minutos, e então com o peito para cima novamente pelos últimos 20 minutos. Virar a ave dessa forma irá assegurar que o frango cozinhe uniformemente, resultando em uma carne mais macia. Uma vez que a ave esteja assada, remova a pele e retire a carne dos ossos (isso é mais fácil se o frango ainda estiver quente). Armazene em uma embalagem plástica no refrigerador por três ou quatro dias, usando em saladas e outros pratos.

Sempre prepare uma quantidade de legumes maior do que você precisa. Coma o que sobrar no almoço do dia seguinte.

Use itens de conveniência. Legumes frescos e congelados estão disponíveis em embalagens que você pode colocar diretamente no micro-ondas para esquentar.

Como manter as coisas interessantes

Você estará comendo o mesmo repertório de alimentos quando começar este plano. Se você enjoar de comer salada e frango, siga estes conselhos:

Tente novos pratos. Ainda que você ache que não gosta de um legume específico, tente algumas vezes, mesmo assim. As suas papilas gustativas mudam com o tempo. Uma coisa de que você não gostava quando era criança pode ter um gosto bom agora que você é adulto.

Tente novas receitas e novos métodos de cozimento. Tente adicionar um molho novo, outro tempero, ou um marinado. Veja o capítulo 12 para idéias de receitas.

Seja criativo com os legumes. Pique-os, ou faça um purê, ou misture-os a um molho que você serve com a sua porção de proteína. Coma-os junto com a sua fritada. Tente diferentes métodos de cozimento. Asse ou grelhe os legumes, em vez de cozinhá-los ao vapor. Tente cozinhá-los com caldo de frango com pouco sal, para obter mais sabor. Espalhe os seus condimentos favoritos sobre eles, mesmo que seja algo simples. Tente espalhar um pouco de queijo parmesão sobre a salada.

Seja criativo com as saladas. Muitos dos nossos pacientes terminam se cansando de comer uma ou duas saladas por dia. Isso é compreensível. Quando você se cansar de saladas, tente estas idéias:

Adicione mais textura a elas – por exemplo, misturando-as com feijão ou abacate, ou use um molho diferente. Coma uma salada sem folhas. Consulte as receitas de saladas do capítulo 12 para a sua inspiração.

> *Minimagro*: A capsaicina, ingrediente ativo presente na pimenta caiena e em outras pimentas picantes, pode ajudar você a comer menos ao afetar os níveis de elementos químicos inibidores de apetite do cérebro. Participantes de estudos que beberam suco de tomate misturado a pimentão vermelho consumiram até 16% a menos de calorias em dois dias do que os participantes que beberam suco de tomate normal.

Como manter o controle

Se, depois de mudar para a alimentação do *Como emagrecer*, você ainda achar que está exagerando no jantar e depois dele, tente estes conselhos:

Faça algo depois do jantar. Mantenha-se envolvido em outras coisas, para desviar o foco da comida e de comer. Beba uma xícara de chá quente, vá dar uma caminhada, telefone para um amigo, jogue um jogo de tabuleiro com a sua família, ou ligue o videogame. Até mesmo escovar os dentes serve como uma boa finalização, e se você re-

almente quiser se manter longe da cozinha, coloque fitas branqueadoras nos dentes.
Faça lanchinhos com legumes. Se você está beliscando minicenouras, é menos provável que vá comer algo rico em calorias.
Peça a alguém para tirar a mesa. Muitos dos meus pacientes me contam que tirar a mesa é o pior momento, porque eles se flagram, continuamente, beliscando pedacinhos de sobras. Peça a um membro da sua família para ajudá-lo a tirar a mesa, especialmente para limpar os pratos e embrulhar as sobras. Você também pode achar útil mascar chiclete ou mastigar legumes crus enquanto tira a mesa.
Prepare o seu próprio jantar congelado. Muitos dos meus pacientes preferem cozinhar uma grande quantidade de comida nos finais de semana, separando-a em porções individuais, e armazenando as porções no refrigerador ou no freezer. Dessa forma, o jantar deles já está pronto quando chegam em casa do trabalho, e, graças a essa porção individual, não há como repetir o prato.
Coma na sala de jantar. Quando participantes de um estudo comeram pizza apenas 30 minutos depois de uma refeição, consumiram 228 calorias a mais de pizza quando comeram em frente à TV, em vez de sentados à mesa, longe de distrações.
Outro estudo, feito no Reino Unido, descobriu que mulheres que comiam em frente à TV queriam consumir mais comida do que as mulheres que comiam em silêncio.
Mude o horário do jantar para mais cedo. Pesquisas mostram que quanto mais longo é o período de tempo entre o jantar e a refeição anterior, mais as pessoas tendem a comer no jantar.
Faça todas as outras refeições direito. Normalmente, quando as pessoas têm problemas no jantar, elas ainda não

conseguiram reformar as outras refeições completamente. Elas podem estar comendo muito pouco no café da manhã, ou pulando o lanche do meio da tarde. O modo mais importante de comer menos à noite é comer mais durante o dia.
Pense em por que você está comendo. Você está comendo porque sente fome, ou por um motivo emocional? É aí que o seu diário alimentar pode realmente ajudar. Sempre que você se vir repetindo pratos ou lanchando depois do jantar, escreva o que comeu, como estava se sentindo e por que comeu. Isso pode ajudá-lo a ver se você está comendo para relaxar, para celebrar, para socializar ou para se distrair. Além de registrar a sua fome, você também pode escrever sobre como a comida estava. O sabor da comida diminui a cada bocado. Tente parar de comer quando a nota do sabor for quatro ou cinco, em vez de esperar até que chegue a zero.

E SE VOCÊ ESCORREGAR?

Volte imediatamente ao caminho certo. Poucos dos meus pacientes, se é que existe algum, podem afirmar que nunca trapacearam em uma dieta, e ocasionalmente alguns realmente saíram do prumo, especialmente à noite. Geralmente, isso começa com uma sobremesa, e vai por água abaixo a partir daí. Não importa a quantidade dos tipos errados de comida que você consumir à noite, sempre volte ao plano pela manhã. Pense no café da manhã não apenas como uma maneira de quebrar o jejum, mas também como um modo de levantar-se depois de uma escorregada. Comer demais no jantar não é o fim do mundo. Levante-se e coma proteínas no café da manhã.

Você vai se sentir faminto na manhã seguinte a uma festança, e vai ter mais desejos também. Mas se for em frente, e comer amido e doces no café da manhã, vai sentir mais fome ainda no decorrer do dia. E se comer mal vai estar desesperado de fome no jantar. E na manhã seguinte, e daí por diante. Essa é a causa do efeito sanfona. Quebre o ciclo levantando-se na manhã seguinte a um exagero e voltando imediatamente ao plano comendo mais proteínas do que o normal. Você até pode sentir mais fome do que normalmente por um a três dias, mas a fome acabaria diminuindo e você voltará ao caminho certo.

8
A mudança nas bebidas do magro

O cardiologista de Kate indicou-a ao meu consultório. Ela pesava 86 quilos, e ainda estava ganhando peso, apesar dos seus esforços para perder. O excesso de peso estava elevando o açúcar sanguíneo dela. Se ela não revertesse as coisas logo, iria desenvolver diabetes.

— Eu não compreendo — explicou ela. — Eu não como nada. Como posso continuar a ganhar peso, se não estou comendo nada?

Nós analisamos um registro de alimentação que eu havia pedido a Kate que mantivesse por uma semana antes da consulta. Ela estava dizendo a verdade. Não estava comendo quase nada. Com base na quantidade de comida que consumia diariamente, ela deveria estar perdendo peso, e não ganhando.

— O que você está bebendo? — perguntei.
— Chá gelado — respondeu ela.
— Quanto? — indaguei.
— Eu bebo cerca de 2 litros durante um dia normal. A minha boca está sempre seca, então eu tenho sempre um copo à mão, e tomo goles sempre que sinto a boca seca. — Eu sabia que a boca de Kate provavelmente estava seca por causa do nível de açúcar sanguíneo em elevação, combinado com

alguns dos medicamentos que ela estava tomando, mas eu também suspeitava que o chá gelado poderia estar causando seu aumento de peso, contribuindo para a secura.
— Quantas calorias tem o chá? — quis saber.
— O que você quer dizer? — indagou ela.
— O chá é provavelmente adoçado com açúcar — expliquei. — Ele está adicionando calorias desnecessárias à sua dieta. Também pode estar fazendo você sentir mais fome.
— O chá não tem açúcar — disse ela.
— Você tem certeza?
— Bem, alguém compra para mim, mas eu pedi chá sem açúcar.
— Faça-me um favor e verifique.

Depois daquela consulta, Kate checou o rótulo nutricional na garrafa do chá que ela bebia normalmente. Como eu suspeitava, não era chá sem açúcar.

Ela fez as contas. Kate estava consumindo 640 calorias de chá gelado por dia! Ela ficou chocada. Não era de espantar que estivesse ganhando peso. Quando ela mudou de chá para água, e começou a tomar metformina para controlar o açúcar sanguíneo, perdeu 23 quilos.

Porque isso funciona

Refrigerantes com gás, sucos de fruta, bebidas à base de café e álcool representam 10% do total de calorias da dieta dos americanos, e numerosos estudos conectam o consumo de calorias líquidas com o ganho de peso.

Considere os seguintes dados:

Um estudo com 548 crianças em idade escolar do Estado de Massachusetts associou cada refrigerante adicional diário com um aumento em 60% do risco de obesidade. Um estudo sobre a saúde das enfermeiras em Harvard determinou que mulheres que aumentaram o consumo de bebidas adoçadas com açúcar, como refrigerantes e ponche de frutas, de um por semana para um ou mais por dia, consumiram uma média de 358 calorias a mais por dia e ganharam uma quantidade significativa de peso em oito anos. As mulheres que reduziram o consumo dessas bebidas cortaram as calorias diárias em 319, em média, e ganharam menos peso. Uma recente análise de estudos publicados, realizada por pesquisadores de Harvard, determinou que beber um refrigerante por dia resultou em um ganho de peso de 7 quilos em um ano.

Muitas pessoas como Kate se esquecem de que as calorias das bebidas contam tanto quanto as calorias da comida. Elas bebericam durante todo o dia, às vezes sem prestar atenção, e ao final do dia não conseguem dizer com precisão quantas bebidas consumiram. Outras pessoas presumem que algumas dessas bebidas são muito menos calóricas do que elas realmente são. Por exemplo, algumas pessoas acham que bebidas desportivas são pouco calóricas. Bem, elas têm menos calorias que os refrigerantes, mas não significativamente. O *Powerade* tradicional, de 1 litro, contém 280 calorias. Uma garrafa de 600 ml de *Gatorade* fornece 150. Além disso, produtos como águas enriquecidas com vitamina levam a maioria dos consumidores a acreditar que estão bebendo água com vitaminas. Não é o caso. Essas bebidas são saborizadas com frutose cristalina, um tipo de adoçante que fornece 150 calorias por garrafa de 600 ml, a mesma quantidade que o açúcar. Isso significa muito mais calorias do que a maioria das pessoas pensa que está consumindo com a água! Finalmente, os rótulos desses produtos são frequentemente enganosos. Se você observar rapidamente as calorias em uma garrafa de água enriquecida, por exemplo, você pode pensar que ela contém apenas

50 calorias, a menos que você observe também o número de porções. Existem duas porções e meia em uma garrafa tradicional. Quem bebe apenas meia garrafa? Multiplique o número de porções pelas calorias e você vai ver que uma garrafa contém 125 calorias, e não 50.

Se você consumisse a mesma quantidade de calorias com comida, poderia comer menos porque o cérebro percebe essas calorias e reduz o apetite mais tarde. O mesmo não parece acontecer com os líquidos. Em um estudo em Purdue, pesquisadores alimentaram voluntários com 450 calorias por dia, com refrigerantes ou jujubas. Ambos contêm açúcar de digestão rápida, mas os consumidores de jujubas compensaram o excesso comendo menos durante o dia. Os consumidores de refrigerantes não.

Por que os líquidos satisfazem menos do que os alimentos menos satisfatórios? O problema provavelmente começa na boca. Parte da satisfação de comer provém do ato de mastigar e sentir a comida na boca. Você não mastiga líquidos. Eles passam pela boca rapidamente. Passam pouco tempo no estômago também. Diferentemente da comida sólida, que precisa ser triturada e amassada pelo estômago antes de ir para os intestinos, os líquidos passam tão pouco tempo no estômago que não ocupam espaço por um período longo o suficiente para estimular os receptores de elasticidade, para sinalizar ao cérebro que o estômago está se enchendo. Como resultado, o hormônio da fome grelina, liberado pelo estômago quando vazio, permanece elevado.

Então, os líquidos passam rapidamente pelo trato intestinal também. Eles fogem de todos os mecanismos detectores de calorias no seu corpo. Nada disso importa se você bebeu água, que não contém calorias. Mas importa, e muito, contudo, se você consumiu bebidas adoçadas com açúcar, com alto teor calórico.

A maioria dos refrigerantes fornece cerca de 100 calorias por 200 ml. Isso corresponde ao tamanho de um copo medidor, e ninguém bebe apenas um copo. A bebida "pequena" normal tem cerca de meio litro hoje em dia, e as bebidas grandes têm o dobro ou o triplo desse tamanho. Uma bebida calórica por dia pode adicionar entre 200 e 820 calorias extras à sua dieta, o que é suficiente para fazer com que você *ganhe* de 250 gramas a um quilo por semana.

O copo de 1.2 litros, por exemplo, totaliza 800 calorias. Isso corresponde à quantidade de calorias de uma refeição e meia, para algumas pessoas. Mesmo assim, o cérebro acha que o seu estômago está vazio. Essas calorias entram, mas os hormônios da fome continuam elevados, e você continua a comer como faria normalmente.

Solução do Como emagrecer: Você já ouviu falar que beber muita água pode ajudar a perder peso? Você não vai perder centenas de quilos bebendo litros de água, mas beber água pouco antes e durante as refeições pode ajudá-lo a se satisfazer com menos calorias. A água se mistura com a comida que você ingere, enchendo e pesando no estômago para induzir à satisfação. Como não tem calorias, ela reduz a densidade calórica geral da refeição. Se você quiser tentar, beba um copo cheio de água antes de cada refeição, e outro durante as refeições.

ESTIMULADORES DE APETITE

Bebidas doces podem fazer mais do que apenas evadir o sistema de detecção do corpo. Elas realmente podem aumentar o apetite. Uma pesquisa da Universidade Estadual da Pensilvânia mostra que consumir uma bebida adoçada com açúcar com uma refeição pode estimular você a comer cerca de 105 calorias a mais, e isso não inclui as calorias da bebida. Quanto mais você bebe, mais fome sente! Os adoçantes dessas bebidas causam um aumento drástico no açúcar sanguíneo e na insulina, que então caem provocando uma fome "rebote". Estudos mostram que bebidas com proteína – como o leite – não causam tanta fome quanto as bebidas ricas em açúcar, como os refrigerantes e os sucos de frutas. As bebidas adoçadas com açúcar podem aumentar a sede também, ou fazer muito pouco para reduzi-la. Em um estudo da Johns Hopkins, 42 homens consumiram entre 225 e 450 ml de limonada ou água durante uma refeição. A limonada, adoçada com açúcar, não reduziu a sede, mas a água sim. Levando em consideração que muitas pessoas interpretam sede como fome, você pode ver como isso pode fazer com que você coma demais.

É surpreendente que a doçura intensa dessas bebidas possa também aumentar o apetite, mesmo quando ela vem de um adoçante artificial. Em um estudo feito no Reino Unido com 20 mulheres, bebidas adoçadas artificialmente aumentaram o apetite, especialmente nas mulheres que normalmente não as consumiam. Em outro estudo, mulheres que consumiram limonada adoçada artificialmente continuaram a consumir mais calorias no dia seguinte, especialmente carboidratos, do que as mulheres que consumiram limonada adoçada com açúcar ou apenas água. Acontece que doces sem calorias fazem com que você deseje outros sabores doces, estimulando-o a procurar biscoitos, bolos e pastéis.

As bebidas dietéticas também podem enganar o cérebro, fazendo com que ele pense que "doce" é igual a "sem calorias". Como resultado, muitas pessoas que fazem a mudança de bebidas adoçadas com açúcar para as saborizadas artificialmente não consomem menos calorias. Elas consomem mais, porque o cérebro perde a capacidade de perceber a diferença entre alimentos doces altamente calóricos e alimentos doces com zero caloria. O cérebro delas iguala todos os sabores doces com zero caloria, e, como resultado, falha em reduzir o apetite quando elas consumem tortas, biscoitos e outras guloseimas doces altamente calóricas.

O indivíduo comum bebe cerca de 500 ml – dois copos cheios – de refrigerantes por dia. Isso corresponde a 225 calorias extras, que não diminuem o apetite. Em apenas um mês, isso pode significar um ganho de peso de quase um quilo, o que totaliza 12 quilos em um mês. Não é de espantar que as chances de se tornar obeso aumentam em 60% para cada lata ou copo de bebida adoçada com açúcar que você consome.

COMO FAZER

Diminua todas as fontes de calorias líquidas. Isso inclui refrigerantes, suco de frutas, bebidas à base de café e bebidas desportivas. O seu objetivo é o consumo zero, ou próximo de zero, de calorias líquidas. Além do consumo de refrigerantes e suco de frutas, preste atenção ao que você adiciona a bebidas sem calorias.

Café e chá não contêm calorias, desde que você não adicione açúcar, leite ou creme. Uma vez que você começa a adicionar esses ingredientes, as calorias se acumulam rapidamente. Leve em consideração que um Mocha Frappuccino de Coco grande com *chantilly* da Starbucks contém um total de 710 calorias. Ao invés disso, tente um café gelado, com um pouco de leite desnatado.

Eliminar todas essas bebidas de uma vez pode resultar em sintomas de abstinência, como dor de cabeça e letargia.

Isso é consequência, em parte, da abstinência da cafeína. Você pode aliviar um pouco o desconforto consumindo uma bebida à base de café, mas sem calorias, como chá ou café puro, enquanto reduz o consumo de refrigerantes.

A dor de cabeça e a letargia também podem vir do "vício em açúcar". Se você tenta parar de consumir refrigerantes de uma vez, mas percebe que não está conseguindo, use uma metodologia progressiva.

Passo 1: Estabeleça uma regra firme, de que você nunca vai consumir duas bebidas açucaradas em seguida. Em outras palavras, para cada bebida doce que consumir, você também deve beber um copo de água.

Passo 2: Reduza o consumo ainda mais, chegando à metade. Se você normalmente toma quatro bebidas doces em um dia normal, diminua para duas, e beba dois copos adicionais de água.

Passo 3: Diminua para apenas uma bebida e adicione outro copo de água. Use a água para substituir os líquidos calóricos. Você não precisa, entretanto, enlouquecer tentando beber litros de água. Eu já vi algumas dietas que lhe dizem para andar sempre com uma garrafa de água, e beber o máximo possível. Não há motivo para beber tanto a ponto de sentir a água balançando dentro do estômago.

Faça acontecer
Se você anda lutando para parar de consumir refrigerantes ou bebidas à base de café, pode estar viciado em açúcar. Tratei de uma jovem recentemente, que me disse que não se sentia bem se não consumisse uma embalagem inteira de seis Cocas em um dia. Quando ela tentava reduzir, se sentia desorientada. Ela entendeu por que deveria parar de beber o refrigerante, mas a dependência física a impediu de colocar o conselho em prática.

Solução do Como emagrecer: Se você quiser tentar bebidas dietéticas, faça isso, mas mantenha um registro cuidadoso dos seus níveis de fome em um diário alimentar. Se, depois da mudança, você se vir sucumbindo a desejos por biscoitos e outros doces, veja isso como um sinal de que as bebidas estão estimulando os desejos.

Sugeri que ela substituísse cada refrigerante por um pequeno lanche à base de proteína. Os lanches protéicos serviram como salva-vidas temporários, fornecendo ao organismo dela um tipo de nutrição que inibe o apetite, em uma hora do dia em que ela normalmente se alimentava com açúcar puro. Os lanches a mantiveram bem, para que ela conseguisse aguentar a abstinência. Ela também usou a metodologia progressiva para se libertar dos refrigerantes (descritas a seguir). Quando finalmente conseguiu parar de consumir a embalagem de 6 Cocas, já tinha perdido 15 quilos, tudo fazendo uma única e simples mudança.

COMO EMAGRECER E... POR QUE OS *SHAKES* QUE SUBSTITUEM UMA REFEIÇÃO LHE SATISFAZEM

Shakes que substituem refeições são espessos, o que ajuda a induzir a sensação de satisfação por dois motivos. Diferentemente dos refrigerantes, a espessura faz com que você tome esse tipo de bebida mais devagar. Eles permanecem por um período de tempo maior na boca. Eles também permanecem por mais tempo no estômago, onde pesam e estimulam os receptores de dilatação, para desligar a produção do hormônio da fome, a grelina. Em contraste com o açúcar puro dos refrigerantes, a maioria das bebidas de substituição a refeições contém grandes quantidades de proteínas e fibras.

Além de fazer um pequeno lanche à base de proteína, você também pode tentar seguir os seguintes conselhos:

Adicione sabor à água com gás com limão ou lima. A água com gás fornece a sensação de uma bebida com gás sem as calorias, e o limão ou a lima fornece sabor sem ser adocicado. Você também pode adicionar sabor com chá de ervas, um pouco de laranja, ou uma porção bem pequena de suco (menos de 30 ml).

Dilua as bebidas calóricas em água. Você sente falta de beber algo doce? Diluir as bebidas doces que você consome, aos poucos, pode ajudar a diminuir os desejos por doces em algumas pessoas. Dilua as bebidas doces com água ou *club soda*. Ponha a maior quantidade possível de gelo no copo antes de servir. Comece com uma mistura meio a meio, e depois aumente o volume de água para três quartos do copo. Finalmente, tente manter a parte doce da bebida em menos de 30 ml.

Se você beber um refrigerante ou um suco, faça-o sentado à mesa. Surpreendentemente, pesquisas mostram que a posição do corpo quando tomamos uma bebida influi na sensação de satisfação. Se você toma uma bebida enquanto relaxa – digamos, no sofá, em frente à TV – ela irá parar na parte mais baixa do estômago, onde há menos probabilidade de estimular os receptores de dilatação.

Beba a menor quantidade possível. Se você tiver uma garrafa de refrigerante de 1 litro à sua frente, vai beber um litro de refrigerante. A maioria dos refrigerantes, das bebidas desportivas e de outras bebidas saborizadas vem em garrafas que correspondem a 2½ vezes o tamanho de uma porção normal. Sirva a bebida em um copo de 220 ml e coloque a garrafa longe do seu alcance.

9
A grande mudança do *Como emagrecer*

Nós pensávamos que Cindy havia alcançado seus objetivos de peso. Ela já havia perdido nove quilos, e o seu peso estava estável. — Estes são grandes resultados — expliquei a ela. — Estou muito feliz com o seu progresso. Acho que isto é o melhor que você pode fazer.

Cerca de um ano depois, ela voltou para uma consulta de acompanhamento de rotina. Ela havia perdido mais 13 quilos. Eu fiquei assombrado.

— Você fez mais alguma mudança? — perguntei.

— Não, não consigo me lembrar de nada — respondeu ela. — Ainda estou seguindo o plano de manutenção que você sugeriu.

Continuei a questioná-la. Ninguém perde 13 quilos sem fazer *alguma coisa* diferente. Queria saber que coisa era essa, no caso de Cindy. Finalmente descobri que ela havia se mudado para um bairro afastado e agora morava a mais de um quilômetro e meio da estação de trem. Todas as manhãs, ela caminhava até a estação de trem, pegava o trem, e andava outro quilômetro e meio da estação na cidade até o escritório. De noite, ela vazia o mesmo caminho, inverso. Isso dava um total de mais de seis quilômetros diários de caminhada.

Se ela estivesse caminhando esses seis quilômetros em uma esteira, eu teria me preocupado com a sua capacidade de manter tal mudança, mas a caminhada até a estação de trem era parte de sua rotina diária. Eu sabia que ela podia continuar a fazer aquilo, e ela o fez.

Porque isso funciona

Cindy começou a andar seus seis quilômetros diários no melhor momento possível da sua caminhada em direção à perda de peso – quando o peso havia estabilizado. Eu já vi muitas dietas que recomendam cortar calorias quando você estabiliza o seu peso. Se você não está perdendo peso com 1.800 calorias, essas dietas podem lhe dizer para diminuir para 1.500, e depois para 1.200 calorias. É uma loucura. Você não pode fazer dieta para sair do peso estável.

Quando os meus renomados colegas da Universidade de Columbia, dr. Michael Rosembaum e dr. Rudolph Leibel, estudaram as taxas metabólicas de pessoas que haviam recentemente perdido cerca de 10% do peso fazendo dieta, eles determinaram que essa pequena perda de peso desacelerava a queima de calorias significativamente. Toda a redução ocorrera dentro dos músculos, durante as atividades físicas. Os músculos conservavam as calorias durante as tarefas cotidianas, como ir até a caixa de correio e voltar, dirigir o carro e ir até o escritório. O efeito líquido era uma redução de 42% no número de calorias queimadas durante o movimento! Enquanto a maioria das pessoas queima cerca de 100 calorias sempre que caminham 1500 metros, as pessoas em dieta estavam queimando apenas 58. Por que o metabolismo delas desacelerou tão dramaticamente? Leptina. Como eu já mencionei, a perda de peso faz com que os níveis de leptina caiam. Quando a leptina está baixa, o metabolismo diminui. Com níveis baixos de leptina, os músculos dessas pessoas em dieta se tornam mais eficientes, aprendendo como aguentar mais tempo com menos combustível.

Certamente, você pode *tentar* comer ainda menos para perder o peso estável, mas você vai apenas brigar contra uma fome extrema, e o seu metabolismo vai diminuir ainda mais. Você repetidamente luta contra as recaídas, em recompensa por todo o seu esforço.

É muito mais realista fazer exercícios para perder o peso estável. Quando você começa a se exercitar, e, consequentemente, a construir massa muscular, você pode reduzir ainda mais o armazenamento de gordura, sem passar por outra queda na leptina, segundo pesquisas da Universidade de Las Palmas de Gran Canaria, na Espanha. Em um estudo feito naquela instituição, os participantes perderam 7% das reservas de gordura, mas mantiveram os níveis de leptina estáveis com a ajuda de um programa de treinamento de força.

Os exercícios regulares também ajudam a sensibilizar o cérebro à leptina ao diminuir os triglicerídeos, aquela gordura do sangue que eu já mencionei, e que pode impedir que a leptina alcance o centro de satisfação. Eles também sensibilizam as células musculares à insulina e as células cerebrais à dopamina.

Cada 200 gramas de músculo no seu corpo queimam 35 a 50 calorias diárias, mesmo quando não estão se movendo. Os músculos em forma também tendem a perder calorias, já que produzem calor, e é por isso que o exercício faz com que você sinta calor. Por esses motivos, os exercícios regulares diminuem a melhoria da eficiência muscular normalmente causada pela perda de peso, ajudando você a ultrapassar os momentos de estabilidade da perda de peso. O corpo não consegue compensar a mudança na eficiência causada pelo exercício.

OUTRAS RAZÕES PARA SE MOVIMENTAR INCLUEM:

Uma saúde melhor: Pesquisas mostram que, mesmo na ausência de perda de peso, o exercício reduz os riscos de muitas condições relacionadas ao peso, inclusive doenças do coração e diabetes.

Melhoria do humor e do bem-estar: Os exercícios regulares elevam o humor, melhoram o sono e reduzem o desconforto das articulações. Pesquisas mostram que exercícios físicos são tão eficientes quanto antidepressivos para combater a depressão. Pessoas que se exercitam regularmente também afirmam que sentem um maior controle da saúde, e que estão mais satisfeitos com sua vida social. Todos esses fatores melhoram a qualidade de vida, tornando você uma pessoa mais feliz, com mais energia, e com uma maior probabilidade de continuar seguindo as escolhas saudáveis de alimentação.

Como emagrecer... se o Exercício lhe causa fome
Toda vez que você se exercita, cria um *deficit* de calorias, e o cérebro pode tentar corrigir o *deficit* aumentando a fome. A maioria das pessoas, entretanto, não compensa totalmente as calorias queimadas quando come. Elas se sentem, de certo modo, famintas nas horas logo após o exercício, e consomem porções levemente maiores do que o normal, mas estudos mostram que elas permanecem com um leve *deficit* de calorias ao longo de todo o dia. Em outras palavras, elas não substituem todas as calorias que queimaram.

Os exercícios físicos tendem a causar uma fome insuportável apenas nas seguintes situações:

• Você se exercita muito intensamente por um longo período de tempo (mais de uma hora). Isso pode levar você a um estado de baixo açúcar sanguíneo, o que provoca a fome excessiva.

- Você se exercita com o estômago vazio. Novamente, o açúcar sanguíneo cai a um nível muito baixo, causando um apetite excessivo.

- Você se exercita para comer mais. Se durante cada quilômetro que andar ou correr, você pensar sobre o que vai poder comer, por causa de todas as calorias que "incinerou", provavelmente vai chegar em casa, agarrar uma taça de sorvete e desfazer todo o seu trabalho duro. Não recompense a si mesmo pelo exercício com mais comida. Tente comer normalmente.

Eu não deveria me exercitar desde o começo?

Você pode se exercitar desde o primeiro dia, mas não *tem* que fazer isso. Eu acredito em sucesso, e depois de mais de 20 anos nesta área, sei que as pessoas mais bem-sucedidas se concentram em mudar os hábitos alimentares primeiro, e nos exercícios depois. Como já mencionei, sou um cara que acredita em números e pesquisas, e quando se trata de exercícios e perda de peso, os números falam a favor da comida. Kelly Shaw, que trabalha no Departamento de Saúde e Serviços Humanos na Tasmânia, Austrália, analisou 43 intervenções de perda de peso relacionadas com dietas e exercícios físicos desde 1985. Quando ela começou o estudo, pensava que iria provar o que todos suspeitavam ser verdade: que a dieta sem exercício físico resulta em uma volta do ganho de peso. Ela não provou nada disso.

Como Shaw descobriu, seis meses de dieta sem exercícios permitiram à maioria das pessoas perder uma média de nove quilos. Seis meses de exercícios sem dieta? Essas pessoas perderam somente dois quilos. Se você tiver o tempo e a motivação para fazer apenas um dos dois, mudar o modo de comer é claramente a mais eficiente das duas estratégias, pelo menos no começo.

Pequenas mudanças na dieta, tais como as sugeridas neste programa, podem facilmente cortar até 500 calorias diárias. Você teria que andar ou correr mais de oito quilômetros para queimar tudo isso, e é por isso que a nutrição vence facilmente quando se trata de perda de peso.

Não me entenda mal. O exercício é importante para a saúde e a manutenção do peso em longo prazo. Ele é criticamente importante para ultrapassar um período de estabilidade, e para ajudar você a reverter a resistência à satisfação. Ele é obrigatório, uma vez que você atinge a estabilidade de peso pela primeira vez.

> COMO EMAGRECER E... POR QUE A LEITURA DE SEU APARELHO DE EXERCÍCIOS NÃO É PRECISA
>
> Vez por outra, um de meus pacientes me diz: — Eu queimei 900 calorias no aparelho elíptico ontem! — Certamente, isso soa impressionante, mas eu sei que esse número é provavelmente um exagero. Muitos aparelhos de exercícios cardiovasculares não calculam a queima de calorias de forma precisa. O que você queima durante a malhação é baseado no tamanho do seu corpo, no sexo e na genética. A maioria dos aparelhos não pede esse tipo de informação, de modo que as leituras são frequentemente baseadas no indivíduo médio, que pode muito bem queimar mais calorias durante uma sessão de malhação normal do que você. Além disso, pequenas

mudanças na postura, como pressionar as mãos contra os apoios quando você anda, podem reduzir dramaticamente o número de calorias que você queima quando usa esses aparelhos. Os aparelhos podem também perder a calibragem, causando leituras falhas.

COMO FAZER

As orientações do FDA (Food and Drug Administration, órgão americano responsável pela regulamentação produtos alimentícios e farmacêuticos) recomendam 90 minutos de exercícios diários para perder peso. Se você está sentado na sua poltrona favorita e pensando consigo mesmo, "Ah, claro, como se eu fosse mesmo fazer isso algum dia", eu estou com você. Escuto isso o tempo todo, e tenho algo a lhe dizer, que acho que você vai gostar de saber. Embora essa quantidade de exercícios indubitavelmente lhe ajude a perder quilos, ela não é realista nem necessária. Em primeiro lugar, tentar se exercitar por essa quantidade de tempo frequentemente causa efeitos reversos, porque ela não é sustentável. Em segundo lugar, essas orientações foram desenvolvidas, em parte, para permitir que as pessoas percam peso apenas com exercícios. Bem, como eu já mencionei, o exercício não provoca a perda de uma grande quantidade de peso. Em terceiro lugar, a recomendação de 90 minutos é baseada na ideia de que as calorias queimadas durante uma sessão de exercícios são o motivo mais importante para se exercitar. Entretanto, a queima de calorias é provavelmente a razão menos importante para você começar a se mexer, e por vários motivos.

Tabelas que listam quantas calorias você queima durante um exercício específico são tremendamente enganadoras, porque não levam em conta o número de calorias que você queimaria sem fazer nada. Por exemplo, você pode ver uma tabela que afirme que correr queima 580 calorias em uma hora. Certamente, isso parece muito, mas você normalmente queimaria 174 deitado na cama, então a sua queima real de calorias é de 406. É preciso muito exercício para queimar uma quantidade modesta de calorias. Durante exercícios intensos, você pode queimar 500 calorias, uma quantidade que é facilmente compensada se você comer apenas um *croissant* de chocolate (que muitas pessoas conseguem consumir em poucos minutos).

Quanto mais familiarizado você estiver com o exercício, menos calorias irá queimar. À medida que você se acostuma a usar uma bicicleta ergométrica ou andar em uma esteira, por exemplo, pode queimar 10% a menos de calorias por causa do efeito da familiaridade. Se você queimava 200 calorias quando começou, o mesmo exercício, com o tempo, acaba queimando apenas 180.

À medida que você perde peso, você queima menos calorias durante o exercício. Muitas pessoas que se concentram em quantas calorias queimam também pensam nas calorias queimadas como uma razão para recompensarem a si mesmas com comida, o que frequentemente tem um efeito reverso, porque é muito fácil consumir mais calorias do que queimá-las.

Eu preferiria que você pensasse no exercício como um modo de reverter a resistência à satisfação, sentir-se melhor, melhorar o humor, melhorar o metabolismo e melhorar a saúde. Você pode fazer tudo isso apenas com pequenas quantidades de movimento diário, como uma caminhada de dez minutos antes das refeições, e um programa de treinamento de força uma ou duas vezes por semana, realizado em casa. Você nem precisa ir à academia. Não precisa usar malhas de ginástica. Não precisa suar.

O meu plano envolve uma metodologia de dois passos para os exercícios:

Passo 1 – movimento rotineiro: Você incorporará mais movimentos nas suas atividades diárias, como subir escadas, e caminhar ou andar de bicicleta em vez de dirigir. Uma vez que o movimento diário se torna um hábito, você aumentará a intensidade ao inserir piques periódicos de caminhadas mais rápidas. Esse aumento em intensidade ajuda a estabilizar os níveis de leptina.

Passo 2 – treinamento de força: Nas páginas 189-206, você encontrará um programa progressivo que pode fazer em casa. Ele começa com apenas quatro exercícios – para um tempo total de atividade de cerca de dez minutos – e vai até nove, para um tempo total de atividade de cerca de 20 minutos. Você irá fazê-lo uma ou duas vezes por semana, e é tão simples que pode fazê-lo de pijama.

Vamos falar sobre como você pode atingir o Passo 1. Estabeleça um objetivo de caminhar cerca de 30 minutos por dia. Eu não estou falando sobre uma caminhada de 30 minutos, embora isto seja ótimo, se você se sentir inclinado. Estou falando de várias caminhadas de cinco ou dez minutos, e estou usando a palavra *caminhar* de forma liberal. Qualquer movimento conta, seja trabalhar no jardim, limpar a casa ou brincar com as crianças ou animais de estimação.

Estudos e mais estudos mostram que períodos curtos e intensos de atividade – como limpar a casa, trabalhar no jardim e andar – podem significar, com o passar do tempo, uma importante diminuição no peso. Quando feito de forma consistente, esse "exercício" sem estrutura aparente pode ser tão eficiente como ir à academia e suar em uma esteira ou aparelho de *step* por 90 minutos por dia.

A maioria das pessoas passa oito horas ou mais na cama, e metade das horas que passa acordada, sentada. Mude isso. Levante-se e ande sempre que for possível. Nunca dirija o carro quando puder caminhar ou andar de bicicleta. Use esses modos fáceis para se movimentar:

Se mora em uma cidade pequena, onde as conveniências diárias como bancos, restaurantes e outras lojas ficam perto umas das outras, cumpra os seus afazeres a pé ou de bicicleta. Nunca use um *drive-thru*. Sair do carro e caminhar até o banco ou a farmácia faz mais do que colocar você em movimento. Coloca-o em contato com as pessoas, o que, de acordo com pesquisas, pode melhorar o seu humor.

Se você mora em uma cidade grande, caminhe sempre que precisar percorrer uma distância menor do que dez ou 15 quadras. Quando você for ao shopping center, estacione na primeira vaga, perto da entrada do estacionamento, ao invés de perto da entrada do shopping. Caminhe pelo shopping antes de entrar em uma loja. Use as escadas ao invés do elevador, ou pegue o elevador para o andar abaixo do que você precisa ir, e suba um lance de escadas.

Sempre que chegar muito cedo para um compromisso ou enfrentar uma longa espera, dê o número do seu celular à recepcionista e vá caminhar enquanto espera. Isso diminuirá a irritação e ajudá-lo a caminhar um pouco mais.

Brinque ativamente com seus filhos. Jogue o *Dance Dance Revolution* com eles. Pratique tênis, brinque de pega-pega, corra ao redor de um aspersor. Compre um Nintendo Wii Fit. Parece ótimo!

Ande antes ou depois das refeições.

Quanto mais você pensar nisso, mais modos encontrará para se movimentar. Uma vez que tenha estabelecido firmemente o hábito de caminhar, comece a inserir piques de atividade mais intensa. Por exemplo, enquanto anda, acelere o ritmo por um ou dois minutos, como se estivesse atrasado para um compromisso. Então, volte ao ritmo normal por um minuto ou dois antes de acelerar novamente.

Agora, vamos falar sobre o Passo 2. Passe para o Passo 2 quando você estiver caminhando por 30 minutos ou mais por dia. O Passo 2 irá fortalecer os seus músculos, melhorar o metabolismo e ajudar a reverter ainda mais a resistência à insulina. Se você analisar os exercícios que eu recomendo nas páginas seguintes, provavelmente chegará a uma conclusão: o programa parece bem fácil. Ele é fácil por um motivo. Eu quero que você o coloque em prática, e que continue a fazê-lo.

Idealmente, você faria o treinamento de força de duas a três vezes por semana, fazendo conjuntos múltiplos de exercícios, com pesos relativamente grandes. Esse tipo de programa irá construir músculos em tempo recorde, mas não é realista. Você ainda pode construir músculos e melhorar o metabolismo com esse programa mais moderado. Você apenas não construirá tanta massa muscular como com aqueles programas mais exigentes, mas é mais provável que consiga continuar com os exercícios. O mais eficiente programa de treinamento de força do mundo é completamente ineficiente se você o achar tão chato e demorado que não consegue se convencer a praticá-lo.

Siga essas dicas quando começar e manterir um programa de treinamento de força:

Faça o programa pela manhã. Esse é normalmente o melhor momento do dia para a maioria das pessoas, porque é a hora do dia que você tem mais controle. Você só precisa acertar o despertador para alguns minutos mais cedo e pronto. Se você esperar até mais tarde, corre o risco de ter eventos cotidianos comuns (o seu filho pegou gripe e precisa que você vá buscá-lo na escola, o seu chefe quer que você trabalhe até mais tarde, a sua esposa quer que você passe em algumas lojas no caminho para casa, um amigo liga para você com uma emergência), destruindo as suas melhores intenções de se exercitar. Se você se exercitar pela manhã, irá se sentir bem a respeito dos seus esforços durante todo o dia, o que pode ajudá-lo a continuar com as escolhas saudáveis de alimentação.

> *Minimagro*: Em Nova York, os centros de ginástica sabem que as pessoas não estão dispostas a percorrer mais do que 12 quadras para chegar à academia, por isso oferecem generosos incentivos para os clientes recém-chegados que moram muito longe. A estratégia? Eles querem que você pague as taxas de matrícula, faça exercícios por um ou dois meses, e nunca mais apareça. Se você preferir se exercitar em uma academia, escolha a mais próxima da sua casa, mesmo que ela não tenha os equipamentos mais modernos.

Não se exercite muito tempo depois de comer. Se você se exercitar pela manhã, faça um lanche leve primeiro. Se você se exercitar mais tarde, faça-o uma ou duas horas depois de comer. De outro modo, corre o risco de sentir muita fome e estragar todo o seu esforço comendo uma rosquinha depois.

Programa iniciante

Empurrão contra a parede: *peito e parte superior do corpo*

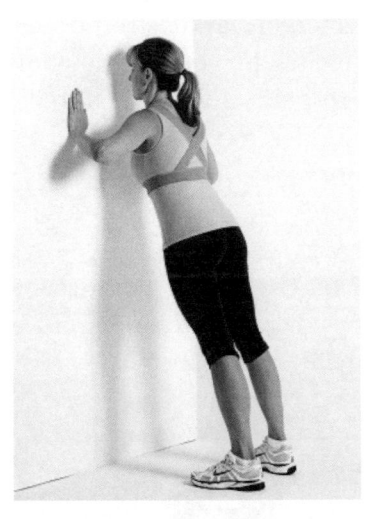

1. Fique em pé, com os cotovelos dobrados, os pés bem firmes no chão, e as palmas das mãos contra a parede, numa posição levemente mais baixa do que a altura dos ombros. Incline o corpo em direção à parede, andando um pouco para trás.

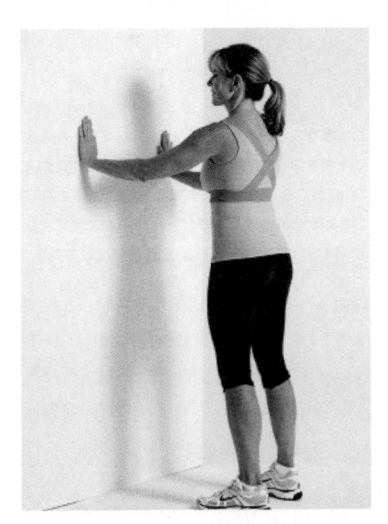

2. Mantendo as costas retas, estenda os braços à medida que se afasta da parede. Volte para a parede e repita. Complete 20 repetições.

Alcance recíproco em pé: *costas, ombros e glúteos*

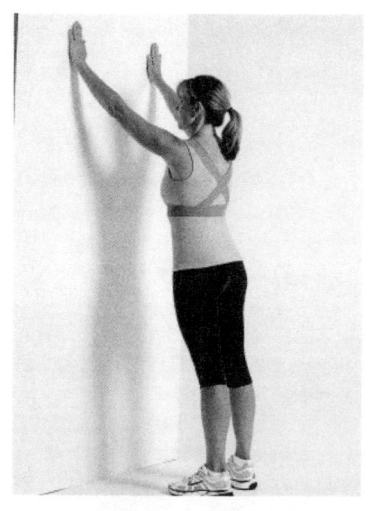

1. Fique em pé de frente a uma parede. Coloque as palmas das mãos contra a parede e estenda os braços acima da cabeça. Ande para trás cerca de meio metro, até que o seu corpo esteja em uma posição reta e você sinta o peso dele contra as mãos e braços.

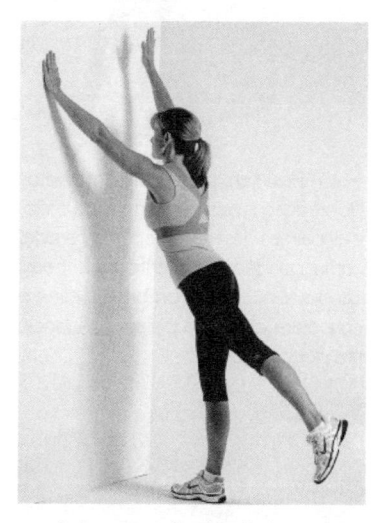

2. Levante o braço direito e a perna esquerda o mais alto possível, atrás de você. Mantenha a posição e conte até 5. Abaixe e repita, com o braço esquerdo e a perna direita. Continue a trocar de lados até que você complete 20 repetições.

Sentar contra a parede: *pernas, glúteos, parte inferior das costas e abdômen*

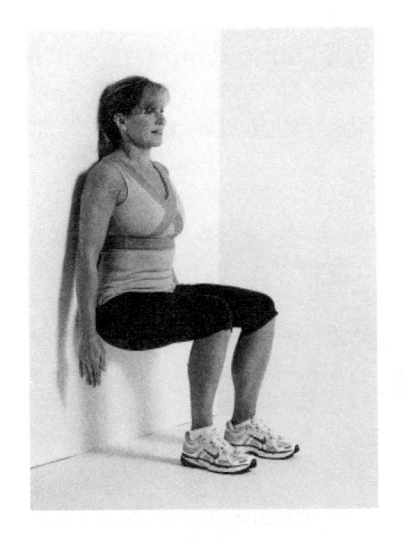

1. Sente-se de costas para uma parede. Mova os pés para frente, enquanto dobra os joelhos e escorrega as costas pela parede até dobrar as pernas em ângulos retos. Contraia o abdômen e pressione a parte inferior das costas contra a parede. Mantenha a posição por 1 minuto.

Contrair o estômago: *abdômen*

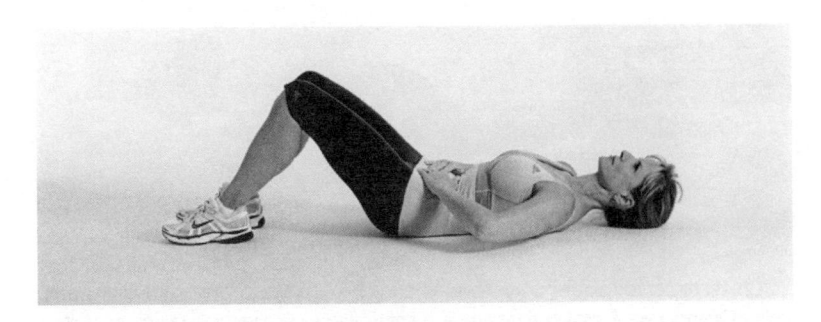

1. Deite-se de costas, com os joelhos dobrados. Coloque as mãos contra o estômago. Espire enquanto contrai o estômago, como se estivesse tentando entrar em uma calça jeans muito apertada. Mantenha a posição e conte até 5; solte e repita 20 vezes.

Programa intermediário

Para este programa, você irá precisar de uma faixa elástica com alças, disponível online e em lojas de artigos esportivos. Comece com a faixa mais leve, e vá aumentando até chegar à faixa de maior resistência, com o tempo.

Empurrão com os joelhos: *peito e braços*

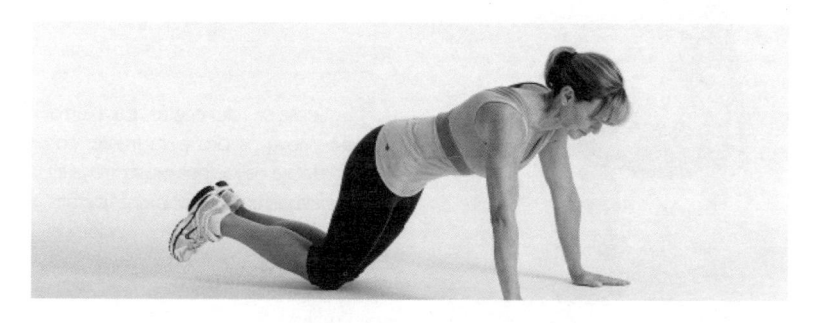

1. Ajoelhe-se com os joelhos tocando o chão, as palmas das mãos sob o peito, as costas retas e os cotovelos estendidos.

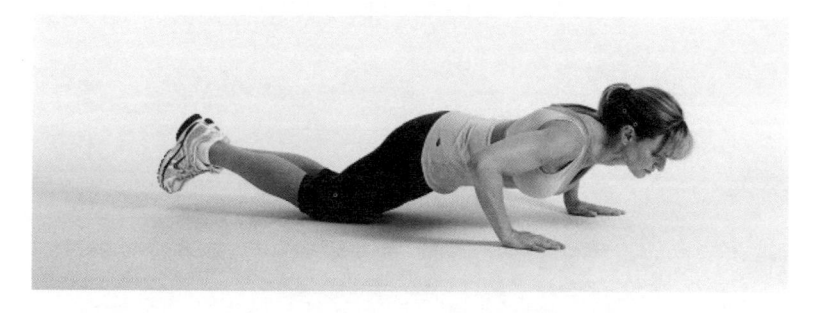

2. Lentamente, dobre os cotovelos enquanto abaixa o peito em direção ao chão. Quando você estiver a cerca de 5 centímetros de distância do chão, volte à posição inicial. Repita 15 vezes.

Alcance recíproco de barriga para baixo:
costas, ombros e glúteos

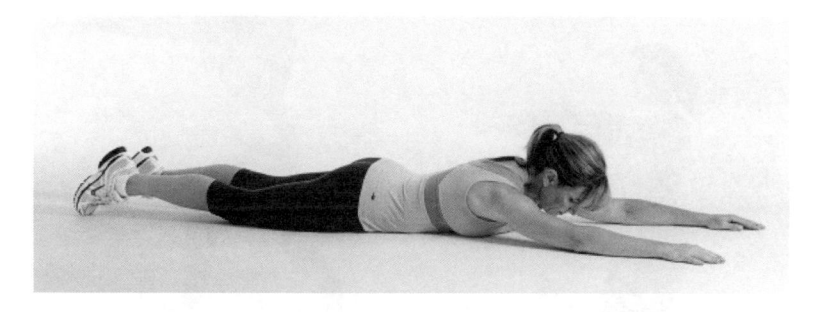

1. Deite-se de bruços. Estenda os braços acima da cabeça.

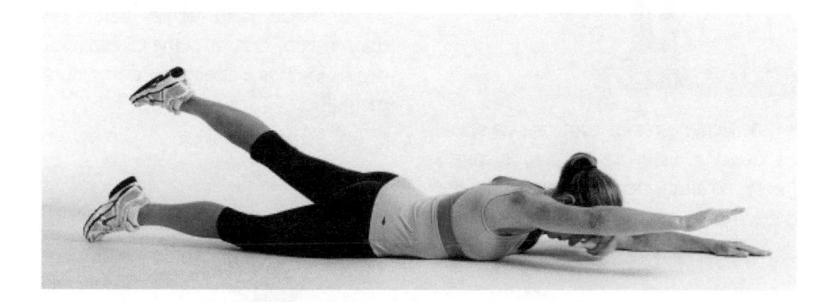

2. Levante o braço direito e a perna esquerda. Mantenha a posição e conte até 5. Abaixe e repita com o braço esquerdo e a perna direita. Continue a alternar os lados até chegar a 20 repetições.

Mergulho para a frente: *pernas e glúteos*

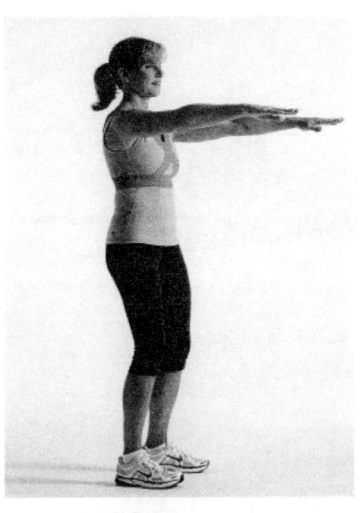

1. Fique em pé, com os pés sob os quadris. Estenda os braços para frente, na altura do peito, para manter o equilíbrio.

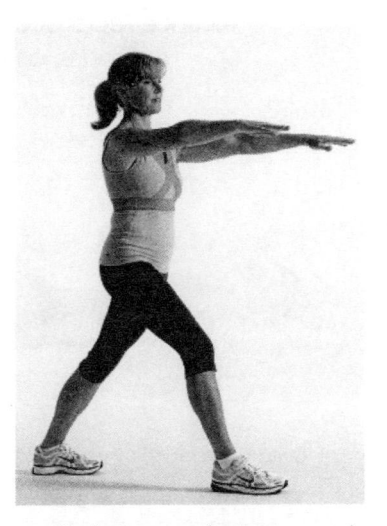

2. Ande para frente, cerca de meio metro, com a perna direita. Dobre os joelhos e abaixe-se, como num mergulho.

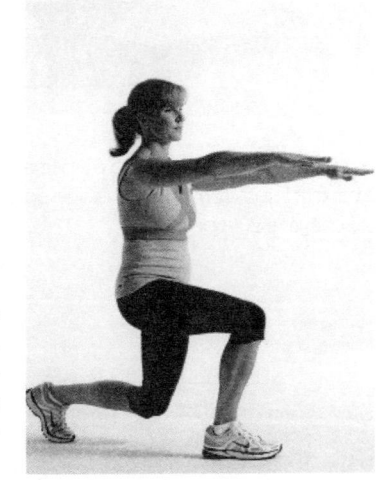

3. Quando os dois joelhos estiverem dobrados em ângulos retos, levante-se e volte à posição inicial. Repita com a perna esquerda. Continue a alternar a direita e a esquerda até completar 20 repetições.

Borboleta com a faixa de exercícios:
parte superior das costas

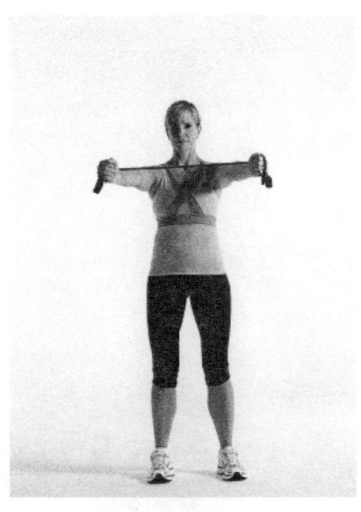

1. Fique de pé. Enrole uma faixa de exercícios nas mãos. Estenda os braços para frente, na altura dos ombros.

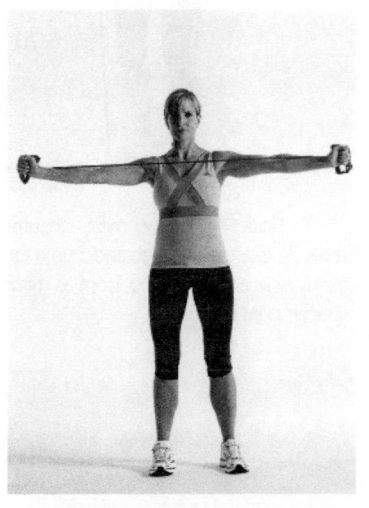

2. Puxe as extremidades da faixa, abrindo os braços para os lados. Junte os ombros enquanto estica os braços. Mantenha por 5 segundos, volte para o começo, e repita 10 vezes.

Rotação dos bíceps com faixa de exercícios:
parte superior dos braços

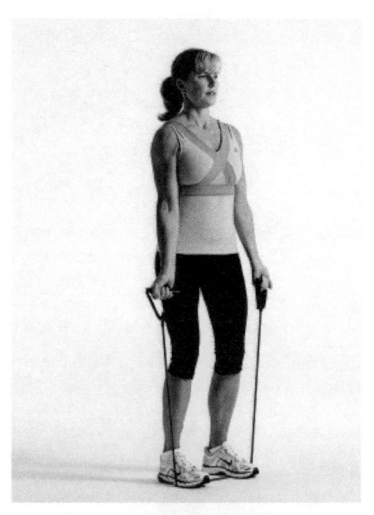

1. Fique em pé no meio de uma faixa de exercícios, segurando uma extremidade em cada mão, com as mãos viradas para baixo.

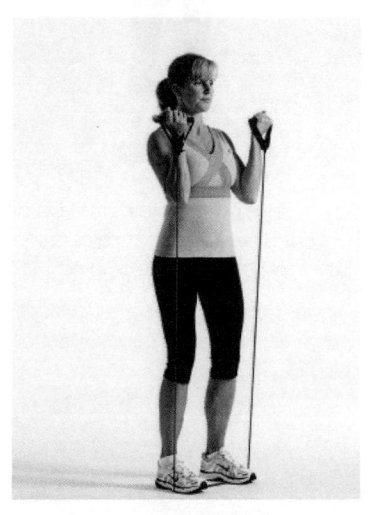

2. Com os pulsos retos, dobre os cotovelos, erguendo as mãos em direção aos bíceps. Mantenha por 5 segundos; solte e repita 20 vezes.

"Coice" dos tríceps com a faixa de exercícios:
parte superior dos braços

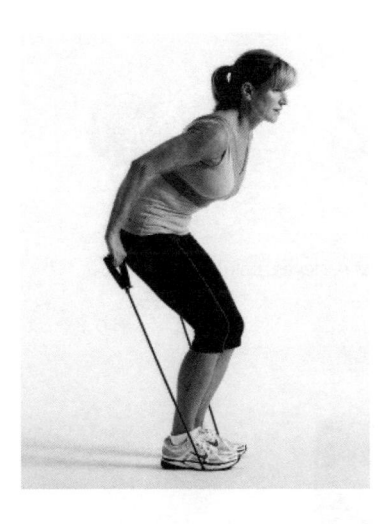

1. Fique em pé no meio de uma faixa de exercícios, segurando uma extremidade em cada mão, com as mãos viradas para baixo. Dobre os joelhos levemente e incline-se para frente, mantendo as costas retas.

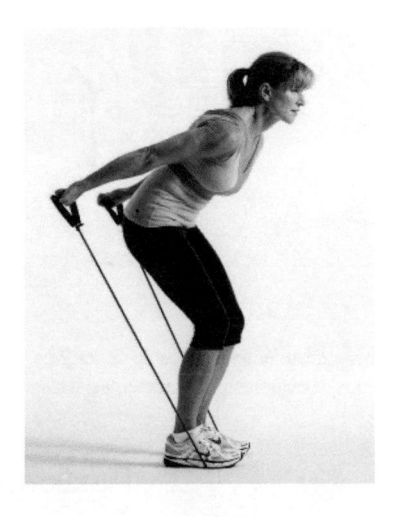

2. Puxe a faixa para cima e para trás. Mantenha a posição e conte até 5; abaixe e repita 20 vezes.

Joelhos para cima: *abdômen*

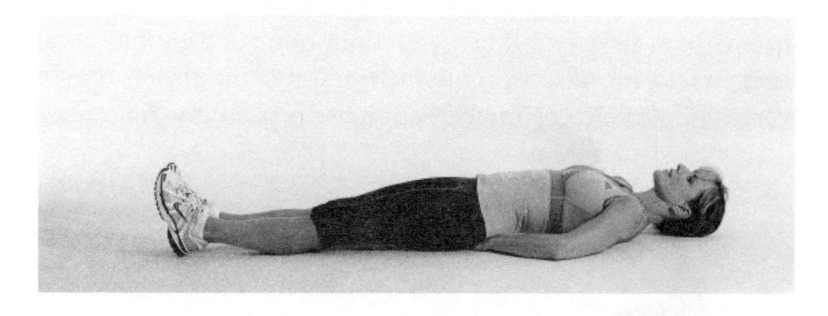

1. Deite-se de costas, com as mãos sob as nádegas, palmas para baixo.

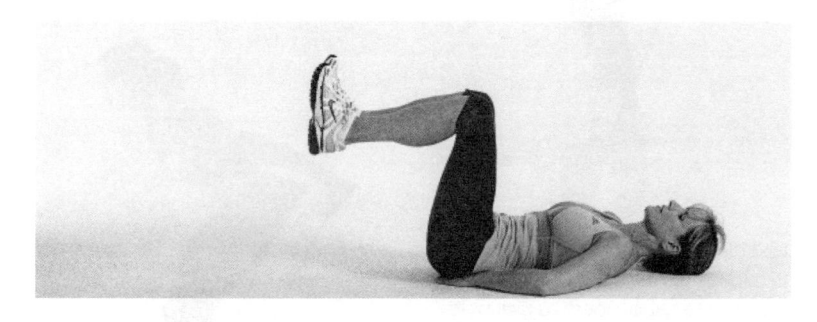

2. Lentamente, levante os joelhos até o peito, mantenha a posição por 5 segundos, e então estenda as pernas, tocando o solo. Repita 20 vezes.

Programa avançado

Muitos exercícios avançados exigem o uso de halteres. Escolha um peso que seja leve o suficiente para que você o levante sem fazer muito esforço, mas pesado o suficiente para que as últimas duas ou três repetições sejam um desafio. Para muitas pessoas, os halteres de quatro quilos e meio a sete quilos funcionam melhor para os exercícios de levantamento, os de dois quilos e meio a quatro quilos e meio para os "coices" de tríceps, os de quatro quilos e meio a nove quilos para as rotações de bíceps, e os de sete a nove quilos para os mergulhos. À medida que você ganha força, o exercício irá parecer mais fácil, mesmo na última repetição. Quando isso acontecer, aumente o peso dos halteres.

Levantamento: *ombros*

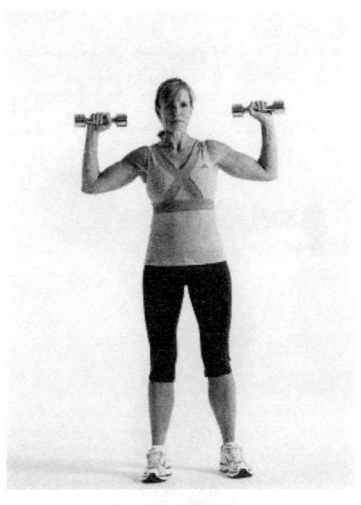

1. Fique em pé com os pés sob os quadris e segure um haltere em cada mão. Levante os halteres até a altura do ombro.

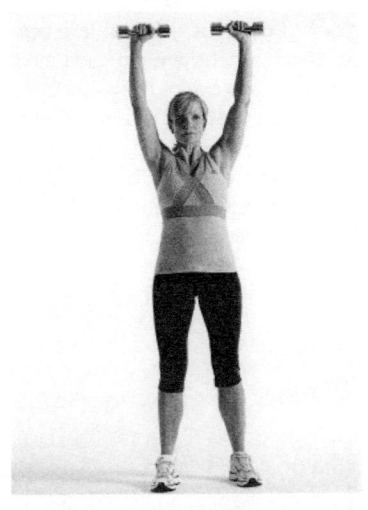

2. Estenda os braços enquanto levanta os pesos em direção ao teto. Abaixe e repita 20 vezes.

"Coice" do tríceps: *tríceps*

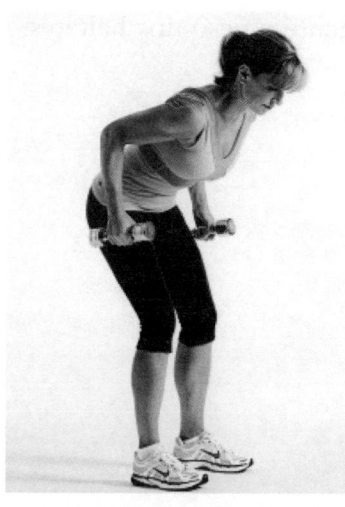

1. Dobre os joelhos levemente. Segure um haltere em cada mão. Dobre os cotovelos, segurando os pesos de forma que a parte superior do braço esteja paralela ao chão, e o antebraço esteja perpendicular ao chão. Mantenha a parte superior dos braços o mais próximo possível do seu torso.

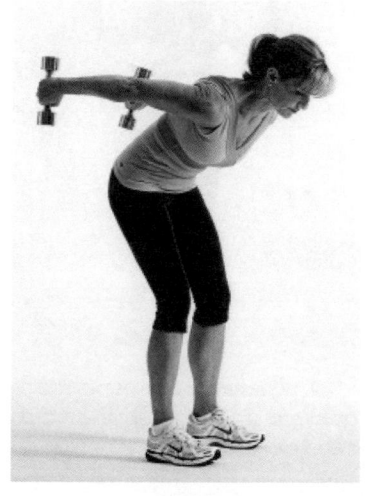

2. Estenda os braços, levantando os pesos para trás. Abaixe e repita 20 vezes.

Rotação do bíceps com halteres: *parte superior dos braços*

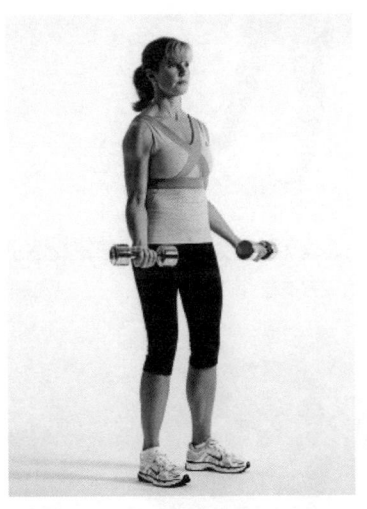

1. Fique em pé com um par de halteres em uma das mãos, e as mãos estendidas para baixo.

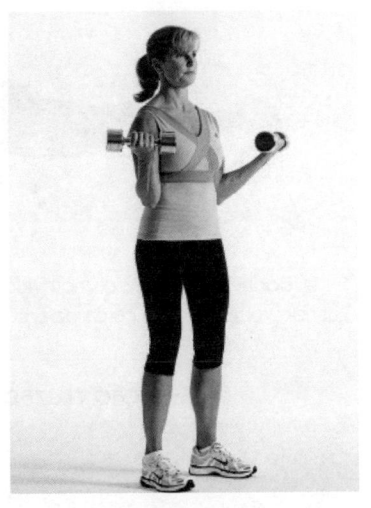

2. Mantendo os pulsos retos, dobre os braços, trazendo as mãos em direção aos bíceps. Abaixe e repita 20 vezes.

Marinheiro: *peito e braços*

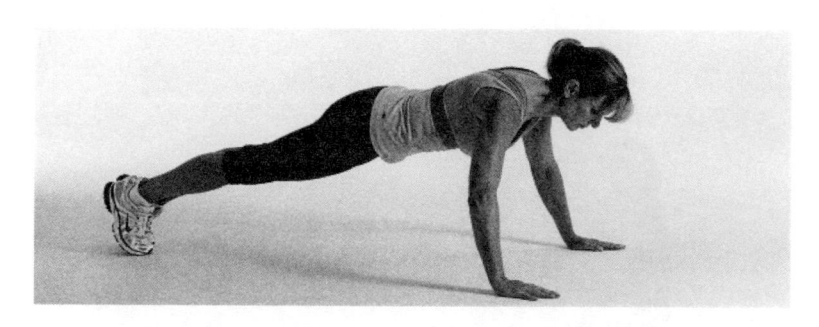

1. Fique em posição reta, com as pernas estendidas e as mãos no chão, sob os ombros.

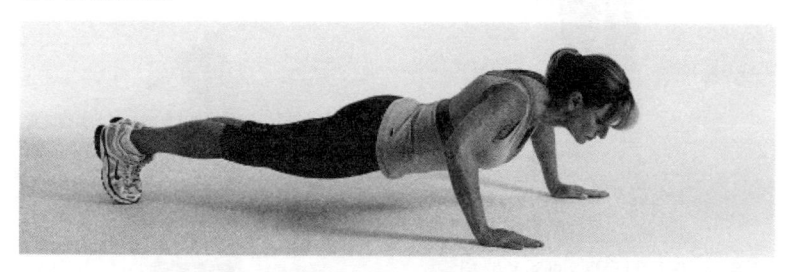

2. Dobre lentamente os cotovelos, movendo o peito em direção ao chão. Quando você chegar a cerca de 5 centímetros do chão, volte à posição inicial e repita 15 vezes.

Torção cruzada plana: *abdômen*

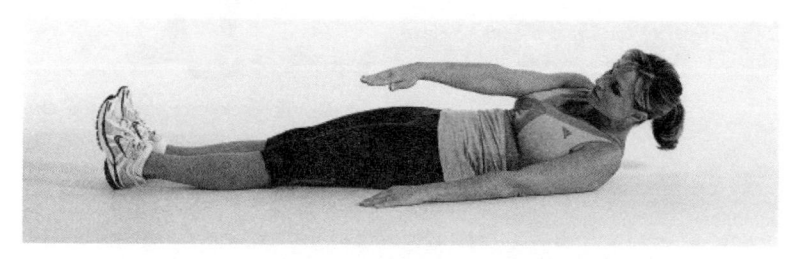

1. Deite-se de costas, com os braços junto ao corpo. Levante o ombro direito ao mesmo tempo em que estende a mão em direção ao joelho esquerdo. Abaixe e troque de lado, alternando os lados por 10 a 15 vezes.

Flexões: *abdômen*

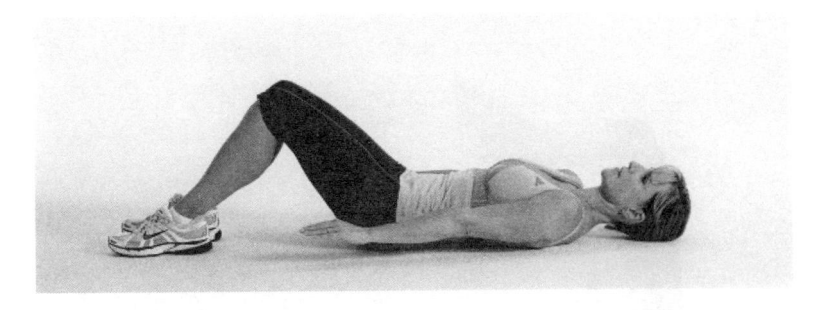

1. Deite-se de costas, com os pés no chão e os joelhos levemente dobrados. Descanse as mãos junto ao corpo.

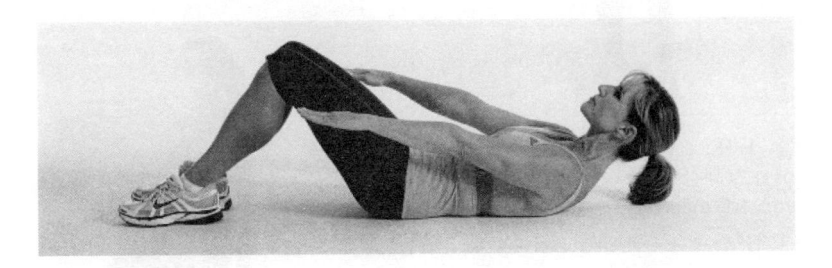

2. Levante a cabeça e os ombros até que o meio das costas saia do chão. Estenda as mãos em direção aos joelhos. Mantenha por 3 segundos; abaixe e repita 20 vezes.

Mergulho com halteres: *pernas e glúteos*

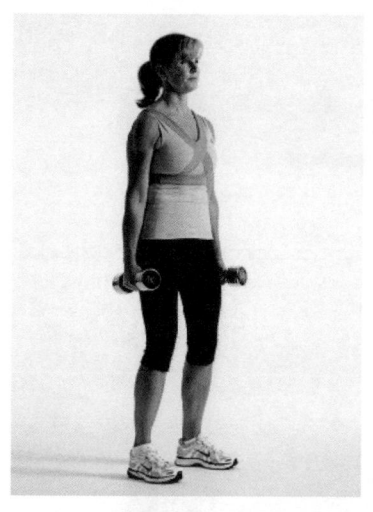

1. Fique em pé com os pés sob os quadris. Segure um par de halteres em cada mão.

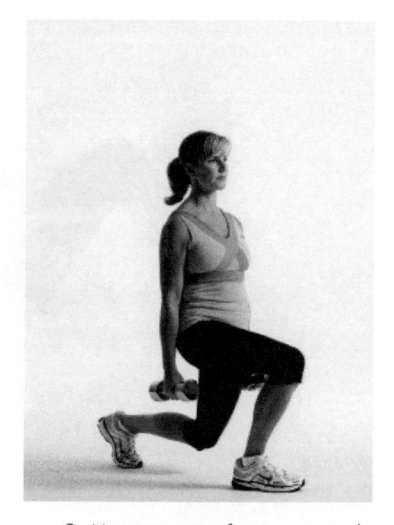

2. Mova-se para frente cerca de meio metro com a perna direita, dobre os joelhos e abaixe-se, como em um mergulho. Quando ambos os joelhos se dobrarem em ângulos retos, levante-se e retorne à posição inicial.

3. Repita com a perna esquerda. Continue a alternar a direita e a esquerda até completar 20 repetições.

Ponte de bola: *glúteos, pernas e costas*

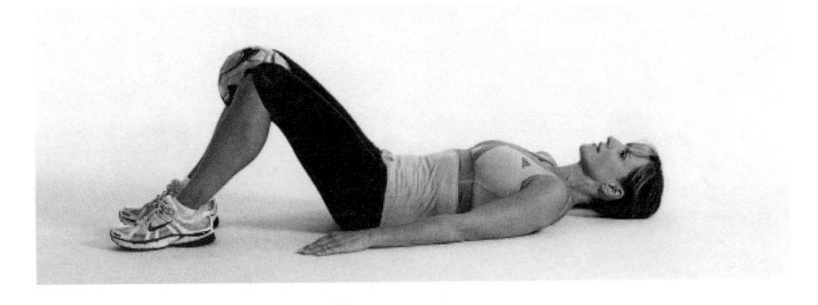

1. Deite-se de costas com os joelhos dobrados. Coloque uma pequena bola (como uma bola de criança, ou uma bola de futebol) entre os joelhos. Descanse os braços junto ao corpo.

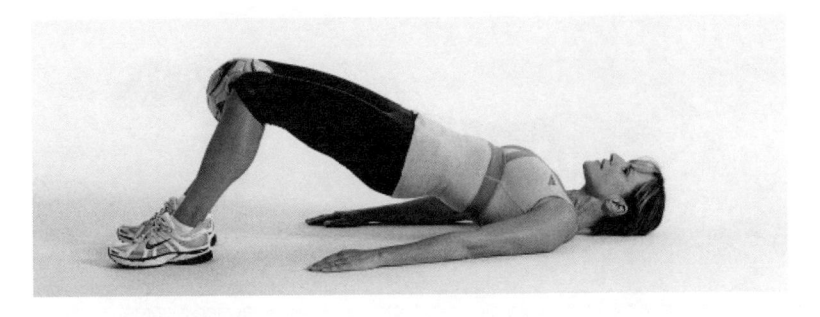

2. Pressione os pés enquanto levanta os quadris em direção ao teto. Mantenha e conte até 5; abaixe e repita 20 vezes.

Extensão das costas: *parte inferior das costas*

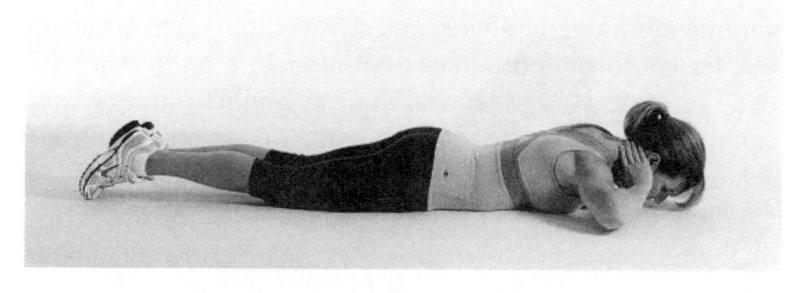

1. Deite-se de bruços. Coloque as mãos atrás da cabeça, cotovelos para os lados. Estenda as pernas e encolha o quadril.

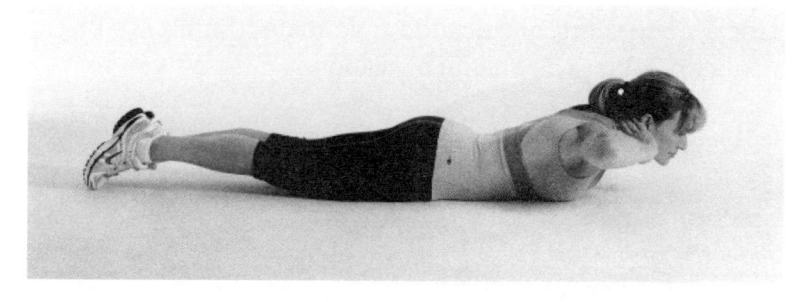

2. Levante a parte superior do corpo o mais alto que puder. Mantenha a posição e conte até 5; abaixe e repita 10 vezes.

Faça acontecer

Cerca de metade das pessoas que começam um programa de exercícios deixa de fazê-los em seis meses. Eu quero que você continue com os seus novos hábitos de exercícios para sempre.

Siga estes conselhos:
Não faça por vaidade. Encontre um motivo para se

exercitar que não tenha nada a ver com o tamanho ou forma do seu corpo. Estudos realizados na Universidade de Michigan mostram que mulheres que se exercitam apenas para se manter em forma ou perder peso tendem a praticar a atividade cerca de 40% a menos do que as mulheres que se exercitam por outros motivos, como reduzir o estresse, melhorar o humor ou manter uma boa vida social (e sim, o exercício realmente pode fazer tudo isso, e ainda mais).

Então, pense em modos de se exercitar que você possa achar agradáveis. Você gosta da vida ao ar livre? Então pense em caminhar em um parque uma vez por dia. Gosta de conversar com os amigos? Pense em encontrar um amigo todas as manhãs ou todas as noites para uma caminhada. Gosta de se sentir alcançando uma meta? Então estabeleça pequenos objetivos e tente buscá-los.

Use um pedômetro. Os pedômetros que medem os passos são grandes motivadores. Use um por alguns dias para obter uma linha de base. A maioria dos adultos sedentários dá cerca de 5.000 passos por dia, então tente dobrar o seu número de passos diários.

Pense pequeno, e recompense a si mesmo frequentemente. O quão confiante você se sente sobre a sua capacidade de caminhar cinco minutos por dia? E quanto a dez minutos? E 15? Não existe resposta certa aqui. É melhor começar aos poucos, com uma quantidade de exercícios que faça você se sentir confortável e não o intimide, e ir aumentando lentamente até chegar a uma quantidade ideal com o tempo, do que fazer uma mudança muito grande que o levará a duvidar de sua capacidade de obter sucesso. Cada vez que você atinge um objetivo pequeno, torna-se mais confiante a respeito de suas capacidades, o que lhe ajuda a atingir um objetivo maior no futuro. Por outro lado, se você estabelece objetivos ambiciosos, como resoluções de ano-novo, e falha continuamente em atingi-los, sua autoconfiança diminui continuamente.

Estabeleça os menores objetivos possíveis – objetivos que você sabe, sem dúvida, que pode cumprir. Mantenha um registro dos seus exercícios em um diário. Escreva sobre cada pequeno passo dado na direção certa. Uma vez por semana, leia o diário para ver o quão longe chegou. Isso o ajudará a concentrar-se nos seus sucessos e não nos fracassos, e a construir a sua confiança.

Não se preocupe com a intensidade até que você já esteja se exercitando há algum tempo. Metade das pessoas que fazem exercícios vigorosos desiste, em comparação a 30% das pessoas que fazem exercícios mais moderados. Qualquer exercício – mesmo em um ritmo muito lento – é melhor que nenhum exercício. Se você ficar estagnado, pode pensar em fazer um tipo de exercício mais intenso, como o treinamento de intervalo, no qual você varia a intensidade da atividade, mas apenas depois de ter estabelecido o hábito de praticar exercícios físicos em primeiro lugar.

Mexa-se todos os dias, em vez de todas as semanas. Eu prefiro que você faça um pouco de exercício diariamente do que muito exercício apenas uma ou duas vezes por semana (ou uma vez por ano, no segundo dia de janeiro). O exercício diário, mesmo apenas em pequenas quantidades, mantém as células musculares receptivas ao hormônio insulina. Apenas dois dias de inatividade, de acordo com uma pesquisa da Universidade de Missouri-Columbia, causa uma queda de um terço na sensibilidade à insulina. Isso significa que a insulina não consegue levar o açúcar facilmente para as células musculares, e ao invés disso o leva para as células de gordura. O que é mais importante: descobri que é mais fácil para a maioria das pessoas estabelecer o hábito de se movimentar um pouco todos os dias. É muito mais intimidante malhar por 60 minutos, mesmo se você fizer isso apenas uma vez por semana, do que se exercitar um pouquinho todos os dias.

> *Minimagro*: Participantes de um estudo da Universidade de Missouri-Columbia que caminharam com um cachorro começaram com três passeios de dez minutos por semana e aumentaram naturalmente a frequência e o tempo para cinco passeios de 20 minutos por semana. Eles também perderam mais de seis quilos em um ano.

Combine o movimento com algo que você faz todos os dias. Se você tem um intervalo regular no trabalho, vá dar uma caminhada em vez de ir conversar junto ao bebedouro ou sentar-se na sala de estar (que só vai tentá-lo a comer). Ou faça isso antes ou depois das refeições.

Investigue novas rotas para caminhadas. Pesquisas mostram que as pessoas tendem a caminhar para mais longe e com mais frequência quando elas sabem o local de uma série de diferentes parques, trilhas, vizinhanças com calçadas, instalações de recreação e shoppings.

Convide um amigo para se exercitar com você. Caminhar com um amigo aumentará significativamente a probabilidade de que você vá andar de forma consistente. O seu amigo não apenas tornará a caminhada mais agradável, mas também irá lhe cobrar responsabilidade. É fácil romper um compromisso com você mesmo, mas é mais difícil quebrar um compromisso com outra pessoa.

Parte três

Soluções do *Como emagrecer*

10
A solução definitiva para o peso que não quer ir embora

Você não encontrará este tipo de capítulo na maioria dos livros de dieta. Isso acontece porque a *maioria* das dietas é cheia de promessas falsas. Elas querem que você acredite que fazer dieta é fácil, mas não é tão fácil assim se você tiver um problema que trabalhe contra os seus maiores esforços para mudar os seus hábitos de alimentação e exercícios. É por isso que considero este capítulo o mais importante deste livro. Se você estiver seguindo os cardápios do *Como emagrecer* e as dicas de estilo de vida na Parte 2, e tiver perdido muito pouco peso ou estiver lutando continuamente com uma fome extrema, *alguma outra coisa está acontecendo*. Não é você. Não é o seu corpo. Todas as pessoas que eu atendo no Programa Abrangente de Controle de Peso em Nova York tentaram de tudo e não conseguem perder peso. Algumas chegaram a fazer cirurgias para perder peso, apenas para descobrir que ou não conseguiam perder peso, ou perdiam e logo depois recuperavam. Eu me especializei no "Paciente Intratável". Esse é o título de uma palestra que dei no curso sobre obesidade de Harvard, um curso de educação continuada para médicos. Nem todo paciente considerado intratável que me consulta termina perdendo peso, mas eu frequentemente consigo ajudá-los a obter sucesso onde outros falharam, procurando problemas simples, como o uso de medicamentos receitados ou não, uma doença, ou um mecanismo teimoso de regulagem de peso. Use este capítulo para tratar do problema. Talvez um dos obstáculos a seguir esteja bloqueando o seu caminho para o sucesso.

Obstáculo para a perda de peso: má qualidade do sono

Com 1,83 m de altura, Stew tinha 60 anos de idade e pesava 134 quilos. O seu índice de massa corporal, de 40, o qualificava como um candidato para a cirurgia, mas ele queria perder peso sem enfrentar a faca. A cintura dele media 137 centímetros, sua pressão sanguínea era de 14/9, e seu nível de açúcar em jejum, de 110. Ele estava tomando mais remédios do que qualquer pessoa razoável pode controlar, incluindo quatro medicamentos diferentes para controlar a pressão, e nada estava funcionando. Eu percebi que os olhos dele estavam injetados de sangue. Ele também estava lutando para acompanhar o que eu dizia. Ocasionalmente, eu lhe fazia uma pergunta e ele olhava para o nada, sem perceber que eu estava esperando uma resposta.

Eu tinha uma boa suspeita do porquê de ele estar lutando contra o peso.

— Como você se sente quando acorda? — perguntei.

— Cansado — disse ele. — Preciso dormir pelo menos dez horas para me sentir satisfeito.

A esposa dele interrompeu:

— Ele ronca. Eu tenho que dormir com protetores de ouvido.

Eu não precisava ouvir mais nada. Sabia por que Stew estava tendo problemas. Ele tinha apneia do sono, uma condição que causa o colapso das vias aéreas durante o sono, parando a respiração dele centenas de vezes durante a noite, interrompendo repetidamente um sono reparador e acordando-o ou impedindo que ele alcançasse os níveis profundos de sono de que precisava para se sentir descansado. Recomendei que ele usasse um aparelho que sopra ar aquecido e umidificado para as vias aéreas, impedindo que entrem em colapso. Stew passou a dormir mais profundamente, e começou também a perder peso.

COMO EMAGRECER E POR QUE O SONO AFETA O PESO

Nosso corpo funciona como um relógio programado, com certos processos acontecendo à noite e outros durante o dia. À noite, o corpo secreta hormônios restauradores, abaixa a pressão sanguínea, consolida as memórias, e mais. Todos esses processos restauradores, entretanto, acontecem apenas se você dormir um número de horas suficientes e na hora certa. Dormir menos de sete horas ou durante o dia, ao invés de durante a noite, atrapalha este relógio para a maioria das pessoas. Numerosos estudos mostram que uma privação de sono de apenas duas horas por noite altera os hormônios que afetam o apetite. Os níveis da leptina, o hormônio de satisfação, caem, e os níveis da grelina e do cortisol, o hormônio de fome e o hormônio de estresse, aumentam. Níveis mais altos de cortisol tornam as células mais resistentes ao hormônio insulina, fazendo com que este hormônio de armazenamento de gordura aumente, também. Dois dias de privação de sono resultaram em um salto de 24% na fome, e de 23% no apetite, para homens que participaram de um estudo da

Universidade de Chicago. Os homens ficaram com vontade de comer, particularmente, doces altamente calóricos. A privação do sono também faz com que você se sinta preguiçoso, e em vez de andar pela cidade, você pega o ônibus. Em vez de subir as escadas, você aperta o botão do elevador. Em vez de cuidar do jardim, você vai direto para a rede.

> Minimagro: Pesquisadores da Universidade de Bristol acompanharam os hábitos de sono e suas consequências na saúde de crianças, adolescentes e adultos por muitos anos, e chegaram a algumas descobertas surpreendentes. Crianças de dois anos que não dormiam o suficiente corriam maior risco de se tornar obesas aos 7 anos do que as crianças de dois anos que dormiam bem. Os pesquisadores foram capazes de mostrar que a falta de sono desregulava os hormônios da satisfação, causando um aumento nos níveis dos hormônios de fome e estresse, e uma queda nos hormônios de satisfação. Com o tempo, isso levou a uma resistência à insulina e à leptina.

Nas páginas seguintes, eu listei algumas das razões mais comuns para a perda de sono, juntamente com dicas do que fazer a respeito.

Conselhos para a apneia do sono:

As pessoas que têm apneia do sono roncam alto, e frequentemente acordam engasgadas ou sufocadas, com falta de ar. Quando você chega aos níveis mais profundos e restauradores do sono, os músculos do corpo ficam paralisados. Isso impede que você "viva" os seus sonhos e permita ao corpo que descanse e se recupere. O problema é que sem o uso dos músculos, as vias aéreas entram em colapso facilmente. O palato mole pode relaxar e a língua pode escorregar para trás, bloqueando as vias aéreas.

Quando as vias aéreas estão bloqueadas, a respiração é suspensa até que os níveis de oxigênio do cérebro caiam o suficiente para sinalizar ao cérebro que algo está errado. Então, o cérebro arranca o corpo do sono profundo, ativando os músculos que controlam a respiração, e você acorda. Imagine o quão descansado você se sentiria se alguém o sacudisse 20 vezes por noite, a cada hora, enquanto dorme. Na semana passada, atendi um homem que parava de respirar 62 vezes por hora! Você pode acordar por um período tão curto de tempo que, entretanto, nem se lembra que acordou. É por isso que tantos dos meus pacientes ficam surpresos quando eu sugiro que eles têm um distúrbio do sono, como a apneia, porque eles afirmam que estão dormindo.

A apneia do sono é mais comum em homens, em pessoas acima dos 40 anos, e em pessoas com uma grande circunferência de pescoço. À medida que você ganha peso, a gordura pode se acumular ao redor das vias aéreas, estreitando-as e causando problemas de respiração. Se a circunferência do seu pescoço é maior do que 40 centímetros (para mulheres) e 43 centímetros (para homens), você corre um risco muito maior de desenvolver apneia. Se você for uma mulher jovem com uma circunferência de pescoço menor não significa que esteja imune à apneia. Já tratei de pacientes que eram jovens e estavam apenas moderadamente acima do peso, e que tinham esse problema de sono. Eles poderiam ter um problema estrutural na boca e na língua.

Não beba álcool ou tome medicamentos para dormir. Ambos relaxam as vias aéreas ainda mais, tornando o colapso mais provável. Eu frequentemente pergunto aos meus pacientes se eles se sentiram mais cansados na manhã seguinte ao consumo de medicamentos para dormir. Se a resposta é sim, considero a hipótese de investigar se eles têm apneia.

Não durma de costas. O palato mole e a língua escorregam para trás quando você dorme de costas, aumentando a probabilidade de as vias aéreas serem bloqueadas. Dormir de lado ou de bruços alivia a apneia. Algumas pessoas recomendam costurar uma bola de tênis em um saquinho preso às costas de uma camiseta justa e vesti-la durante a noite para encorajar o paciente a ficar de lado.

VOCÊ TEM APNEIA DO SONO?

Se você responder *sim* a qualquer uma das perguntas abaixo, você pode ter apneia do sono:
- Você ronca alto, às vezes engasgando com a falta de ar?
- Você se sente cansado quando acorda pela manhã?
- Você acorda com dor de cabeça?
- Você se sente cansado durante o dia?
- Você tende a cochilar enquanto está sentado, lendo, assistindo à televisão ou dirigindo?
- Você tem problemas para se concentrar ou lembrar-se das coisas?
- Os seus olhos estão frequentemente injetados, cheios de sangue?
- Você acorda com frequência para urinar?

Se você respondeu sim a uma ou mais perguntas, discuta os sintomas com o seu médico.

Pergunte ao seu médico sobre um estudo do sono e a **CPAP**. CPAP significa *Continuous Positive Airway Pressure*, ou Pressão das Vias Aéreas Contínua Positiva. É uma máscara que você usa sobre o nariz durante o sono. O ar aquecido, que vem de um aparelho conectado à máscara, passa por ela e entra gentilmente na passagem nasal, impedindo que a garganta colapse enquanto você dorme.

CONSELHOS PARA A INSÔNIA:

A insônia pode fazer com que você: role na cama para tentar dormir; acorde repetidas vezes durante a noite; seja impedido de chegar aos estágios mais profundos e restauradores do sono; acorde muito cedo de manhã. Se você acha que tem insônia, discuta o problema com o seu médico, e tente as seguintes soluções:

Evite a cafeína. A cafeína permanece no corpo por entre três e 13 horas, produzindo uma sensação de alerta. Pare de consumir aos poucos, aumentando o número de horas sem cafeína antes de ir dormir, e alternando bebidas com cafeína que você consome com bebidas descafeinadas.

Não beba antes de dormir. Uma bebida alcoólica pode fazer você dormir mais depressa, mas pode atrapalhar o sono durante a noite, acordando-o repetidamente. Ela também impede que você chegue aos estágios mais profundos e restauradores do sono.

Não coma muito antes de ir dormir. Além de ser um bom modo de armazenar calorias eficientemente e ganhar peso, comer pouco tempo antes de ir para a cama pode fazer com que você acorde no meio da noite. Às vezes isso ocorre porque você está queimando as calorias e isso o estimula a acordar, e às vezes porque você tem azia ou refluxo. A azia é uma causa comum de acordar no meio da noite. Tomar antiácido com supervisão de seu médico, pode ajudar evitá-la.

Tome um banho antes de ir dormir. A água aumentará a temperatura interna do seu corpo. Depois, à medida que a temperatura corporal cai, você ficará sonolento e dormirá mais facilmente.

Exercite-se. O exercício regular parece melhorar a qualidade de sono. Para algumas pessoas, fazer exercício à noite, depois do jantar, as mantém acordadas. Se isso acontecer com você, mude para uma rotina de exercícios matinal.

Durma sozinho. Muitas pessoas acordam com menos frequência se dormirem sozinhas, longe das distrrações causadas por um parceiro ou bichinho de estimação.

CONSELHOS PARA QUEM DORME POUCO

Vá para a cama mais cedo, ainda que isso signifique que você terá de acordar mais cedo. Se você fica sonolento durante o dia, não está dormindo o suficiente. O que o está mantendo acordado à noite? Quando faço essa pergunta aos meus pacientes, descubro que eles estão fazendo todo tipo de coisa que não precisariam de fato fazer. Eles navegam na internet. Assistem à TV. Lavam roupa. Planeje o seu dia de modo a ir para a cama mais cedo. Pense no que você está fazendo à noite, e que lhe mantém acordado. Você realmente precisa fazer aquilo?

Conselhos para quem muda de turno no trabalho

Se você trabalha à noite, ou em turnos intercalados, terá mais problemas para perder peso, porque está trabalhando contra a fisiologia normal do corpo. O seu corpo jamais se ajustará a mudanças de turno, mas você pode reduzir o impacto sobre ele e o seu peso.

Em primeiro lugar, tente melhorar a qualidade de sono durante o dia usando protetores de ouvido e uma máscara para os olhos. Evite grandes refeições antes da hora habitual de dormir. E siga os seguintes conselhos:

Exercite-se regularmente. O exercício pode ajudar a mudar o seu ritmo circadiano, proporcionando mais descanso durante o sono diurno.

Tire cochilos. Converse com o seu supervisor sobre permitir um cochilo de uma hora durante o turno. Um estudo de um ano realizado com 12 pessoas que trabalhavam em turnos descobriu que cochilar aumentava o estado de alerta durante o trabalho em 44%.

Use óculos escuros. Bloqueie a maior quantidade possível de luz solar pela manhã, quando sair do trabalho, para continuar a enganar o cérebro e fazer com que ele pense que é de noite.

Conselhos para o *jet lag*

Voar atravessando diferentes fusos horários força o cérebro e o corpo a sair de seu padrão de sono normal e adotar um novo. Se você viaja de avião apenas uma vez por ano, de férias, isso pode não afetar você, mas, se voa frequentemente a negócios, o *jet lag* pode atrapalhar os seus esforços para perder peso. A maioria das pessoas não experimenta o *jet lag* até que atravessem três ou mais fusos horários, e geralmente é necessário um dia para você se ajustar a cada fuso que cruza. O seu corpo ainda quer dormir na hora normal, e você rola na cama quando tenta adormecer no horário novo. Então, fica mais cansado e sente mais fome no dia seguinte.

Se você for permanecer no seu destino apenas por alguns dias, mantenha a sua rotina tanto quanto for possível. Faça as refeições com base no seu horário de casa, exercite-se nos horários habituais (antigos) e durma e acorde obedecendo a esses horários (tanto quanto a sua agenda permitir). Se você ficar por um tempo mais longo, siga estes conselhos para encorajar uma transição mais rápida para cada novo fuso horário:

Acostume-se com o novo horário logo que possível. Vá dormir e acorde segundo o novo fuso horário, e faça as refeições da mesma forma. Isso inclui o voo.

Caminhe ao ar livre sempre que sentir cansaço durante o dia. Isso o levará a um estado de alerta.

Exponha-se à luz do sol. Se você está viajando em direção oeste, os melhores horários para se expor à luz são a tarde e o início da noite. Se você está indo em direção leste, saia de casa durante a manhã e o início da tarde. A exposição à luz nesses horários ajudará a reajustar o seu ritmo circadiano para o novo fuso horário.

Tome um café da manhã com muita proteína. A proteína o ajudará a entrar em estado de alerta, e você vai conseguir ficar acordado mais facilmente quando o seu corpo quiser dormir.

Tome um banho antes de dormir. Um banho irá aumentar a temperatura interna do corpo. Depois, à medida que a temperatura corporal cai, você ficará sonolento.

Obstáculo para a perda de peso: O que há no seu armário de remédios?

Como tantas pessoas que eu aconselho, Sarah parecia ir na direção certa em seus esforços para perder peso. Ela já tinha conseguido perder 45 quilos, seguindo uma dieta de baixo teor de carboidratos e se exercitando de 30 a 90 minutos por dia. O problema era que ela havia recuperado 18 quilos em apenas quatro meses, e ela jurava que não havia mudado nenhum dos seus hábitos de vida.

— Na verdade, estou comendo menos e me exercitando mais do que quando consegui perder peso — contou-me. — O que está acontecendo?

Ela estava frustrada, e eu não a culpava. Eu estava perplexo, também. Nós fizemos uma bateria completa de testes. Tudo estava normal. Pedi a ela que mantivesse um diário alimentar e, de fato, ela estava se alimentando de forma que deveria levá-la a perder e não ganhar peso. Eu estava estupefato.

— Você está tomando alguma medicação? — perguntei.
— Talvez alguma coisa nova?
Na mosca.
— Estou tomando difenidramina para me ajudar a dormir — disse ela. — O bairro onde eu moro é muito barulhento e o barulho não me deixa dormir se eu não tomar o remédio.

A difenidramina é um anti-histamínico potente, e Sarah estava tomando três comprimidos todas as noites, o que é uma dose alta. Nós havíamos encontrado a causa do problema. Mudei sua medicação para dormir, e ela começou a perder peso novamente.

> *Minimagro*: Alguns dos seguintes tipos de medicamentos podem interferir com a perda de peso:
> - Medicamentos para diabetes
> - Medicamentos para alergia
> - Medicamentos para dormir vendidos sem receita
> - Medicamentos usados para tratar de doenças cardíacas e pressão alta
> - Medicamentos usados para tratar depressão e distúrbios de humor
> - Medicamentos usados para tratar epilepsia
> - Medicamentos usados para tratar enxaquecas
> - Certos tratamentos hormonais para inflamações, fertilidade e câncer

Eu já tratei de inúmeros pacientes como Sarah, pacientes cujos esforços para perder peso eram anulados porque eles estavam tomando certos tipos de medicação. Em alguns casos, os remédios haviam causado um ganho de peso de até quatro quilos e meio por mês, enquanto eles tentavam diligentemente *perder* peso.

Algumas medicações têm o infeliz efeito colateral de desacelerar o metabolismo ou aumentar a fome. Medicamentos usados para tratar de distúrbios de humor, diabetes e pressão alta são os culpados mais comuns. Se você começou recentemente a tomar um novo medicamento e ganhou peso, pergunte ao seu médico se o ganho de peso é um dos efeitos colaterais do remédio.

Trabalhe em conjunto com o seu médico para tentar encontrar uma alternativa que não afete o seu peso. Não pare de tomar nenhum medicamento receitado sem consultar o seu médico. Marque uma consulta para discutir a possibilidade de o medicamento estar fazendo você ganhar peso, e ver se existe uma alternativa melhor.

Você pode ter de tentar alguns medicamentos diferentes antes de encontrar um que funcione. Trabalhei recentemente com uma mulher que estava tomando dois medicamentos para diabetes que provocam ganho de peso. O médico dela já tinha tentado mudar a medicação para diabetes para uma alternativa que provocasse perda de peso, mas ela não conseguia tolerar os outros efeitos colaterais. Quando veio me ver, estava desmoralizada, porque achava que suas opções haviam terminado.

— Existem três ou quatro medicamentos que podemos tentar — eu disse a ela.

Nós tentamos outro remédio, e ela finalmente conseguiu perder peso e ao mesmo tempo controlar a diabetes.

SE VOCÊ AINDA NÃO CONSEGUE PERDER PESO

Isto não vai fazer de mim uma pessoa popular, mas precisa ser dito. Algumas pessoas simplesmente não conseguem perder peso facilmente. Se você tentar tudo neste livro, dormir melhor, investigar o seu armário de remédios, e *ainda assim* perder pouco ou nenhum peso, não desista. Você pode não conseguir perder peso, mas pode estabilizá-lo, e parar de ganhar peso. Se você pesar 100 quilos agora, isso é melhor do que pesar 115, e 115 é melhor que 125. Mantenha a linha.

Considere também a possibilidade de conversar com o seu médico sobre o uso de medicamentos e procedimentos que podem ajudar você a perder peso, especialmente se o seu peso está afetando a sua saúde. O excesso de peso e a obesidade aumentam o risco de praticamente todas as doenças existentes no planeta, incluindo as três mais letais: doenças cardíacas, diabetes e câncer. Você não deve se sentir culpado se não conseguir perder peso apenas com metodologias de estilo de vida. Seria a mesma coisa que um paciente cardíaco se sentir culpado por não conseguir reverter a doença sem medicação, ou um paciente de câncer tentando curar-se por meio de exercícios e dieta.

Para fazer com que o seu peso caia, você pode precisar de ajuda de medicamentos. É muito frequente que as pessoas tomem remédios para todas as complicações do excesso de peso. Os pacientes vêm ao meu consultório já tomando medicamentos para baixar o colesterol, estabilizar a pressão, controlar a diabetes, e a lista segue em frente. O tipo de paciente que me procura está tomando, normalmente, sete ou mais medicamentos! Ainda assim, se eles tomarem um remédio que os ajude a perder peso, podem com o tempo ser capazes de reverter esses problemas e muitos outros. Mas os médicos ainda não prescrevem medicamentos para o tratamento da obesidade tão frequentemente quanto talvez devessem, considerando-se a seriedade do problema. Um obstáculo é a falta de seguro médico, embora a perda de peso obtida com medicamentos seja cerca de duas vezes maior do que a obtida apenas com dieta e exercícios. Há evidências fortes e crescentes de que a medicação, em conjunto com um programa como o meu, pode produzir múltiplos benefícios para a saúde.

Embora apenas poucos medicamentos de prescrição médica possam ajudar a encorajar a perda e a manutenção do peso, muitos medicamentos promissores e combinações de remédios estão agora em processo de desenvolvimento. Como todos os medicamentos têm efeitos colaterais, entretanto, nem todos devem tomá-los. Em geral, recomendo que você considere a possibilidade de tomar medicamentos para perder peso apenas se o seu índice de massa corporal (IMC) for de 30 ou mais, ou se o seu IMC for de 27 ou mais e você tiver um problema de saúde relacionado ao excesso de peso, como pressão alta, diabetes ou colesterol alto.

Converse com o seu médico sobre a possibilidade de usar um ou mais dos seguintes medicamentos de perda de peso. Lembre-se de que não deve tomar remédio sem prescrição médica:

Sibutramina:

Histórico: A sibutramina está disponível nos Estados Unidos há mais de dez anos. As pessoas que tomam o medicamento e perdem peso normalmente têm benefícios colaterais que incluem níveis mais baixos de triglicerídeos, LDL (o colesterol "ruim"), e colesterol total. Elas também apresentam um aumento do HDL (o colesterol "bom").

Dose: 5, 10 ou 15 miligramas pela manhã.

Como funciona: Controla o apetite e pode ter um efeito metabólico modesto.

Benefícios potenciais: Em estudos, pacientes perderam uma média de quatro quilos e meio a mais do que aqueles que tomaram um placebo, e que estavam seguindo um programa de dieta e exercícios. Um estudo de segurança de longo prazo está atualmente em progresso, para determinar se o uso da sibutramina é seguro em pacientes de alto risco com problemas se saúde.

Possíveis efeitos colaterais: Dores de cabeça, constipação, fadiga e secura na boca. O medicamento pode aumentar a pressão sanguínea e a pulsação em curto e longo prazo, especialmente se houver recuperação do peso, então, é preciso monitorar a pressão e o pulso a cada poucos meses.

Melhor para: Pessoas que têm um apetite elevado, não se sentem satisfeitas depois de comer, pensam em comida durante muito tempo, têm menos de 35 anos e não têm pressão alta, doenças cardíacas ou fatores de risco cardiovasculares.

Alli (Orlistat*):

Histórico: Anteriormente disponível sob prescrição com o nome Xenical, este medicamento livremente vendido em farmácias dos Estados Unidos tem um excelente histórico de segurança. O Alli contém metade da dose de prescrição do Xenical. Ele tem se mostrado eficiente tanto em melhorar a perda de peso quanto em impedir a recuperação do peso. As pessoas que tomam esse medicamento usualmente experimentam benefícios colaterais que incluem níveis reduzidos de LDL (o colesterol "ruim"), pressão sanguínea e insulina. Elas também adquirem uma maior tolerância à glicose e melhores níveis de HDL (o colesterol "bom").

Dose: 60 miligramas com cada refeição.

Como funciona: Diminui a absorção de gordura pelo intestino em cerca de 25%. Isso reduz a quantidade de calorias que o corpo absorve dos alimentos que você come.

Benefício potencial: Perda de peso de cerca de 50% a mais do que você perderia apenas com dieta e exercícios.

Possíveis efeitos colaterais: Diarreia, gases, estômago estufado e desconforto abdominal. Um suplemento de psyllium (fibra) diário todas as noites pode reduzir os sintomas.

Melhor para: O Alli é tão seguro que qualquer pessoa que esteja dentro dos critérios de IMC descritos anteriormente pode usá-lo. Ele é mais eficiente em pessoas que ganham peso apesar de não sentirem fome, têm fatores de risco para doenças cardíacas, comem fora muito frequentemente, e estão tomando outros medicamentos.

---

* Este remédio só é vendido pela internet (importado dos EUA) e equivale à metade da droga contida na dosagem do Xenical e outros. (N.T.)

Adipex (Fentermina*):
Histórico: A fentermina está disponível nos Estados Unidos há mais de 50 anos. Ela tem comprovadamente demonstrado reduzir o peso em cerca de quatro quilos a mais do que apenas a dieta e os exercícios. É aprovado nos Estados Unidos para um uso de três meses. Até o momento, nenhum estudo em longo prazo foi publicado mostrando que ele é seguro e traz benefícios à saúde, embora pelo menos um estudo esteja atualmente em progresso. Ainda que esse medicamento seja parte da combinação phen-fen (fentermina + fenfluramina), que foi retirada do mercado há muitos anos, não existem evidências de que tomar apenas a fentermina resulte em problemas cardíacos. A fentermina é a droga mais amplamente receitada nos Estados Unidos, mas ainda não está disponível na Europa e no Brasil.
Dose: Usualmente, metade de um tablete de 37.5 miligramas, pela manhã.
Como funciona: Controla o apetite e pode ter um modesto efeito metabólico.
Benefício potencial: Perda de peso de cerca de quatro quilos a mais do que com apenas dieta e exercícios.
Possíveis efeitos colaterais: Dores de cabeça, constipação, fadiga, secura na boca e ansiedade. O medicamento pode aumentar a pressão sanguínea e a pulsação em curto e longo prazo, especialmente se houver recuperação do peso, então, é preciso monitorar a pressão e o pulso a cada poucos meses.
Melhor para: Pessoas que têm um apetite elevado, não se sentem satisfeitas depois de comer, pensam em

---

* Essa droga está proibida no Brasil e só é vendida no mercado clandestino. (N.E.)

comida durante muito tempo, têm menos de 35 anos e não têm pressão alta, doenças cardíacas ou fatores de risco cardiovasculares.

Rimonabanto (Acomplia)

Histórico: O rimonabanto é o único medicamento sob prescrição que desliga o apetite afetando o sistema endocanabinóide. Sob o nome Acomplia, está disponível na Europa desde meados de 2006. Não está disponível nos Estados Unidos. Estudos em animais mostram que o medicamento reduz o consumo de gordura e açúcar.

Dose: 20 miligramas por dia.

Como funciona: Reduz a hiperatividade do sistema endocanabinóide no cérebro, fígado, músculos, células de gordura e pâncreas. Reduz o apetite e os desejos de doces e alimentos gordurosos, reduz a produção de gordura pelo fígado, e melhora a sensibilidade à insulina.

Benefício potencial: Em estudos, pacientes perderam 5% a mais de peso quando tomaram rimonabanto, em comparação com somente dieta. Eles perderam mais de 10% de seu peso (uma média de 10 quilos) quando usaram este medicamento em conjunto com um programa de dieta e mudança de estilo de vida, e mantiveram a perda de peso por até dois anos (a duração do estudo). O que é mais importante, o medicamento também reduziu o açúcar sanguíneo, os triglicerídeos e a pressão sanguínea, e aumentou o HDL (o colesterol "bom"). Em um estudo, ele pareceu desacelerar o progresso da arteriosclerose, ou de doenças coronárias, e reduziu o risco de morte; entretanto, mais pesquisas são necessárias para provar que os benefícios superam os riscos.

Possíveis efeitos colaterais: Alguns participantes do estudo apresentaram náusea, depressão e ansiedade.

Melhor para: Pessoas que não têm histórico de depressão, ansiedade ou outros problemas de humor; esses medicamentos são contra-indicados nessas condições.

O rimonabanto tem trazido benefícios comprovados para pessoas com doenças cardiovasculares e diabetes, além do seu efeito sobre a perda de peso.

MEDICAMENTOS PARA OUTRAS DOENÇAS

Embora apenas poucas drogas aprovadas pelo FDA sejam especificamente projetadas para induzir a perda de peso, muitos outros medicamentos que são aprovados para tratar de outros problemas de saúde – como diabetes, enxaquecas e depressão – podem ajudar. Os seguintes medicamentos são boas alternativas se você estiver atualmente tomando um remédio que causa ganho de peso:

Glucoformin (Metformina):

Histórico: Projetado para ajudar pessoas com diabetes a controlar o nível de açúcar sanguíneo, a metformina pode ajudar a reverter a resistência à satisfação controlando a produção de açúcar pelo fígado e indiretamente tornando as células mais sensíveis aos efeitos do hormônio insulina. Ao tornar as células mais sensíveis à insulina, a metformina baixa os níveis de insulina, o que por vez ajuda a baixar os níveis de colesterol e triglicerídeos, e também torna o cérebro mais sensível ao hormônio leptina.

Possíveis efeitos colaterais: Em casos raros, a metformina pode causar uma complicação que pode colocar a vida em risco, chamada de acidose láctea, mas usualmente isso ocorre apenas em pessoas que têm insufiência cardíaca congestiva. Também pode causar dores de cabeça, náusea, dores musculares, gases e desconforto estomacal.

Melhor para: Pessoas com diabetes tipo 2, pré-diabéticas, com síndrome de ovário policístico ou resistência à insulina.

Byetta (Exenatida):
Histórico: O Byetta, um medicamento injetável vendido nos Estados Unidos, ajuda a aumentar a secreção de insulina, ajudando a controlar o açúcar sanguíneo. Em estudos, ele tem comprovadamente demonstrado aumentar a perda de peso, induzindo uma perda de 10 a 12 quilos em 82 semanas, possivelmente ao diminuir o apetite.
Possíveis efeitos colaterais: Náusea, tonturas, diarreia, baixo açúcar sanguíneo e reações alérgicas.
Melhor para: Pessoas com diabetes tipo 2 que não respondem a outros medicamentos para diabetes, como a metformina.

Symlin Pen (Pramlintide*):
Histórico: O Symlin, um medicamento injetável, imita o hormônio amilina, que ajuda a controlar os níveis de açúcar sanguíneo. Ele também desacelera a digestão. Em pesquisas feitas pelo laboratório farmacêutico que o produz, os participantes do estudo que o injetaram antes das refeições perderam uma média de três quilos e meio e relataram uma diminuição do apetite. Pode ser ainda mais eficiente se usado em conjunto com outros medicamentos.
Possíveis efeitos colaterais: Tontura, náusea e dor de cabeça.
Melhor para: As pessoas em terapia de insulina. Esse medicamento é usado como um substituto para a insulina, ajudando na perda de peso.

* Esta droga ainda não é vendida no Brasil. (N.T.)

Topamax (Topiramato):
Histórico: O Topamax é usado para tratar a epilepsia e para prevenir enxaquecas. Um "efeito colateral" é que ele tende a reduzir o apetite e induzir a uma perda de peso de cerca de seis quilos em pessoas acima do peso.
Possíveis efeitos colaterais: Problemas cognitivos, fadiga, desconforto abdominal, ansiedade, tonturas, falta de concentração e transtornos de humor.
Melhor para: Pessoas que têm dores de cabeça frequentes, mas ganham peso com outros medicamentos contra enxaquecas receitados comumente.

Bupropiona:
Histórico: Usado para tratar a depressão e ajudar as pessoas a parar de fumar, a bupropiona ajudou mulheres em um estudo da Universidade Duke a perder mais peso do que um grupo de controle de mulheres que reduziram calorias, mas não tomaram a droga. A perda média de peso é de cerca de três quilos, mas como muitos antidepressivos causam ganho de peso, a bupropiona pode ser bastante útil.
Possíveis efeitos colaterais: Boca seca, dor de cabeça e aumento da pressão sanguínea.
Melhor para: Pessoas com depressão que ganham peso com outros medicamentos comumente receitados.

O QUE NÃO TOMAR

Com opções eficientes e seguras de medicamentos sob prescrição e vendidos livremente nas farmácias, é surpreendente para mim o número de pessoas que optam por suplementos sem benefícios comprovados. Por favor, não me entendam mal. Não faço objeção à medicina alternativa. Eu ficaria bastante entusiasmado se qualquer um desses suplementos comprovadamente funcionasse. O problema é que isso não está comprovado, e alguns deles podem até mesmo ser prejudiciais. Os laboratórios que os vendem convencem os consumidores com propagandas enganosas.

O FDA recentemente multou quatro laboratórios em 25 milhões de dólares por falsas alegações. Para ajudar você a diferenciar fatos de ficção, eu fiz uma lista do que já se conhece sobre alguns suplementos comuns para a perda de peso.

Hoodia gordoni

Apesar das alegações de que a Hoodia é um auxiliar "comprovado" na perda de peso, nenhum estudo reconhecido mostra que esse suplemento contribui para reduzir o peso corporal ou que produz um benefício à saúde. Pode ser porque ele não funciona, ou porque não há realmente nenhuma Hoodia, um ingrediente raro, no produto, mas nós não sabemos, porque esses produtos não foram testados adequadamente.

Bitter Orange

Muitas pessoas podem ter conhecido o Ephedra, certo? Ele era tão perigoso que o FDA, que geralmente não regulamenta suplementos, ordenou a sua retirada do mercado americano. O Bitter Orange é o novo Ephedra, e pode ser igualmente perigoso. Ele contém os compostos químicos sinefrina e octopamina, que são parecidos com o ingrediente efedrina do Ephedra. Esses compostos podem causar pressão sanguínea alta e problemas de arritmia cardíaca. O Bitter Orange também pode interferir com outros medicamentos receitados que você estiver tomando.

Produtos "para baixar o cortisol":

Mais uma vez, não há evidências reconhecidas de que esses produtos funcionam. Faça um favor a si mesmo, e não caia nessa armadilha, que pode ser perigosa.

QUANDO PENSAR EM CIRURGIA

Algumas pessoas que não conseguem perder peso seguindo metodologias de estilo de vida ou usando medicamentos receitados optam pela cirurgia como último recurso.
Pense na possibilidade da cirurgia se:
- o seu IMC for de 40 ou mais.
- o seu IMC for de 35 ou mais, e você tiver um problema de saúde como pressão alta ou colesterol alto.
- você tiver tentado as recomendações descritas neste livro e não conseguir fazer progressos.

Pessoas obesas com problemas de saúde frequentemente me perguntam se deveriam tentar a cirurgia primeiro, e pular a metodologia de estilo de vida. Eu respondo que sim apenas se eles estiverem correndo risco de morte no futuro imediato por causa do peso. Isso é extremamente raro. A maioria das pessoas pode perder peso, e melhorar dramaticamente a saúde, sem cirurgia. Então, se elas acabam optando pela cirurgia, podem honestamente dizer que tentaram de tudo. A cirurgia para obesidade apresenta o exemplo perfeito de risco *vs.* recompensa. Quanto maior o risco, maior o benefício potencial em quilos perdidos.

Um paciente resumiu o risco da cirurgia do seguinte modo:
"Sei que a cirurgia vai diminuir o meu risco de morrer e me ajudar a viver uma vida mais saudável e agradável, mas se eu morrer na cirurgia, vou morrer bem mais cedo".

Se você decidir enfrentar uma cirurgia, saiba que nas mãos certas ela é mais segura do que muita gente pensa. É verdade que toda cirurgia apresenta um risco; você pode morrer em qualquer procedimento cirúrgico, inclusive uma remoção de apêndice. Mas pesquisas mostram que a taxa de mortalidade de 0,3 a 1,9% associada com a cirurgia de obesidade é irrisória comparada ao risco de morte que você enfrenta se *não* fizer a cirurgia. Se o seu IMC é de 40 ou mais, o seu risco de morte você não perca peso é de 6,17% nos próximos cinco anos. De fato, um estudo feito na Escola de Medicina da Universidade de Utah determinou que a cirurgia para perda de peso reduziu o risco de morte em mais de 30%.

Para reduzir os riscos associados com a cirurgia para obesidade, escolha uma clínica cirúrgica concorrida e um cirurgião ocupado. Quanto mais frequentemente um médico realiza uma intervenção cirúrgica, melhor ele se torna. A Sociedade Brasileira de Cirurgia Bariátrica e Metabólica/ SBCB (http://www.sbcbm.org.br) publica uma revista eletrônica em que podem ser consultados artigos e matérias afins. As clínicas reconhecidas não apenas devem ter um volume alto o suficiente de procedimentos para manter a proficiência, mas manter seus resultados monitorados para assegurar que eles fornecem cuidados médicos de qualidade. Embora muitos procedimentos possam ser feitos para levar à perda de peso, dois tipos de cirurgia estão sendo realizados em 90% dos pacientes:

Banda gástrica (ou anel gástrico)

O que é: Um cirurgião coloca um anel de silicone ao redor do estômago, perto do esôfago, criando uma abertura muito pequena que só permite que uma quantidade pequena de comida passe de cada vez. Isso reduz a capacidade normal do estômago para 5%, diminuindo-o para o tamanho de um ovo. Em média, as pessoas que se submetem a cirurgia de banda gástrica perdem 20% de seu peso com o tempo. O nome "banda gástrica" vem da técnica cirúrgica laparoscópica usada para inserir o anel.

A favor: O anel é ajustável, então a cirurgia pode ser revertida afrouxando o anel se for necessário. A cirurgia é mais segura que a gastroplastia, porque é mais simples.

Contra: Essa técnica não elimina completamente o desejo de comer, permitindo que algumas pessoas ignorem o seu efeito. Na nossa experiência, alguns pacientes precisam usar medicação além do anel, para atingir melhores resultados.

Melhor para: Pacientes mais jovens, pessoas que precisam perder quantidades menores de peso, e mulheres que estão planejando engravidar.

Derivação gástrica

O que é: A cirurgia de derivação gástrica torna o estômago definitivamente menor, reduzindo-o para o tamanho aproximado de um ano. A pequena bolsa que permanece é ligada a uma parte do intestino que fica a mais ou menos 60 centímetros abaixo do local normal. A cirurgia reduz tanto a quantidade de comida que a pessoa se sente bem ao consumir quanto, muito levemente, a quantidade de calorias que são absorvidas dos alimentos consumidos. O que é mais importante, ela impede que a comida chegue à parte do intestino chamada de duodeno. Essa é a diferença-chave entre a derivação gástrica e a banda gástrica. Quando a comida não passa pelo duodeno, o resultado é uma dramática melhora na sensibilidade à insulina e nos níveis de açúcar sanguíneo, o que pode curar a diabetes em mais de 80% dos pacientes.

A favor: Esse procedimento geralmente causa uma perda de peso mais previsível e mais dramática do que a banda gástrica. As pessoas perdem uma média de 33% do seu peso. A vontade de comer diminui mais do que com a banda gástrica também. A cirurgia também é realizada através de técnicas laparoscópicas.

Contra: A cirurgia é mais invasiva, com um tempo de recuperação maior. Ela também pode resultar em complicações como náusea, vômitos, deficiências de vitaminas ou minerais, úlceras, hérnias internas, e um problema chamado de *síndrome de esvaziamento*, na qual muito açúcar é "esvaziado" no intestino de uma vez, causando náusea, tontura e diarréia. Os pacientes que passam por essa cirurgia devem adotar o uso suplementar de vitaminas pelo resto da vida. Talvez porque a bolsa do tamanho de um ovo volte, com o tempo, à capacidade anterior, algum peso pode ser recuperado.

Melhor para: Pacientes com maior peso, especialmente aqueles que têm diabetes.

No horizonte

Os seguintes procedimentos e técnicas podem estar disponíveis em breve:

Sleeve Gástrico (ou Gastrectomia em manga)

Nesse procedimento, parte do estômago é removida, moldando a porção que resta no formato de um tubo fino, como uma banana. A parte do estômago removida é uma fonte-chave de grelina, o hormônio da fome. Sem essa parte do estômago, menos grelina é produzida, reduzindo os níveis de fome. O formato do estômago também restringe a ingestão de comida. Embora já disponível, esta cirurgia ainda é considerada experimental. A perda de peso é de cerca de 35% em estudos. As deficiências nutricionais são mais leves, comparadas com a derivação gástrica.

Cirurgia endoluminal

Com o tempo, os cirurgiões finalmente serão capazes de realizar cirurgias gástricas através da boca, sem fazer incisões. Alguns médicos já estão usando esse tipo de técnica cirúrgica para apertar as bandas gástricas que ficaram frouxas com o tempo. Em um procedimento, a manga (*sleeve*) endoluminal, um tubo flexível é inserido através da boca no duodeno, para impedir a absorção de calorias ao longo de cerca de 60 centímetros do intestino. Essa técnica está atualmente sendo estudada, e os resultados preliminares são bastante promissores. O aparelho é removível.

Implante de estimuladores

Esse aparelho operado a bateria, do tamanho de uma moeda de 50 centavos, é implantado na parede do abdômen, onde os seus eletrodos se conectam à parede do próprio estômago, e emitem impulsos – bem parecidos com os de um marca-passo cardíaco – criando uma sensação exagerada de satisfação quando a pessoa come. A operação para implantar o aparelho dura cerca de uma hora. Outro estimulador tem como alvo o nervo vago, e visa a bloquear os sinais carregados pelo nervo vago entre o cérebro e o sistema digestivo que controlam as sensações de fome, satisfação e saciedade. Ele também pode ser desligado, e foi projetado para ser reversível, programável e ajustável de forma não-invasiva.

11
A solução definitiva para que esta seja a sua última dieta

Algumas pesquisas mostram que aproximadamente 80% das pessoas que emagrecem vão recuperar todo o peso perdido em algo em torno de um ano.

Quero que você caia na outra categoria, a categoria da qual pouco ouvimos falar. Quero que você seja parte dos 20% que não recuperam peso. Para ser bem-sucedido, siga este plano de manutenção da perda de peso. Seu primeiro passo para fazer com que essa seja sua última dieta é decidir quando é chegada a hora de parar de perder peso e começar a manutenção. Muitas pessoas em dieta escolhem um limite arbitrário para parar o regime. Eles querem caber em determina roupa ou chegar a determinado manequim. Mas o que acontece é que você não pode simplesmente obrigar o corpo a perder determina quantida específica de peso. Será que você vai perder peso suficiente para caber no tamanho 36, 38, 40 ou na calça jeans que você usava no ensino médio? Eu não posso prometer isso. A certa altura, durante o emagrecimento, seu corpo vai brigar com você. Ele vai defender suas gordurinhas e se você optar por guerrear com ele, as únicas coisas que vão acontecer é que você vai acabar faminto, apesar de ter escolhido as comidas que mais pudessem satisfazê-lo, e sua perda de peso vai estacionar porque seu metabolismo vai ficar mais lento. Tentar lutar contra a biologia nunca é uma boa ideia: é como tentar empurrar um carro ladeira acima. Você pode até conseguir dar um passo ou dois, mas a biologia vai acabar vencendo. E quando isso acontecer, seu peso, exatamente como o carro, seguirá a toda velocidade na direção oposta de seu desejo.

Entendo perfeitamente que isso não é o que você quer ouvir; bem que eu queria poder revelar o segredo encantado que permitiria a você conseguir aquele corpo perfeito com o qual vem sonhando. Mas eu não posso. Prefiro mesmo ser honesto com você, fornecendo as ferramentas que o ajudarão a chegar a um peso saudável e ficar lá. Se você tem uma porção de peso para perder e não quer considerar opções como medicamentos ou cirurgia, que foram discutidos no capítulo 10, prefiro que você perca um pouco de peso e mantenha essa perda a que perca toneladas que serão prontamente recuperadas em pouquíssimo tempo.

Por isso, quero que esqueça suas noções pré-concebidas sobre manutenção de peso.

Esqueça aquele número ideal e os tamanhos de roupas. Em vez disso, concentre-se em seu comportamento – em seguir de forma bem-sucedida os princípios nutricionais e de estilo de vida deste livro – e deixe que a manutenção do peso encontre você. Para conseguir isso, siga os cardápios da Fase 1 e exercite-se como recomendado na Parte 2 o máximo que puder. Quando se sentir desestimulado ou cansado da Fase 1, gradativamente mire para a Fase 2, comendo o que foi descrito no capítulo 3. Incremente os exercícios descritos no capítulo 9. Eventualmente, não importa se voce segue à risca a dieta ou cumpre fielmente o programa de exercícios, você vai começar a perder peso. O peso no qual você estacionar será seu peso de manutenção.

Espere recuperar um pouco do peso perdido

Tenho uma notícia que talvez não lhe agrade: a maior parte das pessoas recupera em torno de 10% do peso que perdeu. Em outras palavras, se você perdeu 10 quilos, é razoável esperar que você recupere de um quilo a um quilo e meio. Se você perdeu 100, é possível que você recupere 10 quilos. Apesar de poucos especialistas em dieta admitirem, todo mundo que perde peso recupera um pouquinho. Isso é normal e acontece com quase todo mundo, não importando quão fiéis sejamos às nossas dietas e aos nossos programas de exercícios.

Por que isso acontece? Porque você transformou seu corpo de um organismo com altíssimos índices de leptina e baixos níveis de grelina no oposto: seu corpo agora tem índices baixos de leptina e altos de grelina. É isso que estaciona seu peso. Quando os níveis de leptina baixam, os hormônios da tireóide também diminuem, o que reduz seu metabolismo, levando você a queimar menos calorias. Baixos níveis de leptina também permitem que os hormônios da fome invadam o cérebro.

Nós não sabemos todas as razões fisiológicas do porquê de isso acontecer, mas recuperar alguns quilos parece elevar os níveis de leptina acima de um certo limite que nós não conseguimos identificar, e o cérebro para de mandar muitos dos sinais químicos de "coma mais e queime menos". Se o apetite e seu metabolismo dão uma trégua, seu peso se estabiliza. E, então, seu corpo alcança um equilíbrio que pode manter.

SEGREDINHOS MAGROS PARA PERMANECER MAGRO

Para conseguir continuar a perder peso após recuperar os iniciais 10%, faça o seguinte:

Mantenha-se em movimento. Esteja atento para manter-se sempre procurando novos motivos para andar no seu cotidiano. Mexa-se. Essa é a melhor maneira que conheço de diminuir o peso estacionado e mesmo de mantê-lo. É uma das varias estratégias que parecem ajudar a prevenir que os baixos níveis de leptina tornem seus músculos mais eficientes. Como resultado, seu metabolismo não pode mais frear a perda de peso. Alguns dos meus pacientes pararam de perder peso, começaram um programa de exercícios e alcançaram uma nova perda de peso, chegando a um nível de peso mais baixo que antes.

Exercícios também ajudam a reverter uma ocasional comilança extra. Quando você come mais do que deveria, seu corpo tem que decidir o que fazer com todas as calorias extras. Se seus músculos estão "metabolicamente ativos" por causa dos exercícios, as calorias extras serão enviadas para os músculos para que sejam queimadas em vez de serem todas enviadas para "armazenamento" nas células de gordura.

Quando pesquisadores da Brown University e da Universidade do Colorado estudaram pessoas que durante muito, muito tempo, foram capazes de manter o pesos estável, descobriram que as pessoas que tendem a recuperar o peso perdido são aquelas que relaxam em seus hábitos de exercícios. Descobriram também que aqueles capazes de manter a perda de peso foram os indivíduos que aumentaram a carga de exercícios, indo além dos 60 minutos por dia, por meio de caminhadas e exercícios de intensidade leve como trabalhos domésticos e jardinagem.

Pese-se regularmente. Pesquisadores da Universidade de Cornell pediram a um determinado grupo de calouras que se pesasse diariamente. A um outro grupo, foi pedido que se pesasse apenas duas vezes: uma no começo do semestre e outra no final. Bem, no final do semestre, as mulheres que se pesaram diariamente não haviam ganhado peso nenhum, enquanto que as que se pesaram apenas duas vezes ganharam em média de dois a quatro quilos cada uma.

Por que é que o recurso de pesar-se diariamente ajuda na manutenção do peso? Ainda que os pesquisadores não tivessem dado às alunas nenhuma informação sobre dietas e exercícios, as mulheres que subiram todos os dias na balança encontraram sozinhas os meios para controlar o peso. Quando viam qualquer aumento mínimo de peso, comiam menos ou se mexiam mais. Elas evitavam lanchinhos, *junk food* e sobremesas, diminuíam porções ou aumentavam a carga de exercícios. Elas não ficaram contando calorias, mas só o fato de verificarem o peso todos os dias, dava-lhes o direcionamento necessário para que permanecessem em forma e as mantinham na direção certa. Para que essa técnica funcione com você, é preciso que encontre um equilíbrio entre a negação (*"não, eu não engordei, isso é acúmulo de líquido, eu não preciso fazer nada a respeito"*) e negatividade (*"Essa não, eu engordei... ah, então vou comer tudo que eu quiser"*).

Vários fatores afetam seu peso além do tamanho das células de gordura. É razoável que você espere que haja alguma flutuação em seu peso, algo em torno dois quilos e meio baseado no total de líquidos que você retém, no funcionamento dos intestinos, e na quantidade de carboidratos acumulada no fígado e músculos. No estudo que acabo de mencionar, as calouras da universidade anotaram seu peso direitinho num gráfico como o que você verá abaixo. As pequenas variações não eram motivo para que se preocupassem. Por outro lado, um aumento contínuo, ainda que mínimo, exigia atitudes imediatas. Que tipo de ação imediata? Seu primeiro passo deve ser notar se você está levando a sério os cardápios da Fase 2 ou se está fazendo menos exercício que antes. Se alguma coisa assim está acontecendo, volte já para os trilhos. Se você está ganhando peso apesar de seguir à risca as indicações e normas do *Como emagrecer*, feche este livro e vá ao médico. Você deve estar com algum problema de saúde que afeta o peso. Leia o capítulo 10 para verificar se algum problema no sono, uma medicação ou qualquer outra coisa está alterando seu peso. Tente mudar algo em sua dieta ou em sua rotina de exercícios. Será que você não poderia se mexer cinco ou dez minutos por dia? Será que você não pode diminuir as calorias do que come ou comer um pouco menos do resto e mais legumes e carne magra, em porções menores?

Combata a fome com proteínas magras e mais legumes. Durante a manutenção de peso, você eventualmente sentirá mais fome do que o habitual. Nessas ocasiões, aumente o consumo de proteínas magras e de porções de legumes. Comendo uma quantidade maior dos alimentos corretos, você vai conseguir manter-se afastado dos alimentos errados e vai conseguir manter o peso. Mas lembre-se, apenas cortar calorias não vai adiantar grande coisa e ainda pode levá-lo a sentir mais fome ainda, porque ativará seus sistemas de contrabalanceamento. Para manter o peso estável, é melhor adicionar que subtrair. Coma mais alimentos que dão sensação de saciedade maior, e isso, naturalmente, o levará a afastar-se das comidas engordativas.

Desligue a televisão. Pessoas que recuperam o peso tendem a assistir mais televisão que as que não recuperam. O americano médio assiste a quarto horas de televisão por dia, e mais de 60% dos americanos médios estão com sobrepeso ou obesos. Uma pesquisa feita na Brown University e em outras instituições, demonstrou que pessoas que, após emagrecer, conseguem manter o peso, assistem a bem menos televisão que a média da população. Mais de um terço das pessoas que conseguiram manter uma perda de 15 quilos por um ano ou mais, não assistia a mais de cinco horas semanais de televisão e outro terço, não mais que a dez horas semanais. A quanto mais televisão os participantes da pesquisa assistiam, menos exercícios eles faziam e mais peso recuperavam.

SEU GRÁFICO DE MANUTENÇÃO DE PESO

Durate a manutenção, anote seus ganhos e perdas num gráfico como o do modelo abaixo. Tenha em mente que seu peso deverá tem variações para cima e para baixo muitas e muitas vezes, mas siga em frente e se esforce para continuar fazendo suas anotações e veja seu progresso.

Ganho ou perda	Ganho de peso durante o mês 1 2 3 4 5 6 7 8 9 10 11 12 13 14 15 16 17 18 19 20 21 22 23 24 25 26 27 28 29 30 31
+5	
+4	
+3	
+2	
+1	
0	
Manutenção do peso	
− 1	
− 2	
− 3	
− 4	

Redobre a atenção ao peso quando a vida ficar mais estressante. Quando pacientes vem me ver depois de recuperarem peso, eu sempre pergunto: "O que foi que mudou?". Inevitavelmente, algo mudou. Eles aceitaram mais responsabilidades no trabalho, tiveram um bebê, estão com membros da família doentes ou torceram o tornozelo e não podem mais andar tanto quanto antes. Sempre que acontecerem mudanças em sua vida, preste muita atenção ao seu peso. Nessas horas você tem mais possibilidades de voltar aos seus hábitos antigos.

Seja metódico. Baseie suas refeições no *Como emagrecer* durante a semana, nos finais de semana, nas férias e nos feriados. Não siga o livro apenas em determinados dias. Muitas das pessoas que fazem dieta gostam de ter "dias de folga" e "refeições que não contam". Eles seguem a dieta à risca durante a semana e nos finais de semana botam tudo a perder, enlouquecendo, comendo sem parar. Isso pode funcionar para algumas pessoas, mas esse tipo de método de alimentação pode acabar sendo extremamente nocivo para sua sensação de saciedade, levando você a começar cada semana muito mais faminto do que deveria, com saudades dos doces do final de semana e de todo aquele frenesi de amido. As pesquisas mostram que as pessoas bem-sucedidas na manutenção do peso são aquelas que comem com constância e atenção às regras todos os dias, não importa a ocasião.

E, principalmente, sempre:

Coma proteínas no café da manhã. Apesar de algumas pessoas até conseguirem perder peso com cereais, aveia, torradas, suco e cafés-da-manhã cheios de amido duas ou três vezes por semana, quem consegue de verdade manter o peso perdido não pode comer nada disso todos os dias sem notar que sua fome aumentou.

A *maior parte* dos que mantiveram o peso acha que deve comer mais alimentos protéicos (da Fase 1 das opções de café-da-amnhã) na maior parte dos dias da semana. A proteína ingerida pela manhã controla a fome e a gula o dia todo, e assim eles comem menos no almoço e no jantar. Se você quiser consumir algum alimento com amido no café da manhã, coma proteína junto. Por exemplo, um bolinho integral com pasta de amendoim, um ovo ou uma linguiça de peru.

Deixe o amido e a sobremessa para o final. Sempre coma amido ou doces só final da refeição, depois que já tiver consumido as verduras, salada, sopa e proteína magra. No final da refeição você estará mais controlado e vai conseguir se servir de uma porção menor de macarrão, em vez de se transformar numa draga engolidora de calorias. Pela mesma razão, nunca consuma bebidas alcoólicas como aperitivo. Se for consumi-las, faça isso durante as refeições.

Use a regra das três mordidas. Eu sou um médico especializado em dietas. Isso significa que nunca como um biscoito ou bolo? Sem chance. Contanto que a maioria dos alimentos que você coma sejam ricos em proteínas, fibras e nutrientes, está liberado para comer um doce ocasionalmente, com moderação. Os pontos importantes nisso que acabo de dizer são *ocasionalmente* e *com moderação*. Umas garfadas de sobremesa uma ou duas vezes durante a semana não fazem mal para a maioria das pessoas. Mas uma enorme porção diária será nociva. Uma vez que você esteja focado em sua perda de peso, pode comer uma ou outra pequena porção de doces. Quando for comer uma sobremesa, controle-se para comer apenas três ou quatro garfadas ou dar apenas três ou quatro mordidas, algo em torno de 100 calorias. A maioria das sobremesas servidas nos restaurantes tem algo em torno de 400 ou 500 calorias... daí para mais. Esse excesso de açúcar e gordura vai fazer você ficar com mais fome ainda. Você vai ver que sentirá fome o dia todo depois de comer uma sobremesa e que a fome continuará por alguns dias. Essa fome vale mesmo um grande pedaço de bolo, torta ou *chesecake*? Não para mim. Divida suas sobremesas entre dois ou três companheiros de jantar e tente se controlar para comer só algumas garfadas. Preste muita atenção no gosto da sobremesa. É provável que você ache a primeira garfada mais saborosa, e que cada garfada seguinte não tenha tanto sabor quanto a primeira. Lá pela quarta garfada, o sabor já terá diminuído substancialmente. Ora, quando isso acontecer, pare de comer. Se você continuar comendo depois disso, poderá perder a sensação de saciedade e achar que deve comer toda a travessa e não apenas uma porção. Isso lhe soa familiar?

Consuma proteína magra. Isso permitirá que você coma em grande quantidade, que você se sinta satisfeito e mesmo assim consuma menos calorias. Pesquisas sobre pessoas bem-sucedidas em manter o peso estável após dietas mostram que elas consomem no máximo metade da gordura que consome o resto da população. Deixe para consumir carne vermelha só duas ou três vezes por semana, optando na maioria das vezes por frango sem pele ou peixe.

ACABE COM O EFEITO SANFONA

Você já se perguntou sobre o que causaria o efeito sanfona nas dietas, aquele fenômeno que faz com que a pessoa perca grande quantidade de peso e depois recupere tudo? Posso explicá-lo a você.

Ele envolve duas partes, uma física e outra psicológica. Primeiro, seu corpo resiste à perda de peso por causa das mudanças que já descrevi. Depois, você recupera alguns quilos para colocar os níveis de leptina de volta ao equilíbrio e fica um pouco nervoso com isso. Por conta disso, come uma enorme sobremesa, sobe na balança no dia seguinte, vê que engordou e fica arrasado. Agora você tem fome todos os dias porque a sensação de vazio voltou. Você acha que nada do que tenta adianta e não vê mais sentido em se esforçar para emagrecer. Assim, desiste.

Para interromper o efeito sanfona, você primeiro precisa entendê-lo e saber que ele pode aparecer. Não importa quão dedicado você seja ao processo de manutenção do peso, eventualmente, você vai comer um pouco mais de sobremesa do que deveria. Todos fazemos isso. Tendo em mente que isso vai acontecer, prepare-se para o depois. É mais provável que você saia dos trilhos em um feriado ou em uma festa de aniversário. Já ouvi essa história antes centenas de vezes. Você está indo a uma festa de aniversário e está louco por uma fatia de bolo. Não comeu quase nada durante o dia para se preparar para as calorias do bolo de logo mais. Daí você vai e come a maior fatia de bolo do planeta e talvez até mesmo uma segunda, sim, obrigado. O açúcar e o amido de todo esse bolo aumentam seus índices de açúcar e de insulina no sangue. Com a insulina nas alturas, o cérebro quer armazenar as calorias do bolo bem rapidinho e por isso um montão de açúcar vai parar no fígado, onde fica guardadinho com mais uma montão de água. O fígado vai transformar um pouco disso em gordura, que vai lá para as células de gordura. No dia seguinte você vai acordar com ressaca de comida. Isso existe, exatamente como ressaca de álcool. Você está com sede, porque seu corpo precisa de água para estocar todo o excesso de açúcar. Está cansado, com fome e com tontura, porque a carga extra de insulina de outros hormônios o deixou num estado de baixa de açúcar. A forma mais rápida de você se sentir bem? Veja, não se cura ressaca com uma cervejinha, e é isso que você está fazendo, se entupindo de açúcar no café da manhã com sucos doces, docinhos e rosquinhas: eles vão fazer você se sentir melhor só por alguns momentos, e depois cobrarão um preço. Mas torne isso um hábito e você verá que as coisas só farão piorar. Não vá comprar a rosquinha. Não beba o refrigerante. Não bote tudo a perder.

EM VEZ DISSO, FAÇA O SEGUINTE:

Suba na balança. Fazer isso vai ajudar você a recomeçar, mas não dê atenção demais ao número que vai aparecer. Ele está exagerado. Não me importo o quanto você exagerou. Mesmo que você tenha comido um bolo inteiro sozinho regado a quatro litros de refrigerante, é fisicamente impossível que você tenha ganhado dois quilos e meio no processo. Cada quilo de gordura tem mais de 4000 calorias. Você pode ter ganhado uma fração de quilo de gordura, mas não dois quilos e meio. A maior parte desses dois quilos e meio estão aí em forma de glicose extra e água, não gordura. O fígado é o primeiro reservatório de combustível do corpo. Quando você come demais, seu corpo acumula a maior parte do excesso lá, com mais um monte de água. Se você seguir firme as recomendações do *Como* *emagrecer*, a maior parte desse peso extra vai desaparecer em poucos dias. O problema é que a maioria das pessoas não sabe disso. Então, quando a pessoa sobe na balança e vê que ganhou uns quilinhos, baixa o desânimo e ela perde a motivação. A pessoa vai pensar coisa como: "Ah, deixa pra lá, estraguei tudo", "Ih, olha o que eu fiz" e "Eu me esforcei tanto para perder esse peso, como consegui recuperá-lo tão rápido?". A pessoa fica cheia de dúvidas. Questiona sua capacidade de julgamento. Questiona sua força de vontade. Ela até mesmo questiona se tem a capacidade para perder o peso recém-adquirido. Você não vai ganhar mais peso nenhum se recomçar a dieta *agora mesmo*. Deixe-me dizer mais uma vez: isso não é ganho de peso. É o peso do seu fígado. Se você voltar aos trilhos agora mesmo, o peso terá desaparecido em poucos dias.

Esteja preparado para a sensação de derrota. Você vai se sentir um fracassado, como se sentia ao começar o programa do *Como emagrecer*. Você vai se sentir profundamente derrotado e essa sensação de derrota vai durar mais, porque seus hormônios de fome não vão baixar tão rápido, agora que você já emagreceu. Pode demorar até mesmo uma semana para que você se recupere completamente.

Coma proteína no café da manhã. Mantenha um *shake* de proteínas na geladeira para manhãs como essa. Você vai desejar uma rosquinha e é por isso que é tão importante que tenha um *shake* à mão. Se você estiver morrendo de fome mesmo, mesmo, mesmo e um *shake* ou uma omelete não derem conta da sua fome, coma um cereal com muita fibra. O café da manhã que geralmente deixa você satisfeito, na manhã após a grande sobremesa, não o deixará tão bem assim e você sentirá fome. Você pode até mesmo sentir mais fome durante o dia. Coma um café da manhã maior se for o caso, para aplacar a fome. Se necessário, beba outro *shake* no meio da manhã.

Aumente as porções de proteínas durante o dia. Se você geralmente come 150 gramas, aumente para 250 gramas.

Continue a comer mais proteina durante mais ou menos uma semana. Vai levar mais ou menos uma semana para que a fome desapareça, assim como a sensação de vazio. Também levará esse tempo para seu fígado consumir glicogênio e água e para você ver que aqueles dois quilos e meios inesperados desapareceram.

Perca o que você ganhar

Esse é outro daqueles segredinhos sujos sobre dieta que ninguém vai contar a você. Quase todo mundo que quer perde peso, recupera e torna a perdê-lo ao longo da vida. Eles não perdem 30 quilos para nunca mais recuperar um pouco. Longe disso, aliás, o peso deles tem os mesmos altos e baixos de uma agulha de eletrocardiograma. Eles recuperam um quilo e meio, tomam as devidas providências e perdem um quilo e meio. Recuperam um quilo, mudam algum hábito e perdem esse peso. Ganham dois quilos e meio e perdem esses dois quilos e meio. Fazem isso de novo e de novo ao longo da vida toda.

Se você ganhou algum peso, faça o seguinte para reverter esses números:

Mantenha um registro da comida. Um erro cotidiano pode facilmente levá-lo a recuperar algum peso e acordar a besta adormecida que comanda seu apetite. Muitos de meus pacientes durante a manutenção comem perfeitamente bem durante todo o dia, mas recuperaram algum peso por conta de uma má escolha na alimentação. Eles voltaram a comer pão antes ou depois do jantar ou a beber suco de laranja no café da manhã. Nem mesmo se deram conta disso, só percebem que estão com mais fome, e não sabem por quê. Não estão comendo quantidades assustadoras de qualquer alimento específico, mas estão comendo uma comida engordativa todo santo dia e aumentando seu apetite geral com isso.

Os seguintes alimentos podem ser considerados engordativos, porque aumentam o apetite, fazendo com que a manutenção do peso perdido se torne mais difícil. Se você notar que está recuperando peso, escreva tudo que come e releia constantemente o que foi anotado. Procure por padrões. Quais são os alimentos engordativos que andam voltando de novo e de novo aos seus hábitos alimentares diários?

Aqui está a lista dos culpados mais comuns:
- Pão
- Doces
- Refrigerantes
- Sucos
- Grandes porções de macarrão
- Grandes porções de amido de qualquer tipo, mesmo amigo vindo de grãos integrais
- Vinho ou cerveja antes do jantar
- Amido antes do jantar
- Adoçantes artificiais
- Comidas gordurosas

Faça mais exercícios. Encontre formas de realizar mais atividades físicas. Você não poderia fazer pequenas caminhadas antes ou depois das refeições? Pense se não pode dar uma passeada em vez de fica trancado em casa lendo ou vendo tevê. Pedale um pouco em vez de andar de carro.

Coma mais legumes. Legumes são os alimentos que mais nos satisfazem e a melhor forma de baixar as calorias totais consumidas sem você sentir que comeu menos. Procure inserir legumes nas suas receitas favoritas. Você pode colocar legumes picados na omelete, cogumelos no hambúrguer ou cenoura ralada em seu bolo de carne?

Faça um *checkup*. Você pode ter desenvolvido uma diabetes ou algum outro problema de saúde, que esteja dificultando a perda e o controle de peso, ou estar tomando algum medicamento que aumente o apetite ou diminua seu metabolismo.

Você pode emagrecer, recuperar o peso e depois perder peso de novo dez vezes antes que seu peso se estabilize de verdade. Pense que os pequenos passos é que formam uma longa caminhada e seja perseverante. Quando mais você se obrigar a voltar ao caminho certo, mas forte ficará. Quanto mais mantiver o peso, mais ele ficará realmente estável. As pesquisas mostram que quanto mais demorado é o emagracimento, mais fácil será manter a perda de peso. Todos os novos hábitos de alimentação e de exercícios físicos se tornam parte de nossa vida. Eles se tornarão tão automáticos que raramente você pensará sobre suas escolhas alimentares. E comerá de um jeito magro para o resto da vida.

Parte Quatro

As porções do magro

12
As receitas do Como emagrecer

Nas próximas páginas você encontrará mais de 50 receitas que o ajudarão a ingerir menos calorias *sem* abrir mão do sabor. Comida de baixa caloria e alta saciedade não precisa ser sinônimo de comida sem gosto. As receitas magras vão lhe ensinar a temperar utilizando ervas, temperos e outros ingredientes, em vez de manteiga e molhos cremosos cheios de calorias. Elas lhe ensinarão a refogar a comida com caldo de galinha ou legumes, em vez de grande quantidade de óleo. Você até mesmo aprenderá como criar molhos e temperos para salada com baixa caloria com o mesmo sabor delicioso de seus similares calóricos.

Incluí dezenas de receitas para os tipos de alimentos que você consumirá no cotidiano do seu plano magro. Cansou do frango? Cansou do peixe? Cansou da salada? Cansou dos legumes? Então consulte sempre este capítulo. Aqui estão diversas maneiras de cozinhar esses itens básicos, para continuar cozinhando refeições magras sem ter de ouvir seus familiares reclamarem: "Frango de novo?".

Por favor, observe que minhas receitas não são reduzidas em sódio. O sal ressalta o sabor de diversos alimentos.

Prefiro que você coma legumes com um pouquinho de sal, em vez de simplesmente não comê-los. Mas se o seu médico recomendou uma dieta pobre em sódio, por favor, ignore o sal das receitas, ou utilize um substituto.

Receitas para o café da manhã

Utilize as receitas magras para o café da manhã para ajudá-lo a criar suas próprias vitaminas e omeletes magras. Não se limite às três receitas das páginas seguintes: você pode utilizar qualquer combinação de legumes picados (pimentão, espinafre, cebolas, cogumelos e assim por diante) com proteínas magras (salsichas de frango ou peru, peito de peru assado, presunto magro, salmão defumado, caranguejo etc.) e claras de ovos para criar diversas omeletes e fritadas deliciosas. Você também pode criar suas próprias vitaminas exclusivas com quase todo tipo de fruta congelada (melão, mirtilos, pêssego, entre outros).

Omelete de aspargos
Nesta receita você aprenderá a utilizar o caldo de legumes para evitar o óleo calórico no preparo de omeletes.

- Caldo de legumes
- 4 talos de aspargos, picada em pedaços de cerca de 2,5cm.
- ¼ de xícara de cogumelos Portobello picados
- ½ colher de chá de alho amassado
- 2 colheres de sopa ou mais de sal *light* ou com baixo sódio, a gosto
- Pimenta-do-reino, a gosto
- ½ xícara de espinafre, sem os talos
- 3 claras de ovos
- 1 colher de sopa rasa de cebolinha picadinha
- 1 colher de chá de mostarda dijon

- ½ colher de chá de cebolas pequenas picadas
- *Spray**, margarina ou manteiga para untar

Coloque duas colheres de sopa de caldo em uma frigideira de 20 a 25cm de diâmetro, anti-aderente e que possa ir ao forno, em fogo médio. Acrescente os aspargos e cogumelos, e mexa. O caldo secará rapidamente. Continue a cozinhar os legumes, acrescentando mais caldo se necessário, sempre de duas em duas colheres de sopa. Após dois a três minutos, adicione o alho e as cebolas. Tempere com sal e pimenta, e continue acrescentando o caldo e mexendo os legumes.

Quando os aspargos e cogumelos estiverem quase prontos (depois de mais ou menos oito minutos), acrescente o espinafre e mais caldo. Quando o espinafre amolecer e o caldo secar, tire a frigideira do fogo. Reserve os legumes e lave a frigideira.

Bata as claras de ovos em uma tigela pequena, até que espumem. Adicione as cebolinhas e a mostarda, e bata mais um pouco para misturar.

Aplique o *spray* para untar na frigideira, e aqueça em fogo médio. Coloque as claras, gire levemente a frigideira uma vez, e abaixe o fogo. Tempere com sal e pimenta a gosto, e cozinhe por quatro a cinco minutos.

Pré-aqueça uma grelha, colocando a grade a cerca de 15cm de distância da fonte de calor. Coloque a frigideira sob a grelha por um minuto, remova a grela e coloque a omelete em um prato. Disponha os legumes reservados em uma metade da omelete, e dobre-a.

Rendimento: 1 porção

---

* Este *spray* é um substituo da manteiga, e pode ser encontrado em delicatessens ou lojas de importados (N. do T.).

Fritada de claras de ovos
Fritadas conservam-se bem em geladeira. Faça fritadas algumas vezes por semana, conservando as sobras na geladeira, e aqueça-as rapidamente no forno antes de comer.

- *Spray* ou manteiga para untar
- 1 xícara de cogumelos shitake fatiados
- 473 ml de claras de ovos cozidas, ou de produto substituto para ovos
- 4 linguiças de peru pequenas, cozidas
- 1 colher de sopa de tempero (por exemplo, pimenta com limão, ou tempero mediterrâneo)
- 2 colheres de sopa de queijo cheddar, com sal marinho
- 3 cebolinhas picadas e cozidas

Pré-aqueça o forno a 205°C. Unte uma caçarola que possa ir ao forno com o *spray* e coloque-a sob fogo médio. Bata as claras em neve com o tempero, para distribuí-lo igualmente, e coloque na caçarola. Assim que as claras se assentarem, adicione os demais ingredientes, finalizando com o queijo. Transfira tudo para o forno e asse por dez minutos, ou até dourar.
Rendimento: 4 porções

Vitamina matinal
A maioria das vitaminas leva iogurte, sorvete ou algum ingrediente calórico. Esta receita utiliza água e, como resultado, todo o rendimento de 950ml possuirá menos de 300 calorias e o manterá satisfeito por toda a manhã.

- 1½ xícaras de morangos congelados
- 475ml de água ou leite desnatado
- 2 colheres de sopa de flores de *Coronilla varia** moídas

---

* Erva européia, semelhante à Ervilhaca, naturalizada no leste dos EUA (N. do T.).

- 2 medidas de proteína em pó (o sabor baunilha parece ser o melhor)

No liquidificador, bata bem todos os ingredientes até obter uma mistura homogênea.

Rendimento: 2 porções

Pratos principais
Utilize as receitas de pratos principais para o almoço ou jantar. Estas receitas o ajudarão a aprender a usar o caldo de galinha ou legumes com pouco sódio no lugar do óleo quando for refogar os alimentos, economizando centenas de calorias sem sacrificar o sabor. Você também observará que muitas dessas receitas incluem diversos legumes para ajudá-lo a satisfazer-se com menos calorias.

Salada do chef
- 2 xícaras de alface romana rasgada
- 30g de rosbife magro cozido
- ½ tomate médio cortado em tiras grossas
- ½ pimentão verde fatiado
- 2 claras de ovos cozidas esmagadas
- 1 cenoura fatiada
- Pimenta-do-reino
- ½ xícara de pepino fatiado
- 60g de peito de peru cozido, sem pele, cortado em tiras grossas
- Sal

Misture todos os legumes. Salpique o peru, o rosbife e os ovos sobre eles, e tempere com sal e pimenta a gosto.
Rendimento: 1 porção

Frango dijon
- 4 peitos de frango sem pele e sem ossos
- 1 colher de sopa de suco de limão
- Pimenta-do-reino
- ¼ de xícara de mostarda dijon
- Estragão desidratado moído
- ½ xícara de vermute seco ou vinho branco

Coloque os peitos de frango em uma assadeira. Misture a mostarda, o vermute, o limão e pimenta a gosto em uma tigela. Deite sobre o frango e salpique com o estragão.
Cubra e deixe marinar na geladeira por no mínimo uma hora.
Pré-aqueça uma grelha, colocando a grade a cerca de 15cm de distância da fonte de calor. Tire o frango da marinada e coloque-o na grelha, por cinco minutos de cada lado, umedecendo a carne com o caldo da marinada, com frequência, até que fique macia.
Rendimento: 4 porções

Frango frito
- 1 xícara de molho de soja com teor reduzido de sódio
- 1 xícara de cenouras finamente fatiadas
- 1 colher de sopa de gengibre fresco ralado
- 1 xícara de caldo de galinha com teor reduzido de sódio
- 450g de peito de frango sem pele e sem ossos, cortados em fatias grossas
- 1 xícara de favas
- 1 xícara de cogumelos frescos fatiados
- 4 colheres de chá de azeite
- 1 xícara de pimentão verde ou vermelho finamente fatiado
- 3 dentes de alho

- Pimentões amassados
- 2 xícaras de brócolis
- Sal e pimenta

Misture o molho de soja e o gengibre em um saco plástico com fecho hermético. Coloque junto o frango e deixe marinar por várias horas na geladeira.
Aqueça o azeite em uma caçarola grande, antiaderente, em fogo médio. Acrescente o alho e frite por 2 minutos. Coloque o frango com a marinada, os brócolis e cenouras e cozinhe até que o frango perca a cor rosada, por cerca de cinco a dez minutos. Some o caldo, as favas, cogumelos e pimentões. Tampe e abaixe o fogo ao mínimo. Cozinhe por 15 minutos, mexendo sempre. Tempere com sal e pimenta a gosto.

Rendimento: 4 porções

Frango ao estragão
- 450g de peito de frango limpo e sem pele
- 2 colheres de sopa de estragão fresco ou 1 colher de sopa de estragão desidratado
- ¾ de xícara de caldo de frango reduzido em sódio
- 1 colher de chá de pimenta-do-reino
- ¼ de xícara de suco de limão
- 1 colher de chá de mostarda

Coloque o frango em uma assadeira. Misture o caldo, o suco de limão, a mostarda, o estragão e a pimenta em uma tigela. Deite a mistura sobre o frango, cubra e deixe marinar na geladeira por no mínimo duas horas, ou durante a noite. Pré-aqueça o forno a 165°C. Asse por 25 a 30 minutos, ou até que esteja cozido.

Rendimento: 4 porções

Papillote de peixe
Nesta receita você economiza tempo de limpeza colocando uma folha de papel manteiga na assadeira. Para facilitar na hora de servir, coloque um pedaço menor de papel no centro do pedaço maior. Você conseguirá erguer esse pedaço, que é mais fácil de manusear, em um prato. Se for servir este prato às visitas, experimente ralar a casca de meio limão sobre o peixe, em vez de colocar fatias de limão sobre ele, ou esprema suco de limão imediatamente antes de servir. O suco de limão destrói a clorofila, portanto, assar legumes em suco de limão os deixa pálidos.

- 12 a 16 talos de aspargo cortados em pedaços de 4cm
- 6 colheres de sopa de caldo de peixe com teor reduzido de sódio
- 2 colheres de sopa de cebolinha fresca picada
- 16 a 20 vagens, cortadas ao meio ou em terços, sem as pontas e abertas
- 2 colheres de sopa rasas de estragão fresco picado grosseiramente
- 1 xícara de cogumelos brancos fatiados
- 2 xícaras de escarola rasgada
- 4 fatias finas de limão
- 4 colheres de sopa de cebolas echalotes picadas, ou uma colher de chá de funcho picado
- Sal
- Pimenta-do-reino
- 2 filés de peixe branco (450g), como por exemplo tilápia, bacalhau, pescada ou merluza

Pré-aqueça o forno a 205°C e coloque a grade no centro. Coloque um pedaço grande de papel manteiga

em uma caçarola rasa. Deite os aspargos, vagens, cogumelos, escarolas e echalotes formando uma cama no centro do papel. Salpique sal e pimenta a gosto. Deite o peixe sobre os legumes e tempere com sal e pimenta. Despeje o caldo sobre os filés, acrescente as cebolinhas e o estragão, e então cubra com as fatias de limão. Cubra com o funcho, se for utilizá-lo.
Una as pontas do papel manteiga e dobre como se estivesse fazendo um pacote. Dobre as laterais para dentro.
Asse por 28 a 30 minutos, até que o peixe se desmanche facilmente com um garfo.
Quando for verificar se o peixe está pronto, tenha cuidado ao abrir o *papillote*, pois haverá muito vapor dentro dele.
Coloque o *papillote* em uma travessa e remova as cebolinhas, estragão, fatias de limão e funcho antes de servir.
Rendimento: 2 porções

Frango com mostarda e mel
- 1½ colheres de sopa de mostarda dijon
- 450g de peito de frango sem pele e sem ossos, achatados ou finamente fatiados
- 1 colher de chá de mel
- *Spray* ou manteiga para untar
- Pimenta-do-reino

Misture a mostarda, o mel e a pimenta em uma tigela. Cubra cada pedaço do frango com a mistura de mostarda. Tampe e deixe marinar na geladeira por no mínimo uma hora.
Unte uma caçarola e coloque-a em fogo médio. Coloque o frango e cozinhe, virando de vez em quando, até dourar dos dois lados, por cinco a dez minutos.
Rendimento: 4 porções

Tilápia marinada

Não deixe o peixe marinando por mais do que 30 minutos, ou os ácidos quebrarão as proteínas da carne.

Marinada:
- ½ xícara de caldo de peixe com teor reduzido de sódio
- 1 colher de chá de sal
- ¼ de xícara de vinho branco
- 1 colher de chá de pimenta-do-reino
- ½ colher de chá de raspas de limão raladas
- 1 colher de chá de estragão fresco picado grosseiramente
- 2 filés (450g) de tilápia ou outro peixe branco de carne média
- 1 colher de chá de dill fresco picado
- *Spray* ou manteiga para untar
- 1 colher de chá de tomilho fresco
- ¼ de xícara de farelos de *panko* (pão japonês)
- 1 colher de chá de cebolas echalotes moídas (opcional)
- 1 colher de chá de mostarda dijon

Bata todos os ingredientes da marinada em uma tigela, e coloque-os em uma travessa rasa. Molhe os dois lados da tilápia na marinada e então deite os filés na travessa. Cubra e deixe marinar na geladeira por 30 minutos.

Pré-aqueça a grelha e coloque a grade a cerca de 15cm da fonte de calor. Cubra uma chapa ou panela para grelhar com papel-alumínio e unte. Disponha os filés marinados na chapa e coloque um pouco da marinada sobre eles.

Se não utilizar o *panko*, grelhe o peixe por quatro minutos de um lado, e por três minutos do outro. Se utilizar o *panko*, grelhe o peixe de quatro a cinco minutos de cada lado. Quando estiver pronto, o peixe estará se desfazendo com um garfo. Espalhe o *panko* em uma travessa. Tire o peixe da grelha e cubra os dois lados com o *panko*. Retorne o peixe para a grelha por mais 1 minuto de cada lado, até dourar.

Rendimento: 2 porções

Espaguete pomodoro sem massa
- 1 abóbora moranga média, cortada ao meio no sentido do comprimento, sem sementes
- ¼ de colher de chá de sal
- Pimenta-do-reino a gosto
- 3 dentes de alho
- 1 colher de sopa de orégano desidratado
- 1 colher de chá de azeite
- 2 colheres de sopa de parmesão ralado
- 2 tomates italianos picados
- 2 colheres de sopa de salsinha fresca picada

Pré-aqueça o forno a 205°C. Encha uma assadeira com 0,5 a 1,0cm de água e coloque as metades da moranga cortadas, com o miolo para baixo. Elas devem assentar perfeitamente no fundo da assadeira.

Coloque o alho em uma folha de papel alumínio e regue com o azeite. Una as pontas do papel e feche com cuidado para não rasgar ou deixar buracos.

Coloque a moranga e o alho no forno, e asse até que a pele da moranga comece a enrugar (30 a 35 minutos). Retire-a e deixe esfriar.

Quando a moranga estiver fria o suficiente para ser manuseada, remova o miolo de dentro da casca, com um garfo ou colher, separando as fibras, e coloque em uma tigela média. Coloque o alho em uma tigela separada e amasse com um garfo. Some o alho à moranga, adicione os tomates, salsinha, sal, pimenta e orégano, e misture. Salpique o parmesão sobre o prato e sirva.

Variação: Assar o alho proporciona um sabor mais doce e suave. Se desejar um sabor mais forte, frite o alho em azeite por um a dois minutos, e adicione caldo à abóbora cozida.

Rendimento: 2 a 3 xícaras, dependendo do tamanho da moranga

Salmão pochê
- 450g de filé de salmão
- 1 folha de louro
- ¼ de xícara de vinho branco
- 1 talo de aipo cortado em quatro
- 1 cebola pequena, cortada em quatro
- Sal e pimenta
- 2 colheres de sopa de suco de limão
- Salsinha

Ferva 2 xícaras de água em uma panela rasa. Coloque o salmão na panela. Some o vinho, cebola, suco de limão, louro e aipo. Deixe ferver novamente, abaixe o fogo, tampe e ferva lentamente por 10 a 15 minutos, e remova a folha de louro.

Esfrie em geladeira e sirva gelado, temperado com sal e pimento a gosto, e guarnecido com brotos de salsinha.

Rendimento: 4 porções

Costelas de porco com molho de cereja
Se não estiver na estação de cerejas, use as congeladas, sem adição de açúcar, e descongele antes de usar.

Molho:
- 2 xícaras de cerejas doces
- Sal granulado
- 2 xícaras de *sherry* seco

- Pimenta-do-reino
- 1 colher de sopa de vinagre tinto ou balsâmico
- 4 cravos inteiros
- 2 paus de canela de cerca de 10cm
- 2 costelas de porco sem ossos, com mais ou menos 2,5cm de altura, limpa de gorduras visíveis
- *Spray* ou manteiga para untar

Pré-aqueça o forno a 120°C.

Misture os ingredientes do molho em uma panela pequena e ferva lentamente em fogo médio a baixo, até reduzir pela metade (cerca de 45 minutos). Remova os cravos e paus de canela.

Salgue e coloque pimenta em ambos os lados das costelas, à vontade. Unte uma frigideira grande, anti-aderente, e coloque em fogo médio. Quando estiver quente, coloque as costelas e sele por alguns minutos de cada lado, até ficarem douradas.

Forre uma assadeira rasa com papel alumínio e unte com o *spray*. Asse as costelas seladas por 15 a 20 minutos, até que estejam cozidas por dentro. Cubra as costelas com a redução de cerejas e asse por mais 4 a 5 minutos.

Rendimento: 2 porções

Frango assado com legumes

Um método tradicional – e fácil – de cozinhar legumes com frango é o de colocá-los na cavidade sob o frango enquanto ele assa. Devido aos riscos de *salmonella*, bem como a adição de gordura aos legumes, esta forma mais magra e saudável requer que os legumes sejam assados separadamente.

- ¾ de xícara de suco de maçã ou cidra
- Sal
- 1 colher de sopa de vinagre balsâmico

- Pimenta-do-reino
- 1 frango inteiro (em torno de 2kg)
- 3 a 4 xícaras de legumes para assar, como batata doce, pastinaca, cará, cebolas, aipo, cenoura, funcho, alho, salsão, nabo, cortados em ou grosseiramente picados em cubos
- 1 limão cortado ao meio ou esmagado
- Ervas frescas, como tomilho, oregano, salsinha e manjericão

Pré-aqueça o forno a 190°C e posicione a grade no meio do forno.

Bata o suco de maçã e o vinagre balsâmico. Reserve ¼ de xícara para o frango e ½ xícara para os legumes. Remova da cavidade do frango o saquinho com as vísceras. Lave o frango por dentro e por fora, e seque dando batidinhas com uma toalha de papel por dentro e por fora.

Posicione o frango, com o peito para cima, numa assadeira e coloque metade do limão dentro da cavidade. Coloque os legumes, se utilizar, e as ervas frescas. Adicione a outra metade do limão, com o lado da casca para fora, na abertura da cavidade.

Prenda as asas sob o frango, amarre as coxas e tempere generosamente com sal e pimenta, e então pincele com a marinada reservada.

Asse por 60 minutos, umedecendo a cada 15 minutos. A pele do frango ficará bem escura e crocante. Se parecer que vai se queimar, coloque um pedaço de papel alumínio solto sobre a ave, mas continue a umedecer.

Coloque os legumes para assar em uma tigela e despeje a ½ xícara de marinada reservada para eles, mexendo cuidadosamente para cobrir todos os legumes. Coloque os legumes em uma assadeira rasa, formando uma camada uniforme. Tempere com sal e pimenta a gosto. Coloque no forno, ao lado do frango.

Asse por mais 30 minutos, mexendo de vez em quando. Verifique o frango, para ver se está pronto. Corte a linha que amarra as coxas e puxe uma delas: ela deve se soltar facilmente, e liberar sucos claros.

Remova o frango do forno e deixe descansar, sem cobrir, por 15 a 20 minutos. Continue a assar os legumes, por mais 20 ou 30 minutos, até ficarem macios.

Antes de destrinchar, fure o frango para permitir que os sucos da cavidade saiam, transfira o frango para uma tábua ou travessa, e descarte a pele e o conteúdo da cavidade.

Variação: faça um pure com os vetegais assados e caldo de frango ou legumes, para criar uma sopa.

Rendimento: 6 porções

Hambúrgueres de salmão

Nota: Para torrar a *Coronilla varia*, coloque-a em uma frigideira seca, em fogo médio, até que solte perfume, por três a quatro minutos. Moa a *Coronilla* com um moedor de café por dois a três segundos.

- 1 xícara bem cheia de espinafre, sem os talos e enxaguados
- Raspas de um limão
- 1 lata de 425g de salmão seco em água, sem ossos e esmigalhado
- *Spray* ou manteiga para untar
- ½ colher de sopa de alho moído
- 1 ovo
- ¼ de xícara de cebola em cubinhos
- ¼ de xícara e 2 colheres de sopa de *Coronilla varia* torrada e moída

- ¼ de xícara de caldo de peixe com teor reduzido de sódio
- ¼ de colher de chá de sal (para os legumes)
- + ¼ de colher de chá de sal (para a massa)
- 1 colher de chá de dill fresco picado
- Azeite de oliva
- 1 colher de chá de pimenta-do-reino (para os legumes)
- + 1 colher de chá de pimenta-do-reino

Empilhe as folhas de espinafre umas sobre as outras, enrole-as e corte em tirinhas finas. Em seguida, pique grosseiramente as tirinhas.

Unte uma frigideira e coloque em fogo médio. Some o espinafre, o alho, as cebolas, o caldo, o sal e a pimenta e cozinhe até que todo o líquido tenha evaporado, por cerca de cinco minutos.

Transfira os legumes para uma tigela média. Adicione as raspas de limão, o salmão, o ovo, a *Coronilla varia*, o dill, mais ¼ de colher de chá de sal e a outra colher de chá de pimenta. Misture bem. Forme os hambúrgueres do tamanho desejado, fazendo um buraquinho no centro de um dos lados. Unte uma grelha ou panela para grelhar com azeite, usando um pincel ou uma toalha de papel, e pré-aqueça. Coloque os hambúrgueres com o lado do buraquinho para cima e cozinhe por 5 a 7 minutos de cada lado. Procure virá-los apenas uma vez, para mantê-los inteiros e não perder a umidade. Coloque sobre eles salsa, legumes fatiados ou legumes e frutas marinadas.

Rendimento: 3 a 4 hamburgueres

Bolinhos de feijão preto temperados
- 2 colheres de chá de azeite

- Pimenta-do-reino
- 3 dentes de alho moídos
- 1 colher de chá de cominho moído
- ½ cebola branca, picada
- ¼ de colher de chá de pimenta vermelha
- 1 lata de 440g de feijão preto, drenado e enxaguado (reserve um pouco do líquido)*
- Mais ou menos ¼ de xícara + 1 colher de sopa de amido de milho
- ½ xícara de arroz integral cozido
- 1 ovo batido
- *Spray* ou manteiga para untar
- ½ colher de chá de sal

Aqueça o azeite em uma panela anti-aderente, em fogo médio a baixo. Adicione o alho e a cebola, e cozinhe até que estejam macios, mexendo com frequência por aproximadamente oito minutos. Some o feijão, o sal, a pimenta a gosto, e mexa.

Amasse cerca de três quartos do feijão com as costas de uma colher de pau, raspando as laterais e o fundo da panela. Se os feijões secarem e começarem a grudar, some uma colher de chá do líquido da lata. O aspecto da mistura deve ser massudo, e não seco ou líquido.

Quando os feijões estiverem amassados, retire do fogo e transfira para uma tigela média. Adicione o amido de milho, o cominho, a pimenta caiena e o arroz, e mexa bem. Quando a mistura tiver esfriado o suficiente para ser manuseada, some o ovo e mexa com uma colher ou com as mãos. Forme três ou quatro bolinhos.

---

* Nos EUA e outros países europeus usa-se o feijão enlatado. É possível substituí-lo pelo feijão brasileiro (N. da T.).

Unte uma frigideira e coloque em fogo médio. Coloque os bolinhos e cozinhe até que fiquem dourados de um lado, por cerca de cinco minutos. Unte a frigideira novamente e vire os bolinhos para dourar o outro lado.

Sirva com cebola roxa, abacate e tomate em um pão integral, ou em um *muffin* inglês com multigrãos, ou cubra com salsa de abacaxi (receita da página 299).

Rendimento: 3 bolinhos do tamanho da palma da mão, ou 4 bolinhos menores

Linguado temperado
- 560g de filés de linguado
- 1 cebola pequena, picada
- 2 colheres de chá de salsa fresco, ou 1 colher de chá de salsa desidratada
- ¼ de xícara de vinagre balsâmico
- ¼ de xícara de suco de limão
- 1 colher de chá de mostarda em pó
- Fatias de limão (opcional)

Enxague os filés e seque-os. Coloque-os em uma assadeira de 25 x 20cm. Misture o vinagre balsâmico, o suco de limão, a mostarda e a cebola em uma tigela pequena. Despeje sobre os filés, cubra e deixe marinar em geladeira por no máximo 30 minutos.

Pré-aqueça a grelha. Remova a cobertura da assadeira e grelhe o peixe por quatro a seis minutos, ou até que o peixe esteja branco e macio. Guarneça com a salsa e as fatias de limão (se for utilizá-lo).

Rendimento: 4 porções

Chili de peru
- 450g de carne branca de peru moída (no mínimo 93% magra)

- 1 lata de 800g de tomates, picados e com o líquido
- ½ xícara de cebola picada
- 1 a 2 colheres de sopa de *chili* em pó
- 2 a 3 dentes de alho fatiados
- 1 colher de chá de orégano desidratado
- 1 lata de 450g de feijão preto, drenado e enxaguado
- 1 colher de chá de cominho moído
- 1 lata de 450g de feijão vermelho, drenado e enxaguado
- Sal e pimenta
- ¼ de colher de chá de pimenta vermelha (opcional)

Doure o peru, a cebola e o alho em uma frigideira antiaderente em fogo médio, até que a carne não esteja mais rosada. Abaixe o fogo e acrescente os demais ingredientes. Cubra e ferva lentamente por 15 a 20 minutos.

Rendimento: 8 porções

Salada cítrica de frango
- ¼ de xícara de vinagre balsâmico
- 90g de peito de frango sem pele e sem ossos, cozido e cortado em cubinhos
- 2 colheres de sopa de suco de limão
- 1 colher de chá de mostarda desidratada
- 1 tomate médio picado
- 1 colher de chá de orégano desidratado
- 1 folha grande de alface

Misture o vinagre balsâmico, o suco de limão, a mostarda e o orégano em uma tigela pequena. Em outra tigela, coloque o frango e o tomate. Despeje a marinada sobre eles, cubra de deixe na geladeira por no mínimo uma hora. Sirva frio, sobre a folha de alface.

Rendimento: 1 porção

Sopas e saladas

Para este plano, inicie o almoço e o jantar com uma sopa ou uma salada. O que você faz quando tiver comido tanta salada verde que você não aguenta mais nem pensar em comer outra folha de alface? Consulte esta seção do livro, onde incluí vários tipos diferentes de sopas e saladas para ajudar sua *alimentação magra* a continuar interessante.

Salada de pepinos

Essa salada é um ótimo acompanhamento para qualquer prato principal mais temperado.

Se usar pepinos tradicionais nesta salada, use uma colher para remover as sementes do miolo.

- 1 pepino médio, descascado e finamente fatiado
- Um pouco de raspas de limão
- 4 colheres de sopa de iogurte desnatado
- 1 xícara de cebola roxa finamente fatiada
- 2 colheres de sopa de coentro fresco picado grosseiramente
- Uma pitada de sal
- Pimenta-do-reino

Misture todos os ingredients em uma tigela pequena e sirva imediatamente.

Rendimento: 2 porções

Sopa de legumes super-fácil

- 4 xícaras de caldo de legumes com teor reduzido de sódio
- 2 dentes de alho moídos
- 4 cenouras cortadas em rodelas diagonais
- 1 folha de louro
- 4 talos de aipo, cortados em pedaços de 1,30cm (pode deixar as folhas)
- 1 colher de chá de sal

- Pimenta-do-reino
- ½ cebola pequena, em cubinhos
- Salsinha fresca picada

Aqueça ½ xícara de caldo numa panela para sopa, em fogo médio a alto. Some as cenouras, o aipo e as cebolas. Cozinhe mexendo de vez em quando, e adicione outra ½ xícara de caldo quando a panela estiver quase seca. Adicione o alho, a folha de louro, o sal e a pimenta a gosto.
Continue a cozinhar, mexendo periodicamente. Adicione as três últimas xícaras de caldo quando a panela estiver quase seca (as cenouras devem estar começando a amolecer).
Abaixe o fogo, cubra e ferva lentamente por cerca de 30 minutos, até que os legumes estejam macios.
Remova a folha de louro e sirva a sopa com uma pitada de salsinha.
Variação: Você pode facilmente transformar esta receita em uma sopa de frango, substituindo o caldo de legumes por caldo de frango. Ferva as 4 xícaras de caldo, adicione um ou dois peitos de frango sem pele e sem ossos, tampe, abaixe o fogo e ferva lentamente por 5 a 6 minutos. Remova a panela do fogo, tampe e deixe descansar.
Cozinhe o frango no caldo quente até ficar bem cozido, por aproximadamente 15 minutos. Quando estiver pronto, remova o frango do caldo, e deixe esfriar. Retire a gordura que fica boiando no caldo, e siga a receita da sopa, utilizando o restante do caldo. Quando o frango estiver frio, desfie e some à sopa no final do processo, cerca de cinco minutos antes de os legumes ficarem prontos, para aquecê-lo.
Você também pode adicionar outros legumes como cogumelos e repolho, bem como seus temperos preferidos.
Rendimento: 950ml

Gazpacho
- 3½ xícaras de tomates picados (cerca de 4 tomates), ou uma lata de 800g de tomates picados
- 1 colher de sopa de vinagre tinto
- Suco de 2 limões pequenos
- ½ xícara de suco de tomate com teor reduzido de sódio (ou de mistura para suco vegetal)
- 1 xícara de pepino picado, sem casca e sem sementes
- 8 porções de pimenta-do-reino
- 1 colher de chá de sal
- 1 xícara de cebola roxa picada
- Alho moído (opcional)
- 1 xícara de pimentão amarelo picado
- Cerca de 1 colher de sopa de coentro fresco picado
- ½ pimenta vermelha, sem sementes e moída (se desejar, substitua por Jalapeño)
- 1 iogurte magro ou desnatado

Misture todos os ingredientes, exceto o coentro e o iogurte, em uma tigela média. (Para uma versão menos rústica, bata metade da sopa no liquidificador, ou use um mixer para transformar metade da sopa em purê na tigela.) Misture o coentro, cubra e deixe gelar bem. Antes de servir, coloque uma colherada de iogurte sobre cada tigela.

Rendimento: 4 porções

Sopa de lentilhas
Esta receita pede lentilhas marrons. Se preferir as vermelhas, diminua o tempo de cozimento pela metade. Lentilhas marrons mantêm sua forma, tornando-se uma boa opção para quem prefere sopa com pedaços, e não em purê.

Nota: Se você só tiver sal iodado, omita o sal da receita. Ele fará com que ela fique excessivamente salgada.

- 3½ xícaras de caldo de frango ou legumes
- ½ colher de chá de cominho
- ½ colher de chá de coentro
- ½ xícara de cenouras finamente picadas
- Sal
- 1 xícara de aipo finamente picado
- Pimenta-do-reino
- ½ xícara de cebolas finamente picadas
- ½ a ¾ de xícara de lentilhas marrons, escolhidas e lavadas
- 1½ a 2 colheres de chá de alho moído
- 1 colher de chá de vinagre tinto
- ½ tomate picado sem sementes
- 1 folha de louro
- 1 ramo grande de tomilho
- Cerca de ½ xícara de iogurte desnatado
- Pimenta
- ½ colher de chá de sal

Aqueça ½ xícara de caldo em uma panela para sopa em fogo médio a alto. Some as cenouras, o aipo e as cebolas. Cozinhe, mexendo de vez em quando, por cinco minutos. Acrescente o alho, cozinhe por mais quatro a cinco minutos, e antes que o caldo evapore completamente, abaixe o fogo. Mexa sempre, para impedir que os legumes queimem ou grudem no fundo. Quando não houver mais líquido, cozinhe por um a dois minutos, mexendo para não deixar grudar.

Adicione o vinagre e mexa por mais um minuto. Some as 3 xícaras de caldo e a folha de louro, tomilho, cominho, coentro, sal e pimenta a gosto.

Quando o caldo estiver quente, adicione as lentilhas e o tomate. Cozinhe até que as lentilhas fiquem macias e se abram, por 30 a 35 minutos. Se a maior parte do líquido evaporar, reduza o fogo após 20 minutos de cozimento e tampe parcialmente a panela. Você também pode acrescentar mais caldo, ½ xícara de cada vez, se desejar.

Remova a folha de louro e o galho de tomilho antes de servir. Sirva imediatamente, ou transforme em purê usando um liquidificador ou mixer. Se optar pelo purê, sirva com uma colherada de iogurte.

Rendimento: 950ml

Salada de laranja, rabanete e aspargos assados

Escolha aspargos com as pontas fechadas, pois pontas abertas podem queimar na grelha.

Molho:
- 1 colher de sopa de óleo de laranja (receita na página 297)
- 1 colher de sopa de pinhão
- ½ colher de sopa de vinagre de maçã
- 1½ xícaras de espinafre, sem os talos, lavado e torcido
- ¼ de colher de chá de mostarda dijon
- Sal
- Pimenta-do-reino
- 1 rabanete finamente fatiado
- Lascas de parmesão (raspadas com um cortador)
- 8 talos finos de aspargos
- *Spray* ou manteiga para untar
- ½ tangerina, toranja ou outra fruta cítrica com bastante suco

Bata todos os ingredientes do molho e reserve.

Pré-aqueça a grelha, e coloque a grade cerca de 10cm do calor. Forre uma panela para grelhar com papel alumínio e unte. Role os aspargos na panela para cobrir com o *spray* ou a manteiga que usou para untar, e coloque-a na grelha. Grelhe por cerca de quatro minutos, virando apenas uma vez, até que estejam prontos. Assim que os talos estiverem cozidos, corte-os em pedaços de cerca de 2,5 cm, descartando a parte final.

Corte a fruta ao meio, no sentido do comprimento, remova a pele e a parte central com uma faca afiada. Separe as seções descascadas e corte em pedaços.

Torre os pinhões em uma panela seca, em fogo médio, até que estejam dourados e perfumados, balançando ocasionalmente a panela, por seis a oito minutos.

Junte o espinafre com os aspargos, a fruta e o rabanete. Some o molho, e coloque os pinhões e o parmesão por cima.

Você pode transformar esta salada de entrada em uma refeição completa, adicionando frango. Bata um peito de frango sem pele e sem ossos até achatá-lo. Tempere com sal e pimenta a gosto, e pincele com uma parte do molho reservada. Deixe marinar em geladeira por 15 a 30 minutos. Enquanto isso, pré-aqueça o forno a 180°C.

Forre uma assadeira rasa com papel alumínio, unte com o *spray*, coloque o frango e asse por 20 a 30 minutos, dependendo do tamanho e da espessura do frango, até que esteja pronto. Sirva complementando a salada, ou fatie assim que estiver frio, e adicione a ela.

Rendimento: 1 porção

Salada de romã
Você pode transformar esta salada de entrada em uma refeição completa omitindo as coberturas e usando folhas verdes temperadas como cama para as vieiras seladas, fraldinha ou lombo de porco grelhado.

Molho:
- 1 colher de sopa de óleo de romã (receita na página 298)

- 4 xícaras bem cheias de rúcula, lavada e escorrida
- 2 colheres de sopa de vinagre de vinho tinto
- ¼ de xícara de frutas oleaginosas picadas
- 1 colher de sopa de mel
- Lascas de parmesão raspadas
- Sal
- Pimenta-do-reino
- Um punhado de sementes de romã, se estiver na estação
- 2 colheres de chá de suco de limão, opcional
- 1 colher de sopa de cebolas echalotes picadas, e mais um pouco fatiado, se desejar

Bata os ingredientes do molho e reserve.

Coloque a rúcula em uma tigela e derrame o molho sobre ela. Cubra com as nozes, o parmesão, as sementes de romã e as echalotes fatiadas, se for utilizá-las.

Rendimento: 3 a 4 porções

Salada de morango e espinafre
Molho:
- 1 colher de sopa de Molho Balsâmico de Morango (receita na página 295)
- ¼ de xícara de pepinos sem sementes, cortados ao meio e finamente fatiados
- ¼ a ½ colher de chá de sementes de papoula
- Lascas de parmesão, raspadas
- 1 colher de sopa de nozes picadas
- 1½ xícaras bem cheias de espinafre, sem talos, lavados e escorridos
- Um punhado de morangos pequenos (opcional)
- 1 colher de sopa cebola roxa fatiada

Misture os ingredientes do molho e reserve.

Torre as nozes em uma panela seca, em fogo médio, até dourar e liberar o aroma característico, balançando a panela ocasionalmente, por seis a oito minutos.

Misture o espinafre, as cebolas e o pepino. Some o molho e cubra com as nozes e o parmesão. Guarneça com os morangos, se for utilizá-los.

Rendimento: 1 porção

Salada de atum
- 115g de atum em água, drenado
- 1 colher de chá de vinagre de vinho tinto
- 1 colher de sopa de maionese *light*
- Pimenta-do-reino
- 1 talo de aipo, picado
- Alho em pó
- 1 cebolinha picada

Misture todos os ingredients em uma tigela pequena. Sirva com salada verde.

Rendimento: 1 porção

Sopa toscana de feijão branco
Esta receita rende mais de 950ml e pode ser congelada. Deixe-a esfriar completamente em vasilhas e coloque-a no congelador. Para uma sopa mais substancial, adicione presunto magro em cubinhos.

- 5 xícaras de caldo de legumes ou frango, reduzido em sódio
- 2 colheres de sopa de alho picado (2 a 4 dentes)
- 3 a 4 cenouras, cortadas em rodelas diagonais (cerca de 2 xícaras)
- ½ xícara de vinho branco

- 4 talos de aipo, finamente fatiados (cerca de 2 xícaras)
- 2 latas de 440g de feijão cannellini ou outro feijão branco, drenados e enxaguados
- 1 cebola branca média, em cubinhos (cerca de 2 xícaras)
- 4 xícaras bem cheias de escarola (1 molho pequeno), com as folhas maiores cortadas pela metade
- 4 ou 5 talos de tomilho frescos
- 2 talos de orégano fresco
- Parmesão ralado, opcional
- 1 folha de louro
- Salsinha de folha chata fresca, picada
- Sal
- Pimenta-do-reino

Despeje 1 xícara de caldo em uma panela grande para sopa, em fogo médio a alto. Quando o caldo estiver quente, some as cenouras, o aipo e as cebolas. Mexa e abaixe o fogo para médio. Cozinhe por cinco minutos, e adicione o tomilho, orégano, a folha de louro, o sal e a pimenta. Cozinhe por mais 5 minutos e adicione o alho. Continue a cozinhar os legumes até que o líquido tenha praticamente evaporado, mexendo, por cerca de 25 minutos.

Aumente o fogo para a temperatura alta, e acrescente o vinho. Mexa sempre, raspando o fundo da panela, até que o liquido tenha evaporado, por dois a três minutos.

Quando parecer que os legumes vão grudar no fundo da panela, junte o restante do caldo e abaixe o fogo.

Remova o tomilho, o orégano e a folha de louro. Acrescente os feijões e a escarola, sal e pimenta a gosto.

Ferva lentamente por 30 minutos. Sirva com parmesão e salsinha, se utilizar.

Rende pouco mais de 950ml

Salada de verduras
- 1 xícara de alface romana rasgada
- 1 cenoura grande fatiada
- 1 xícara de alface roxa ou verde rasgada
- 5 cogumelos frescos fatiados
- ½ pepino fatiado
- 1 tomate médio fatiado
- 1 colher de sopa de cebola picada
- ½ pimentão vermelho fatiado
- Pimenta-do-reino

Coloque todos os ingredientes em uma tigela de madeira e misture.
Rendimento: 1 porção

Acompanhamentos com legumes
Se você não quer perder muito tempo na cozinha, eu encorajo o uso de qualquer produto congelado disponível na maioria dos supermercados. Se você gosta de cozinhar, incluí nas próximas páginas algumas receitas para acompanhar seus pratos principais.

Cogumelos Portobello ao balsâmico
- 2 copas de cogumelos Portobello
- ¼ de colher de chá de sal
- ¼ de xícara de vinagre balsâmico
- Pimenta-do-reino
- 1 colher de sopa de azeite
- Salsinha de folha chata fresca, picada
- 1 colher de sopa de alho moído

Limpe as copas dos cogumelos com uma toalha de papel. Coloque em uma assadeira rasa, com as lamelas para baixo.

Bata o vinagre balsâmico, azeite, alho, sal e pimenta em uma tigela pequena. Despeje a marinada sobre os cogumelos com uma colher, para garantir que toda a copa seja coberta. Vire-as e despeje marinada nas lamelas, deixando um pouco do líquido no fundo da assadeira, para manter as copas úmidas. Reserve por 10 a 15 minutos.

Pré-aqueça a grelha e coloque a grade a cerca de 15 cm do fogo. Vire novamente as copas com as lamelas para baixo e grelhe por dois minutos. Vire novamente e grelhe por mais dois minutos. Coloque em um prato e salpique com salsinha.

Rendimento: 2 porções

Couve-flor ao *curry*
- 2 colheres de chá de azeite
- ¼ de colher de chá de canela moída
- 1 cabeça de couve-flor, cortada pedaços pequenos
- 1 colher de chá de pimenta calabreza moída
- Sal
- ½ xícara de cebola branca picada
- Pimenta-do-reino
- 1½ xícara de caldo de legumes reduzido em sódio
- 1 colher de sopa de alho moído (mais ou menos 1 dente)
- ½ colher de chá de *curry*
- ¼ de colher de chá de cominho moído
- 1 colher de chá de jalapeño moído

Aqueça o azeite em uma frigideira grande, em fogo médio. Acrescente a couve-flor e as cebolas, e mexa para cobrir com o azeite. Cozinhe, mexendo de vez em quando, até que a cebola comece a dourar e ficar transparente, por cinco a 10 minutos. Adicione o caldo e aumente o fogo para médio/alto. Coloque o *curry*, cominho, canela, pimenta da jamaica, sal e pimenta a gosto.

Mexa bem e ferva lentamente por cerca de oito minutos, mexendo de vez em quando. Se o líquido começar a ferver, reduza para fogo médio. Some o alho e o jalapeño, mexa e cozinhe mexendo lentamente até que a couve-flor amoleça e quase todo o líquido tenha evaporado, por cinco a 10 minutos. Dê uma última mexida e sirva.

Rendimento: 3 a 4 xícaras, dependendo do tamanho das hortaliças

Vagem com escarola

Não coloque a escarola em um secador de folhas ou seque-a; retenha o máximo possível de água nas folhas depois de lavar.

- Sal
- 1 colher de chá de raspas de limão
- 340g de vagem fresca, escolhida, sem as pontas
- Pimenta-do-reino
- Salsinha de folha chata, fresca, picada
- 1 colher de chá de azeite
- 1 dente de alho grande moído
- 1 cabeça de escarola (cerca de 450g), lavada e sem talos

Ferva uma panela média de água, cheia até ¾, com ½ colher de chá de sal.

Coloque a vagem e cozinhe até ficar verde-vivo, por cinco a oito minutos. Escorra e reserve.

Aqueça o azeite em uma frigideira grande, em fogo médio. Some o alho e cozinhe, mexendo sempre, até liberar perfume, por cerca de um minuto. Remova o alho e reserve. Limpe a frigideira com uma toalha de papel e retorne ao fogo médio. Some a escarola e o sal a gosto, mexendo para distribuir a umidade e o sal. Abaixe o fogo para médio/baixo e cozinhe mexendo de vez em quando, até que as folhas murchem, por cinco a seis minutos.

Quando a escarola estiver murcha, some o alho, vagem, raspas de limão, e pimenta a gosto. Mexa para aquecer. Salpique com salsinha, se utilizar, e sirva.

Rendimento: 2 porções ou 3 xícaras

Salada de jacatupé

Sirva como alternativa leve e refrescante à *coleslaw** tradicional, ou coma como lanche entre as refeições

- 450g de jacatupé
- 1 maçã vermelha
- 3 cenouras médias
- Suco de ½ limão
- Sal
- Pimenta-do-reino

Descasque o jacatupé com uma faca para legumes ou descascador. Corte em palitos, diminuindo os talos maiores, e coloque-os em uma tigela média.

Descasque as cenouras, corte-as em palitos, e coloque na mesma tigela. Acrescente o sal e a pimenta e misture o jacatupé e a cenoura para distribuir o tempero.

Divida a maçã ao meio e corte em fatias finas, mantendo a casca, e coloque na tigela. Some o suco de limão e misture.

Rendimento: 2 porções ou 5 xícaras

Legumes e frutas marinados grelhados

Os legumes bons para grelhar são: abóbora e abobrinha, beringela, e cogumelos Portobello. Se for utilizar legumes

---

* Tradional salada de repolho americana (N. da T.).

com folhas, apare os excessos de folhas se colocar diretamente sobre a chama.

- Molho para servir:
- ½ xícara de iogurte desnatado
- ½ colher de chá de suco de limão
- 2 colheres de chá de mel

Marinada:
- 1 colher de sopa de molho de soja reduzido em sódio
- Sal e pimenta
- 1 colher de sopa de vinagre de arroz
- 2 xícaras de frutas fatiadas (como pêssego, ameixa e abacaxi)
- 1 colher de sopa de azeite
- 2 xícaras de legumes, cortados em pedaços uniformes

Misture os ingredientes do molho para servir em uma tigela pequena e reserve.

Pré-aqueça a churrasqueira ou uma chapa. Misture os ingredientes da marinada em uma tigela pequena. Coloque os legumes na marinada, e depois coloque-os na churrasqueira. Salpique sal e pimenta a gosto e deixe grelhar até que fiquem com as marcas da grade em ambos os lados.

Grelhe também as frutas fatiadas e sirva com o molho.

Rendimento: 1 a 2 porções

Cogumelo sauté

O sal *light* ou com menos sódio não é iodado e, portanto, tem um aspecto mais limpo e um sabor diferenciado. Seus grânulos são maiores que os do sal iodado, de forma que uma porção de sal *light* tem a metade da quantidade de sódio de uma porção igual de sal iodado. Se utilizar sal iodado nas receita, diminua a quantidade pela metade.

- ½ xícara + ½ xícara de caldo de legumes com teor reduzido de sódio
- 2 colheres de sopa de vinagre balsâmico
- 2½ a 4 colheres de sopa de salsinha de picada grosseiramente
- 450g de cogumelos (champignon fresco, Portobello)
- Suco de 1 limão pequeno
- 6 cebolinhas (partes brancas e verdes, cerca de ¼ de xícara)
- ½ colher de chá de sal *light*
- Pimenta-do-reino
- 4 dentes de alho moídos
- 2 colheres de sopa de vinho branco

Coloque ½ xícara de caldo em uma frigideira pequena, em fogo médio/alto, cozinhe até começar a ferver, e some os cogumelos, mexendo de vez em quando.

Quando o líquido tiver evaporado quase por completo, some as cebolinhas, o alho e ½ xícara de caldo. Mexa de vez em quando, raspando o fundo da panela.

Quando o líquido tiver evaporado novamente, ajuste para fogo baixo e acrescente o vinagre balsâmico, salsinha, suco de limão, sal e pimenta a gosto. Misture até queimar o vinagre.

Aumente novamente o fogo, coloque o vinho e cozinhe, mexendo sempre, e raspando o fundo da panela, até que o líquido evapore.

Rendimento: 2 porções

Legumes assados
- Legumes para assar (couve-de-bruxelas, aspargos, flores de brócolis, alcachofras, cebolas, berinjela e funcho)

- 1 colher de chá de azeite
- Seu tempero favorito
- *Spray* ou manteiga para untar

Pré-aqueça o forno a 205°C. Corte os legumes em pedaços uniformes: isso permite que eles cozinhem por igual. Coloque-os em um plástico com fecho, junto com o azeite e o tempero a gosto. Sacuda para cobrir bem os legumes. Unte uma caçarola, e coloque os legumes.
Asse até ficarem macios e levemente dourados (o tempo de cozimento varia com os legumes escolhidos), mexendo de vez em quando.
Rendimento: 1 ou mais porções

Couve temperada com alho laminado
- 2 dentes grandes de alho
- ¼ de colher de chá de sal *light*
- ½ colher de sopa de azeite
- 1 colher de chá de suco de limão
- 1 molho médio de couve picada grosseiramente
- ¼ de colher de chá de pimenta vermelha esmagada

Lamine finamente o alho.
Aqueça o azeite em uma frigideira grande, em fogo médio. Acrescente o alho. Não mexa, e cozinhe até começar a ferver e dourar, por dois a três minutos. Remova o alho e reserve. Limpe a panela com uma toalha de papel.
Lave a couve, deixando a maior parte da umidade nela. Coloque-a junto com o sal na panela, mexendo de forma a cobri-la. Quando a couve começar a murchar uniformemente, após três a cinco minutos, abaixe o fogo.
Acrescente o suco de limão e mexa. Cozinhe por um minuto.

Devolva o alho para a panela e some a pimenta vermelha. Misture bem e sirva.

Rendimento: 2 xícaras

Molhos diversos
Molhos para salada ou outros pratos podem acrescentar centenas de calorias extras de gordura e açúcar à refeição. Ao contrário, as receitas das próximas páginas são pouco calóricas, mas muito satisfatórias, e tão saborosas quanto suas irmãs engordativas. Além destes molhos diversos, considere os seguintes ingredientes pouco ou não-calóricos para temperar sua comida:

Mixes de temperos: Use-os com peixe e carne, ou mesmo sobre uma salada ou outros pratos. Teste várias combinações, como por exemplo pimento com limão, sal marinho com tempero mediterrâneo, ou as combinações abaixo:

- Coentro, páprica e *chili* em pó
- Açúcar mascavo, sal, cominho, pimenta-do-reino, alho em pó
- páprica, *chili* em pó, *chili* de pimenta pablano em pó
- Cominho, páprica, *chili* em pó, coentro, *curry*, pimenta vermelha
- Pimenta-do-reino, sal

Salsa: Use a receita de salsa verde (página 300) ou o similar comercial sobre peixes, hamburgueres, e até salada. Com mais ou menos 15 calorias para cada 2 colheres de sopa, não tem como exagerar.

Vinagre aromatizado: Experimente vinagre de arroz, de alho ou outro sabor sobre saladas, junto com sua mistura preferida de temperos. Vinagre acrescenta pouquíssimas calorias à sua receita, e muito sabor, além de ajudar a diminuir a velocidade da digestão e melhorar a sensação de saciedade.

Mostarda: Você verá que a mostarda é utilizada na maior parte dos molhos das próximas páginas por um motivo. Uma colher de sopa inteira tem cerca de 15 calorias, dependendo do tipo de mostarda. Se comparada às 110 calorias por colher de sopa da maionese, você percebe como essa troca economiza muitas calorias sem sacrificar o sabor.

Molho de cidra de maçã
- ¼ de xícara de vinagre de maçã
- 1 colher de chá de mostarda desidratada
- 3 colheres de sopa de suco de limão
- 1 colher de chá de semente de aipo
- 2 colheres de chá de adoçante

Bata todos os ingredientes em uma tigela pequena.
Rendimento: ½ xícara; 1½ colher de sopa por porção

Molho balsâmico de morango
Este molho é um acompanhamento delicioso para cordeiro – coloque uma colherada por cima da carne antes de servir. Também pode ser usado como molho de salada.

- 1 xícara de morangos frescos ou congelados, sem cascas e picados em quatro
- 1 colher de sopa de vinagre balsâmico
- 2 pitadas de pimenta-do-reino
- ½ colher de chá de açúcar ou adoçante

Misture delicadamente todos os ingredientes em uma tigela pequena. Reserve por 30 minutos.

Aqueça uma panela em fogo baixo. Acrescente a mistura e cozinhe por 10 minutos. Quando começar a borbulhar, misture devagar, sem parar.
Tire do fogo e esfrie levemente, sem parar de mexer.
Coloque a mistura em um liquidificador ou mixer, e transforme em purê, usando velocidade baixa. Cubra e deixe gelar até a hora de servir.
Rendimento: aproximadamente ½ xícara; 1½ colher de sopa por porção

Molho dijon
- 2 colheres de sopa de óleo de canola
- 2 dentes de alho moídos
- 6 colheres de sopa de vinagre de vinho tinto
- 2 colheres de sopa de mostarda dijon

Bata todos os ingredientes em uma tigela pequena.
Rendimento: ¾ de xícara; 1½ colheres de sopa por porção

Guacamole
Guacamole combina bem com tacos, especialmente os de peixe. Use também com frango ou peixe. Remova as sementes do tomate fatiando-o, raspando as sementes e o líquido, picando em seguida.

- 1 abacate maduro, picado grosseiramente
- ¼ colher de chá de sal
- 1 colher de sopa de coentro fresco picado
- 2 colheres de sopa de suco fresco de limão
- 1 xícara de tomates picados e sem sementes
- 1 colher de chá de alho picado

Amasse o abacate com o suco de limão, até atingir a consistência desejada (cremosa ou com pedaços). Em uma tábua, esmague o alho com o sal, para formar uma pasta,

e some a mistura de abacate com limão, e o coentro. Acrescente os tomates e demais ingredientes, e misture bem.
Rendimento: 1 xícara; 1 colher de sopa por porção

Molho de limão e iogurte
- ½ xícara de iogurte desnatado
- ¼ de colher de chá de salsinha fresca picada, ou de salsinha desidratada
- Suco de 1 limão e suas raspas finas
- Pimenta-do-reino
- ½ dente de alho moído
- Bata todos os ingredientes em uma tigela pequena.

Rendimento: ½ xícara; 1 colher de sopa por porção

Vinagrete de baixa caloria
- 2 colheres de sopa de azeite
- ¼ de colher de chá de sal *light*
- 3 colheres de sopa de vinagre balsâmico
- Pimenta-do-reino
- 3 colheres de sopa de vinagre de arroz
- Alho moído
- Bata todos os ingredientes em uma tigela pequena.

Rendimento: ½ xícara; 1½ colheres de sopa por porção

Óleo de laranja
Este óleo pode ser utilizado como base não-gordurosa para molhos de salada, outros molhos e marinadas.

- 1 xícara de suco de laranja puro (sem açúcar e não concentrado)

Passe o suco por um pano ou gaze para remover toda a polpa. Coloque em uma panela pequena em fogo médio/

baixo, até quase ferver. Abaixe o fogo e ferva lentamente, mexendo de vez em quando, e removendo os sólidos que se formarem na superfície do suco. Cozinhe até reduzir a um líquido espresso e leve. Quando o suco começar a borbulhar e impregnar, abaixe o fogo e mexa mais. Cozinhe até que ao mexer a panela, o óleo esteja grosso o suficiente para forrar o fundo, por cerca de 90 minutos. Despeje em outra vasilha e reserve até parar de fumegar, e a vasilha esfriar ao toque. Cubra e gele até utilizar.

Porção: 1 colher de sopa

Pico de Gallo

Apesar de Pico de Gallo ser somente um outro nome para salsa, ele pode ser usado com frango grelhado ou peixe, ou com os bolinhos de feijão preto temperados (receita na página 274).

- 3 tomates débora ou italianos, picados e sem sementes
- ½ colher de chá sal
- 1½ colheres de sopa de suco de limão
- ½ cebola roxa pequena, finamente fatiada
- ½ pimenta calabreza, sem sementes e moída
- 2 colheres de sopa de coentro fresco picado

Misture todos os ingredientes em uma tigela.
Rendimento: 1 xícara; 1 ou mais porções

Óleo de romã

Use este óleo como base não-gordurosa para molhos de salada, molhos e marinadas.

- 1 xícara de suco de romã puro (sem açúcar, e de preferência não concentrado)

Se espremer suco fresco de romã, filtre por um pano ou gaze, para remover toda a polpa. Coloque o suco em uma panela pequena, em fogo médio/baixo, e ferva lentamente por cerca de uma hora, mexendo de vez em quando. Cozinhe até que ao girar a panela, o óleo esteja espesso o suficiente para cobrir todo o fundo. Despeje em uma vasilha separada e reserve até que pare de fumegar e a vasilha esteja fria ao toque. Cubra e gele até utilizar.

Porção: 1 colher de sopa

Salsa de abacaxi
Esta salsa é o acompanhamento perfeito para os bolinhos de feijão preto temperados (receita na pág. 274), frango grelhado, peixe branco no vapor, ou camarão grelhado.

- 2 xícaras de abacaxi em cubinhos, drenado (ou cerca de ¼ de um abacaxi inteiro, descascado, sem miolo e picado)
- 4 colheres de chá de suco fresco de limão (cerca de 1 limão, dependendo do tamanho)
- 1 colher de chá de Jalapeño moído (cerca de ¼ de pimenta – aumente para ½ pimenta se desejar mais picância), sem sementes
- Uma pitada de sal
- 2 colheres de sopa de coentro fresco picado grosseiramente (os talos são macios o suficiente para serem incluídos)
- ¾ de xícara de pimentão vermelho em cubinhos (cerca de ½ pimentão médio)
- ¼ de xícara de cebola roxa finamente picada (cerca de ½ cebola pequena)

Coloque todos os ingredientes em uma tigela média e misture bem.
Cubra e reserve; para uso imediato ou gele para apurar os sabores.
Rendimento: cerca de 3 xícaras, 3 ou mais porções

Salsa verde
A salsa verde é um ótimo acompanhamento para ovos mexidos, omeletes ou carne de tacos.

- *Spray* ou manteiga para untar
- 1 colher de sopa de alho picado
- 2 xícaras de tomatilhos inteiros, sem pele e lavados
- 1 jalapeño, sem sementes e picado (ou use pimenta americana para mais picância)
- 1 xícara de caldo de legumes com teor reduzido de sódio
- Sal
- ½ xícara de cebola picada
- ½ colher de sopa de coentro fresco picado

Pré-aqueça o forno a 205°C. Forre uma assadeira rasa com papel alumínio e unte. Coloque os tomatilhos e asse por 15 minutos, até dourar e enrugar. Retire do forno, e quando estiver frio o suficiente para manusear, pique grosseiramente.

Aqueça o caldo em uma panela média, em fogo médio/alto, e some a cebola, alho, jalapeño e ¼ de colher de chá de sal. Mexa ocasionalmente. Um pouco antes de o caldo evaporar completamente, retire a panela do fogo e coloque os tomatilhos, coentro e mais sal a gosto. Misture bem.

Se a salsa estiver muito líquida, volte para o fogo, para evaporar um pouco mais.

Rendimento: 1½ xícaras; 1 ou mais porções

Coulis simples de pimentão
O *Coulis* é simplesmente um purê de frutas ou legumes, e pode ser feito com qualquer legume com baixa caloria. Refogue o legume em um pouco de caldo de legumes com seus temperos favoritos (alho, sal, pimenta, manjericão,

etc.) até ficar bem macio, e transforme em purê. Ou asse os legumes, como nesta receita.

Sirva sobre hambúrgueres, peito de frango, bife ou costelas, peixe, ou cogumelos portobello grelhados. Ele pode até ser usado no lugar da maionese, no pão. Por exemplo, transforme um pimentão amarelo assado em purê, com um pouco de gengibre fresco, e você terá um ótimo molho para atum grelhado.

Asse tomates e alho e transforme em purê com um pouco de manjericão, para obter um molho fino.

- 1 pimentão vermelho, laranja ou amarelo, médio ou grande

Remova qualquer vestígio do talo, mas mantenha o pimentão intacto. Acenda um queimador em temperatura média/alta, ou coloque a grade da grelha diretamente sobre o carvão.

Coloque o pimentão diretamente sobre o queimador, ou na grade, e asse-o na chama. Quando a pele começar a queimar, vire-o, para assar por igual, apesar de não haver necessidade de deixá-lo todo preto.

Quando estiver pronto, coloque o pimentão em um saco plástico com fecho, e deixe descansar cerca de dez minutos.

Retire o pimentão do saco plástico. Quando estiver frio o suficiente para manusear, remova a pele. Retire as sementes cortando em volta do talo primeiro. Então pique em pedaços grandes, coloque no liquidificador ou num processador pequeno, e transforme em purê.

Rendimento: 1½ xícaras; 1½ colheres de sopa por porção

Antepasto de tomate, alcachofra e alcaparras

Este antepasto fica ótimo com peixe (como salmão, tilápia, ou rodovalho) e frango.

Rendimento: o suficiente para cobrir um filé ou posta.

- 10 folhas de manjericão
- Uma pitada de sal
- 2 xícaras de tomates cereja, cortados ao meio
- Pimenta-do-reino
- 1 colher de chá de suco de limão
- ½ xícara de corações de alcachofra em água (cerca de 8 quartos)
- 1 colher de sopa de parmesão ralado
- 2 colheres de sopa de alcaparras, drenadas, porém não lavadas

Empilhe as folhas de manjericão, enrole e corte em tiras finas. Misture o manjericão com os demais ingredientes em uma tigela. Sirva sobre carne ou peixe.

Rendimento: 2 xícaras

Molho de iogurte e dill

Sirva este molho fácil sobre peixe, especialmente o salmão.

- 1 colher de chá de mostarda dijon
- 2 colheres de sopa de dill fresco picado
- 1 xícara de iogurte desnatado

Misture a mostarda e o iogurte. Acrescente o dill e mexa bem.

Rendimento: 1 xícara; 1 colher de sopa por porção

13
Truques do *Como ser magro*

Nesta etapa do livro, incluí tudo que você precisa seguir para se manter magro por toda a vida.

JANTARES CONGELADOS MAGROS RECOMENDADOS

Procure por jantares de 250 a 350 calorias com, em média, menos de 10 gramas de gordura, menos 30 gramas de carboidratos, 3 gramas de fibras ou mais, menos de 8 gramas de açúcar e mais de 15 gramas de proteína. As opções de congelados seguintes, em geral atendem a esses critérios:

    Frango assado à florentina
    Frango com molho de amendoim
    Frango grelhado
    Bife com alho e brócolis
    Frango com limão
    Bolo de carne com purê de batatas
    Filé a Salisbury com macarrão com queijo
    Bife com macarrão com queijo
    Picadinho com cogumelos tipo Portobello
    Bolo de carne

Filé a Salisbury
Peru assado
Frango à *caprese*
Frango com alho e ervas
Bolo de carne com molho
Frango com alho e parmesão
Picadinho
Picadinho de carne de porco
Filés de peixe grelhados com manteiga e alho

GRÃOS MAGROS RECOMENDADOS

Sempre que possível, escolha a marca disponível com a maior diversidade de grãos.

LEGUMES MAGROS RECOMENDADOS

Legumes cozidos e congelados são uma forma fácil e conveniente de ter sempre legumes nas refeições. Procure por legumes de marcas conhecidas e que não venham com molho.

VARIEDADES MAGRAS RECOMENDADAS DE FRUTAS E LEGUMES

Os legumes e frutas das listas a seguir tem baixa GL, e assim darão menos fome "rebote". Escolha frescos ou congelados, desde que não tenham adição de açúcar. Frutas vermelhas, melões, e maçãs são menos nocivas às suas taxas de açúcar no sangue.

Frutas
  Abacaxi
  Ameixa
  Amora preta
  Cereja
  Framboesa
  Kiwi
  Laranja

Maçã
Manga
Melancia
Melão
Mexerica
Mirtilo
Morango
Nêspera
Pera
Pêssego

Legumes
Abobrinha
Abobrinha amarela
Aipo
Alcachofra
Aspargo
Berinjela
Beterraba
Brócolis
Cebolas
Cebolinhas
Cogumelos
Couve-flor
Espinafre
Feijão verde
Pepino
Pimentão
Repolho
Tomates

Sobremesas congeladas recomendadas

As sobremesas seguintes vêm, em geral, em porções individuais e levam mais tempo para serem ingeridas, o que evita que se coma demais. (atenção: produtos que contenham adoçantes artificiais podem causar problemas gástricos).

Produto	Caloria	Gordura (g)	Gordura Saturada (g)	Carboidrato (g)	Fibras (g)	Açúcares (g)	Adoçante artificial (g)
Picolés sem açúcar (1)	15	0	0	4	0	0	2
Sorvete 100% natural	140	8	4,5	16	0	14	0
Creme de chocolate *light*	30	0	0	6	0	0	4
Barra de cereal de frutas sem adição de açúcar	30	0	0	8	0	2	2
Picolé de chocolate sem adição de açúcar (2)	80	1,5	1,5	18	4	5	4
Barras de iogurte e sorvete sem gordura	90	0	0	21	0	15	0
Iogurte e vitamina de frutas verdadeiras	100	2	1	18	3	13	0
Sorvete baixo teor de gordura	100	0,5	0,5	23	2	15	0
Barra de sorvete mousse de chocolate	120	1	1	28	6	18	0

CEREAIS MAGROS RECOMENDADOS PARA O CAFÉ DA MANHÃ

Procure sempre por cereais que tenham 5 ou mais gramas de fibras, 8 ou menos gramas de açúcar, e menos de 200 calorias por xícara de porção. As seguintes marcas e variedades atendem a estas especificações.

DICAS DO COMO EMAGRECER

Taxa glicêmica dos alimentos comuns:
A taxa glicêmica mede como os carboidratos afetam o açúcar no sangue de cada um de nós. Sempre que possível, opte por comidas com baixa taxa glicêmica. Preste atenção ao tamanho das porções de qualquer comida da lista. Se você comer o dobro da porção, a taxa glicêmica dobra também.

Tenha também em mente que comer de forma "magra" envolve muito estar atento à mais que simplesmente a taxa glicêmica de cada alimento. Eu já vi algumas dietas que dizem que tudo bem se você comer purê de batatas desde que adicione creme para diminuir a possibilidade de absorção do amido. Isso até funciona para reduzir a taxa glicêmica da refeição, mas aumenta brutalmente a quantidade de calorias totais do prato, fazendo com que as batatas fiquem mais engordativas ainda. A mesma coisa acontece com as batatas fritas. Elas tem muita gordura e, portanto, realmente baixa taxa glicêmica –, mas isso não significa, absolutamente, que elas não engordem. Elas contêm tantas calorias mesmo em quantidades pequenas que é praticamente impossível parar de comê-las antes de consumir mais do que deveríamos.

As listas de comida do Como emagrecer

Comidas magras são todas as comidas que além de apresentar baixa taxa glicêmica ainda têm pouca densidade calórica. Densidade calórica é o que mede o número de calorias que determinado alimento contém em determinada quantidade. Geralmente se mede as calorias por gramas. Na minha opinião, quanto maior a densidade calórica e maior a taxa glicêmica, mais engordativa é a comida.

- Sempre que possível, escolha alimentos com taxa glicêmica de 9 ou menos. Quanto mais baixa, melhor.

- Lembre-se de prestar atenção ao tamanho da porção de qualquer alimento da lista. Quando o tamanho dobra, a taxa glicêmica também dobra.

- A densidade calórica, por outro lado, não muda com o tamanho da porção. Esse fato é importante no que tange as porções de alimentos como macarrão, que em geral são maiores do que anunciadas. Escolha frutas, legumes, produtos do cotidiano, sopas com densidade calórica de 0.6 ou menos, alimentos feitos com grãos com densidade calórica de 1.5 ou menos e carnes com 4 ou menos.

- Preferida alimentos integrais.

Uma vez que você já tenha perdido peso e esteja em manutenção, se quiser comer algo que não seja comida magra, coma metade da porção habitual.

Taxa glicêmica
1–9: baixa taxa glicêmica

10–19: taxa glicêmica mediana
20+: alta taxa glicêmica GL

Densidade calórica:
0.6 ou menos: muito baixa
6 a 1.5: baixa
1.5 a 4: mediana
4+: alta

PÃES E BISCOITOS

Tamanho da porção: uma fatia de pão ou 30 gramas de biscoitos

Alimento	Taxa glicêmica	Densidade calórica	É um alimento completo	É uma escolha do *Como emagrecer*
Tortilha, 15cm (branco, trigo ou milho)	5	3,1	Não	Não
Pão de 9 grãos	6	2,6	Sim	Na fase 2
Pão preto	6	2,5	Sim	Na fase 2
Pão preto Integral	6	2,5	Sim	Na fase 2
Biscoitos tipo *cream cracker* (6 bolachas)	9	4,2	Não	Não
Pão de pita refinado	10	2,7	Não	Não
Pão branco	10	2,9	Não	Não
Pão de hambúrger	1	2,7	Não	Não
Pãozinho branco	40	2,5	Não	Não

GRÃOS E ARROZ

Tamanho da porção: 1/3 de xícara de arroz e outros grãos e ½ de xícara de cuzcuz

Alimento	Taxa glicêmica	Densidade calórica	É um alimento completo	É uma escolha do *Como emagrecer*
Arroz integral	6	1,1	Sim	Sim
Cevada	7	1,2	Sim	sim
Trigo turco tipo bulgar	8	8	Sim	Sim
Arroz branco de grão longo	8	1,2	Não	Sim
Cuscuz	11	1,1	Não	Não
Arroz de jasmim	15	1,3	Não	Não
Arroz instantâneo	16	1,3	Não	Não

MACARRÃO

Tamanho da porção: 1/3 de xícara

Alimento	Taxa glicêmica	Densidade calórica	É um alimento completo	É uma escolha do *Como emagrecer*
Macarrão com ovos	5	1,3	Não	Não
Fettuccine	5	1,3	Não	Não
Espaguete refinado	1,3	Não	Não	Não
Espaguete de trigo	5	1,3	Sim	Com o jantar, como acompanhamento
Macarrão instantâneo	6	1,3	Não	Não
Macarrão de arroz	6	1	Não	Não
Capellini	7	1,3	Não	Não
Linguine	7	1,3	Não	Não
Capeletti de queijo	8	3	Não	Não
Macarrão com queijo	10	3,7	Não	Não

CEREAIS

Tamanho da porção: variado

Alimento	Taxa glicêmica	Densidade calórica	É um alimento completo	É uma escolha do *Como emagrecer*
1/2 xícara de All Bran	5	2,6	Sim	Na fase 2
½ xícara de aveia	9	3,3	Sim	Na fase 2
1/2 xícara de cereal	10	3,7	Não	Não
2/3 xícara de Corn Flakes	12	3,8	Não	Não
2/3 xícara de crispies de arroz	13	3,8	Não	Não
Tiras de trigo	12	3,4	Não	Não

LEGUMES E VERDURAS

Tamanho da porção: variado

Alimento	Taxa glicêmica	Densidade calórica	É um alimento completo	É uma escolha do Como emagrecer
¾ xícara de rebentos de soja	0	.19	Sim	Sim
2/3 xícara de brócolis	0	.34	Sim	Sim
2/3 xícara de couves de Bruxelas	0	.43	Sim	Sim
Aipo: 2 talos	0	.16	Sim	Sim
¾ xícara de pimenta chapéu de frade	0	.31	Sim	Sim
¾ xícara de espinafre cru	0	.23	Sim	Sim
¾ xícara de abobrinha	0	.21	Sim	Sim
1 xícara de alface	0	.15	Sim	Sim
1 tomate médio	1	.84	Sim	Sim
1/3 xícara de ervilhas	2	.34	Sim	Sim
½ xícara de abóbora	2	.24	Sim	Sim
½ xícara de molho de tomate	3	.24	Sim	Sim
Baby carrot 12 cenouras	0	.35	Sim	Sim
½ xícara de beterraba	5	.44	Sim	Ao jantar, como acompanhamento
½ xícara de inhâme	6	1,16	Sim	Ao jantar, como acompanhamento
2 xícaras de suco de tomate	9	.22	Não	Não

Alimento	Taxa glicêmica	Densidade calórica	É um alimento completo	É uma escolha do *Como emagrecer*
2/3 Batata doce	9	,92	Sim	Ao jantar, como acompanhamento
½ xícara de abóbora japonesa	10	,56	Sim	Ao jantar, como acompanhamento
½ xícara de abóbora	10	,4	Sim	Ao jantar, como acompanhamento
1 xícara de milho enlatado	11	,81	Sim	Ao jantar, como acompanhamento
Batata frita congelada 12 unidades	12	3,16	Não	Não
Batata cozida 1 batata média	14	,93	Não	Não
½ xícara de purê de batata	15	,83	Não	Não
½ xícara de purê de batata instantâneo	17	1	Não	Não
Feijão de soja	1	1,4	Sim	Sim
Feijão preto	3	1,3	Sim	Sim
Grão de bico	5	1,1	Sim	Sim
Feijão verde	5	,79	Sim	Sim
Feijão fradinho	6	,86	Sim	Sim
Ervilha dourada	7	1,1	Sim	Sim
Feijão branco	7	1,1	Sim	Sim

Alimento	Taxa glicêmica	Densidade calórica	É um alimento completo	É uma escolha do *Como emagrecer*
Feijão mulatinho	7	,84	Sim	Sim
Feijão cozido	9	1	Não	Não
½ xícara de feijão preto	5	,46	Sim	Sim
½ xícara de ervilha dourada	6	,71	Sim	Sim
Tomate 1 xícara	6	,6	Sim	Sim
Minestrone 1 xícara	7	,53	Sim	Sim
1 xícara de lentilhas	9	1,1	Sim	Sim

FRUTAS

Tamanho da porção: variado

Alimento	Taxa glicêmica	Densidade calórica	É um alimento completo	É uma escolha do *Como emagrecer*
Maçã 1 média	5	,5	Sim	Sim
1 xícara de mirtilo	5	,57	Sim	Sim
Uvas 1	5	,32	Sim	Sim
1 xícara de melão	5	,34	Sim	Sim
Pêssego 1 grande	5	,39	Sim	Sim
Framboesa 1 xícara	5	,52	Sim	Sim

Morangos 20 médios ou 1 xícara de congelados	5	,32	Sim	Sim
Pera 1 pequena	6	,58	Sim	Sim
Abacaxi ½ xícara	6	,5	Sim	Sim
Ameixa 4 médias	6	2,4	Sim	Sim
Nêspera 4 médias	7	,48	Sim	Sim
Cerejas 20 médias	7	,63	Sim	Sim
Laranja 1 média	7	,49	Sim	sim
Manga ½ xícara 3 médias	8	,65	Sim	Sim
Ameixa 3 médias	8	,46	Sim	Sim
Pêssego em calda 11g	9	,42	Não	Não
Banana 1 pequena	10	,89	Sim	Não
Uvas 25 pequenas	10	,69	Sim	Não
Kiwi 2 médios	10	,61	Sim	Não
Suco de maçã 1¼ xícaras	11	,46	Não	Não
Coquetel de frutas 3/4 xícara	11	,88	Não	Não
Suco de laranja 1 ¼ xícaras	12	,44	Não	Não
Figos secos 2	13	2,4	Sim	Não

Alimento	Taxa glicêmica	Densidade calórica	É um alimento completo	É uma escolha do *Como emagrecer*
Limonada ¾ xícara	13	,4	Não	Não
Passas 1 colher de sopa	13	3	Sim	Não

VARIADOS

Alimento	Taxa glicêmica	Densidade calórica	É um alimento completo	É uma escolha do *Como emagrecer*
Amendoins 50g	1	5,8	Sim	Sim
Iogurte *light* ¾ xícara	3	0,6	sim	Sim
Leite desnatado 1 xícara	4	0,3	Sim	Sim
Geleia 1 colher de sopa	7	2,7	Não	Não
Um biscoito Oatmeal 30g	9	4,2	Não	Não
Pipocas 3 xícaras	10	3,8	Sim	Na fase 2
Pizza de queijo 1 fatia	16	2,5	Não	Não
Pretzels 30g	16	3,7	Não	Não
Tortilla Chips 5g	17	4,8	Não	Não
Panqueca 5 a 10cm	39	2,2	Não	Não

Agradecimentos

Muitas pessoas me ajudaram a burilar as ideias, palavras e, acima de tudo, a mensagem que eventualmente é transmitida através das páginas deste livro. Sou profundamente agradecido às seguintes pessoas:

> Todos os pacientes que estiveram sob os meus cuidados durante mais de 20 anos de carreira. É importante que entendam que eu acredito em vocês. Foram sua bravura e contínuos esforços frente a uma doença desmoralizante que me mantiveram continuamente pesquisando e procurando por formas mais efetivas de perda de peso.

Vários pesquisadores cujos estudos me ajudaram a montar esse quebra-cabeças. Estou especialmente em dívida com o dr. Rudy Leibel da Universidade de Columbia, que me colocou nesta trilha e que tem sido essencial no desenvolvimento dos conceitos fundamentais que muram essa área. O mesmo acontece com o dr. Mike Rosenbaum da Columbia e seu trabalho em psicologia sobre o período após a perda de peso. Dr. George Blackburn da Universidade de Harvard me encorajou a trabalhar no campo da obesidade no final dos anos da década de 1980, quando todos pesaram que eu havia perdido a razão. A gentil orientação de Jules Hirsch da Rockefeller University me obrigou a desenvolver e afinar a minha argumentação. Usei e citei muitas vezes o elegante trabalho da dra. Barbara Rolls sobre os hábitos de alimentação e os conceitos da "densidade das calorias"; o trabalho do dr. David

Ludwig de Harvard, sobre o impacto da taxa glicêmica na alimentação, metabolismo, e perda de peso; o trabalho do dr. Michael Schwartz da Universidade de Washington sobre aspectos da neuroendocrinologia na regulação do peso, e o trabalho do dr. Uberto Pagotto e do dr. Vincenzo Demarzo sobre o sistema endocanabinóide. O dr. Judy Korner da Columbia, foi meu grande colaborador, um piadista que me ajudou manter o foco em muitas da minha ideias. O dr. Tom Wadden da Universidade da Pensilvânia é um gigante no campo da pesquisa sobre a obesidade clínica. Você foi uma grande inspiração, Tom. A dra. Karen Segal também me ajudou muitíssimo ao longo de todos esses anos. Também aprendi muito com colegas da área: Apovian, Eckel, Fujioka, Hill, Jensen, Kushner, Klein, Kaplan, dentre outros. Também preciso agradecer à equipe dedicada do Comprehensive Weight Control Program, incluindo o dr. Jon Waitman, a dra. Ileana Vargas e Judy Townsend, mestre em saúde pública na Pensilvânia.

Minha mulher, Jane. Você não apenas manteve as rodas em movimento com suavidade como ainda tomando as devidas providências para que eu cumprisse o cronograma da elaboração do livro, mas também, generosamente, concordou em ser a modelo para as fotos deste livro.

Heather Bainbridge, dr. Kathy Isoldi e Janet Feinstein, todos os dietistas do Comprehensive Weight Control Program. Obrigado a vocês por todos os *insights* valiosos e também por toda a ajuda no planejamento dos cardápios, algumas das receitas e os conselhos de nutrição deste livro.

Minha co-autora, Alisa Bowman, por baixar todos os dados de tudo que sei sobre emagrecimento de meu cérebro para o seu, organizar as informações e encontrar formas atraentes de apresentá-las.

David Vigliano e Michael Harriot. Vocês acreditaram no propósito dese livro existir muito antes de eu mesmo crer nisso. Obrigado por terem me persuadido a escrevê-lo.

Stacy Creamer e todo mundo da Broadway Books, por botarem tanta fé e com tanto entusiasmo neste projeto desde o princípio e especialmente por endossar a impopular mensagem que os problemas de peso não são questão de falta de força de vontade ou fraqueza e sim um problema biológico que precisa ser analisado e entendido com maior cuidado e atenção do que jamais foi.

Beth Bischoff. Ninguém tira fotos de exercícios físicos melhores que você.

Christopher J. Daly, especialista em medicina esportiva e treinador. Seu profissionalismo e atenção aos detalhes fizeram com que as fotos de exercícios fossem produzidas em tempo recorde.

Jennifer Kushnier, por trabalhar algumas das receitas incluídas neste livro.

Suzanne Wright e Lupe Minero por aguentar meus desvairios e delirious sem reclamar.

Meus filhos, por quase sempre me aguentarem sem reclamar.

Meus pais, Theresa e Albert, por seu apoio.

Bibliografia selecionada:

Capítulo 1

1. ADAM, T.C.; JOCKEN, J.; WESTERTERP-PLANTENGA, M. Decreased glucagon-like peptide 1 release after weight loss in overweight/obese subjects. *Obesity*, v.13, p.710–716, 2005.
2. ARONNE, L.J.; ISOLDI, K.K. Cannabinoid-1 receptor blockade in cardiometabolic risk reduction: efficacy. *American Journal of Cardiology*, v.100(12A), p.18P–26P, 17/12/2007.
3. BAKHØJ, S.; FLINT, A.; HOLST, J.J.; TETENS, I. Lower glucose-dependent insulinotropic polypeptide (GIP) response but similar glucagon-like peptide 1 (GLP- 1);glycaemic, and insulinaemic response to ancient wheat compared to modern wheat depends on processing. *European Journal of Clinical Nutrition*, v. 57, p. 1254–1261, 2003.
4. BLUNDELL, J.E.; STUBBS, R.J.; GOLDING, C.; CRODEN, F.; ALAM, R.; WHYBROW, S.; LE NOURY, J.; LAWTON, C.L. Resistance and susceptibility to weight gain: individual variability in response to a high-fat diet. *Physiology & Behavior*, v. 86, p.614–622. 2005.
5. CAMPOS, M.; AGUILERA, C.; CANETE, R.; GIL, A. Ghrelin: a hormone regulating food intake and energy homeostasis. *British Journal of Nutrition*, v.96, p.201–226, 2006.
6. CUMMINGS, D. Ghrelin and the short- and long-term regulation of appetite and body weight. *Physiology & Behavior*, v.89 p.71–84, 2006

7. ENROIRI, P.; EVANS, A.; SINNAYAH, P.; COWLEY, M. Leptin resistance and obesity. *Obesity,* v.14 p.254S–258S, 2006.

8. FLIER, J. Regulating energy balance: the substrate strikes back. *Science.* v.312, p.861–864, 2006.

9. FREZZA, E.; WACHTEL, M.; CHIRIVA-INTERNATI, M. The multiple faces of glucagon-like peptide-1–obesity, appetite, and stress: what is next? *Digestive Diseases & Sciences,* v.52 p.643–649, 2007.

10. GETTY-KAUSHIK, L.; SONG, D.; BOYLAN, M.; CORKEY, B.; WILFE, M. Glucose-dependent insulinotropic polypeptide modulates adipocyte lipolysis and reesterifi cation. *Obesity, v.*14, p.1124–1131, 2006.

11. KIRKHAM, T.C.; TUCCI, S.A.. Endocannabinoids in appetite control and the treatment of obesity. *CNS & Neurological Disorders—Drug Targets, v.*5 p.275–292, 2006.

12. KLOK M.D; JAKOBSDOTTIR S; DRENT M.L. Appetite regulatory peptides. *Obesity Reviews, v.*8 p.21–34, 2007.

13. KORNER J; ARONNE L.J. The emerging science of body weight regulation and its impact on obesity treatment. *Journal of Clinical Investigation, v.*111, p.565–570, 2003.

14. KUNOS G. Understanding metabolic homeostasis and imbalance: what is the role of the endocannabinoid system? *American Journal of Medicine, v.*120 (suppl 1), p.S18–S24, 2007.

15. LEVIN B. The obesity epidemic: metabolic imprinting on genetically susceptible neural circuits. *Obesity, v.*8, p.342–347, 2000.

16. MATIAS I; DI MARZO V. Endocannabinoids and the control of energy balance. *Trends in Endocrinology & Metabolism, v.*18, n.1, p.27–37, 2007.

17. MEYERS M; PATTI E; LESHAN R. Hitting the target: leptin and perinatal nutrition in the disposition to obesity. *Endocrinology, v.*146, p.4209–4210, 2005.

18. MORTON, G. Hypothalamic leptin regulation of energy homeostasis and glucose metabolism. *Journal of Physiology*, v.583 (pt 2), p.437–443, 2007.

19. MORTON, G.J.; CUMMINGS, D.E.; BASKIN, D.G.; BARSH, G.S.; SCHWARTZ, M.W. Central nervous system control of food intake and body weight. *Nature*, v.443, p.289–295, 2006.

20. POWER, C.; JEFFERIS, B. Fetal environment and subsequent obesity: a study of maternal smoking. *International Journal of Epidemiology*, v.31, p.413–419, 2002.

21. REED, D.R.; LAWLER, M.P.; TORDOFF, M.G. Reduced body weight is a common effect of gene knockout in mice. *BMC Genetics*, v.9, p.4, 2008.

22. SHANKAR, K.; HARRELL, A.M.; LIU, X.; GILCHRIST, J.M.; RONIS, M.J.; BADGER, T.M. Maternal obesity at conception programs obesity in the offspring. *American Journal of Physiology: Regulatory, Integrative & Comparative Physiology*, v.294, p.R528–R538, 2008.

23. SHIMIZU, H.; OH-I S.; OKADA, S.; MORI, M. Leptin resistance and obesity. *Endocrine Journal*, v.54, p.17–26, 2007.

24. SNETHEN, J.A.; HEWITT, J.B.; GORETZKE, M. Childhood obesity: the infancy connection. *Journal of Obstetric Gynecological & Neonatal Nursing*, v.36, p.501–510, 2007.

25. STEPHENSON, T.; SYMONDS, M.E. Maternal nutrition as a determinant of birth weight. *Archives of Disease in Childhood: Fetal Neonatal Edition*, v.86, p.F4–F6, 2002.

26. STOCK, S.; LEICHNER, P.; WONG, A.; GHATEI, M.; KIEFFER, T.; BLOOM, S.; CHANOINE, J.P. Ghrelin; peptide YY; glucose- dependent insulinotropic polypeptide; and hunger responses to a mixed meal in anorexic; obese; and control female adolescents. *Journal of Clinical Endocrinology & Metabolism*, v.90, p.2161–2168, 2005.

27. STURM, R. Increases in morbid obesity in the USA: 2000–2005. *Public Health*, v.121, p.492–496, 2007.

28. WANG, G.J.; Volkow, N.D.; Logan, J.; Pappas, N.R.; Wong, C.T.; Zhu, W.; Netusil, N.; Fowler, J.S. Brain dopamine and obesity. *Lancet*, v.357, p.354–357, 2001.

29. WISSE, B.; KIM, F.; SCHWARTZ, M. An integrative view of obesity. *Science*, v.318, p.928–929, 2007.

30. WU, Q.; SUZUKI, M. Parental obesity and overweight affect the body-fat accumulation in the offspring: the possible effect of a high-fat diet through epigenetic inheritance. *Obesity Reviews*, v.7, p.201–208, 2006.

31. YOUNG, A. Obesity: a peptide YY-deficient, but not peptide YY-resistant, state. *Endocrinology*, v.147, p.1–2, 2006.

Capítulo 2

1. ALBUQUERQUE, K.T.; SARDINHA, F.L.; TELLES, M.M.; WATANABE, R.L.; NASCIMENTO, C.M.; CARMO, M.G.T.; RIBEIRO, E.B. Intake of trans fatty acid-rich hydrogenated fat during pregnancy and lactation inhibits the hypophagic effect of central insulin in the adult offspring. *Nutrition*, v.22, p.820–829, 2006.

2. ANDERSON, G.; CATHERINE, N.; WOODEND, D.; WOLEVER, T. Inverse association between the effect of carbohydrates on blood glucose and subsequent shortterm food intake in young men. *American Journal of Clinical Nutrition*, v.76, p. 1023–1030, 2002.

3. AVENA, N.; LONG, K.; HOEBEL, B. Sugar dependent rats show enhanced responding for sugar after abstinence: evidence of a sugar deprivation effect. *Psychology & Behavior*, v.84, p.359–362, 2005.

4. AVENA, N.; RADA, P.; HOEBEL, B. Evidence for sugar addiction: behavioral and neurochemical effects of in-

termittent, excessive sugar intake. *Neuroscience & Biobehavioral Reviews*, v.32, p.20–39, 2008.

5. AVENA, N. Examining the addictive-like properties of binge eating using an animal model of sugar dependence. *Experimental & Clinical Psychopharmacology*, v.15, p.481–491, 2007.

6. BENSAÏD, A.; TOMÉ, D.; GIETZEN, D.; EVEN, P.; MORENS, C.; GAUSSERES, N.; FROMENTIN, G. Protein is more potent than carbohydrate for reducing appetite in rats. *Physiology & Behavior*, v.75, p.577–582, 2002.

7. BLUNDELL, J.E.; STUBBS, R.J.; GOLDING, C.; CRODEN, F.; ALAM, R.; WHYBROW, S.; LE NOURY, J.; LAWTON, C.L. Resistance and susceptibility to weight gain: individual variability in response to a high-fat diet. *Physiology & Behavior*, v.86, p.614–622, 2005.

8. COLANTUONI, C.; RADA, P.; MCCARTHY, J.; PATTEN, C.; AVENA, N.; CHADEAYNE, A.; HOEBEL, B. Evidence that intermittent, excessive sugar intake causes endogenous opioid dependence. *Obesity*, v.10, p.478–488, 2002.

9. COLANTUONI, C.; SCHWENKER, J.; MCCARTHY, J.; RADA, P.; LADENHEIM, B.; CADET, J.; SCHWARTZ, G.; MORAN, T.; HOEBEL, B. Excessive sugar intake alters binding to dopamine and mu-opioid receptors in the brain. *NeuroReport*, v.12, p.3549–3552, 2001.

10. CORCORAN, M.P.; LAMON-FAVA, S.; FIELDING, R.A. Skeletal muscle lipid deposition and insulin resistance: effect of dietary fatty acids and exercise. *American Journal of Clinical Nutrition*, v.85, p.662–677, 2007.

11. COTTON, J.R.; BURKEY, V.J.; WESTSTRATE, J.A.; BLUNDELL, J.E. Dietary fat and appetite: similarities and differences in the satiating effect of meals supplemented with either fat or carbohydrate. *Journal of Human Nutrition & Diet*, v.20, p.186–199, 2007.

12. DAVIDSON, T.L.; SWITHERS, S.E. A Pavlovian approach to the problem of obesity. *International Journal of Obesity*, v.28, p.933–935, 2004.

13. EBBELING, C.B.; LEIDIG, M.M.; FELDMAN, H.A.; LOVESKY, M.M.; LUDWIG, D.S. Effects of a low-glycemic load vs. low-fat diet in obese young adults: a randomized trial. *Journal of the American Medical Association*, v.297, p.2092–2102, 2007.

14. IBRAHIM, A.; NATRAJAN, S.; Ghafoorunissa, R. Dietary trans-fatty acids alter adipocyte plasma membrane fatty acid composition and insulin sensitivity in rats. *Metabolism*, v.54, p.240–246, 2005.

15. KWUN, I.S.; CHO, Y.E.; LOMEDA, R.A.; KWON, S.T.; KIM, Y.; BEATTIE, J.H. Marginal zinc deficiency in rats decreases leptin expression independently of food intake and corticotrophin-releasing hormone in relation to food intake. *British Journal of Nutrition*, v.98, p.485–489, 2007.

16. LEAHY, K.E.; BIRCH, L.L.; ROLLS, B.J. Reducing energy density of an entree decreases children's energy intake at lunch. *Journal of the American Dietetic Association*, v.108, p.41–48, 2008.

17. LEDFORD, H. Excessive fat intake can throw out the body clock. *Nature*, v.450, p.141, 2007.

18. LEDIKWE, J.H.; ELLO-MARTIN, J.; PELKMAN, C.L.; BIRCH, L.L.; MANNINO, M.L.; ROLLS, B.J. A reliable, valid questionnaire indicates that preference for dietary fat declines when following a reduced-fat diet. *Appetite*, v.49, p.74–83, 2007.

19. LENOIR, M.; SERRE, F.; CANTIN, L.; AHMED, S.H. Intense sweetness surpasses cocaine reward. *PLoS ONE*, v.2, p.e698, 2007.

20. LITTLE, T.J.; HOROWITZ, M.; FEINLE-BISSET, C. Modulation by high-fat diets of gastrointestinal func-

tion and hormones associated with the regulation of energy intake: implications for the pathophysiology of obesity. *American Journal of Clinical Nutrition*, v.86, p.531–541, 2006.

21. LIU, C.; GRIGSON, P.S. Brief access to sweets protect against relapse to cocaine seeking. *Brain Research*, v.1049, p.128–131, 2005.

22. MAJOR GC; DOUCET E; JACQMAIN M; ST-ONGE M; BOUCHARD C; TREMBLAY A. Multivitamin and dietary supplements, body weight and appetite: results from a cross-sectional and a randomized double-blind placebo-controlled study. *British Journal of Nutrition*. 2008;99:1157–1167.

23. MAZLAN, N.; HORGAN, G.; WHYBROW, S.; Stubbs, J. Effects of increasing increments of fat- and sugar-rich snacks in the diet on energy and macronutrient intake in lean and overweight men. *British Journal of Nutrition*, v.96, p.596–606, 2006.

24. NACHTIGAL, M.C.; PATTERSON, R.E.; STRATTON, K.L.; ADAMS, L.A.; SHATTUCK, A.L.; WHITE, E. Dietary supplements and weight control in a middle-age population. *Journal of Alternative & Complementary Medicine*, v.11, p.909–915, 2005.

25. PEREIRA, M.A.; SWAIN, J.; GOLDFI, N.E.A.B.; RIFAI, N.; LUDWIG, D.S. Effects of lowglycemic load diet on resting energy expenditure and heart disease risk factors during weight loss. *Journal of the American Medical Association*, v.292, p. 2482–2490, 2004.

26. RADA, P.; AVENA, N.M.; HOEBEL, B. Daily bingeing on sugar repeatedly releases dopamine in the accumbens shell. *Neuroscience*, v.134, p.737–744. 2005.

27. RAESELAND, J.E.; ANDERSON, S.A.; SOLVOLL, K.; HJERMANN, I.; URDAL, P.; HOLME, I.; DREVON,

C.A. Effect of long-term changes in diet and exercise on plasma leptin concentrations. *American Journal of Clinical Nutrition*, v.73, p.240–245, 2001.

28. SOUZA, C.T.; ARAUJO, E.P.; BORDIN, S.; ASHIMINE, R.; ZOLLNER, R.L.; BOSCHERO, A.C.; SAAD, M.J. Consumption of a fat-rich diet activates a proinfl ammatory response and induces insulin resistance in the hypothalamus. *Endocrinology*, v.146, p.4192–4199, 2005.

29. TZIMA N; PITSAVOS C; PANAGIOTAKOS D; SKOUMAS D; ZAMPELAS A; CHRYSOHOOU C; STEFANADIS C. Mediterranean diet and insulin sensitivity, lipid profi le and blood pressure levels in overweight and obese people; the Attica study. *Lipids in Health & Heart Disease*. 2007;6:22.

30. VOZZO, R.; WITTERT, G.; COCCHIARO, C.; TAN, W.C.; MUDGE, J.; FRASER, R.; CHAPMAN, I. Similar effects of foods high in protein, carbohydrate and fat on subsequent spontaneous food intake in healthy individuals. *Appetite*, v.40, p.101–107, 2003.

31. WESTERTERP-PLANTENGA, M.S.; SMEETS, A.; LEJEUUNE, M.P. Sensory and gastrointestinal satiety effects of capsaicin on food intake. *International Journal of Obesity*, v.29, p.682–688, 2005.

32. WIDEMAN, C.H.; NADZAM, G.R.; MURPHY, H.M. Implications of an animal model of sugar addiction, withdrawal and relapse for human health. *Nutritional Neuroscience*, v.8, p.269–276, 2005.

33. YOSHIOKA, M.; IMANAGA, M.; UEYAMA, H.; YAMANE, M.; KUBO, Y.; BOIVIN, A.; ST-AMAND, J.; TANAKA, H.; KIYONAGA, A. Maximum tolerable dose of red pimenta de-creases fat intake independently of spicy sensation in the mouth. *British Journal of Nutrition*, v.91, p.991–995, 2004.

Capítulo 3

1. NILSSON, A.C.; OSTMAN, E.M.; HOLST, J.J.; BJÖRCK, I.M. Including indigestible carbohydrates in the evening meal of healthy subjects improves glucose tolerance, lowers inflammatory markers; and increases satiety after a subsequent standardized breakfast. *Journal of Nutrition*, v.138, p.732–739, 2008.

Capítulo 4

1. ARAYA, H.; HILLS, J.; ALVINA, M.; VERA, G. Short-term satiety in preschool children: a comparison between a high protein meal and a high complex carbohydrate meal. *International Journal of Food Science & Nutrition*, v.51, p.119–124, 2002.
2. ARUMUGAM, V.; LEE, J.S.; NOWAK, J.K.; POHLE, R.J.; NYROP, J.E.; LEDDY, J.J.; PELKMAN, C.L. A high-glycemic meal pattern elicited increased subjective appetite sensations in overweight and obese women. *Appetite*, v.50, p.215–222, 2008.
3. BARKOUKIS, H.; MARCHETTI, C.M.; NOLAN, B.; SISTRUN, S.N.; KRISHNAN, R.K.; KIRWAN, J.P. A high glycemic meal suppresses the postprandial leptin response in normal healthy adults. *Annals of Nutrition & Metabolism*, v.51, p.512–518, 2007.
4. BAZZANO, L.A.; SONG, Y.; BUBES, V.; GOOD, C.K.; MANSON, J.E.; LIU, S. Dietary intake of whole and refined grain breakfast cereals and weight gain in men. *Obesity*, v.13, p.1952–1960, 2005.
5. BLOM, W.; LLUCH, A.; STAFL, E.U.A.; VINOY, S.; HOLST, J.; SCHAAFSMA, G.; HENDRIKS, H. Effect of high-protein breakfast on postprandial ghrelin respon-

se. *American Journal of the College of Nutrition*, v.83, p.211–220, 2006.

6. BUYKEN, A.E.; TRAUNER, K.; GÜNTHER, A.L.; KROKE, A.; REMER, T. Breakfast glycemic index affects subsequent daily energy intake in free-living healthy children. *American Journal of Clinical Nutrition*, v.86 p.980–987, 2007.

7. CHILDS, J.L.; YATES, M.D.; DRAKE, M.A. Sensory properties of meal replacement bars and beverages made from whey and soy proteins. *Journal of Food Science*, v.72, p.S425–S434, 2007.

8. CROEZEN, S.; VISSCHER, T.L.; TER BOGT, N.C.; VELING, M.L.; HAVEMAN-NIES, A. Skipping breakfast; alcohol consumption and physical inactivity as risk factors for overweight and obesity in adolescents: results of the E-MOVO project. *European Journal of Clinical Nutrition*. Nov 28, 2007. [Epub ahead of print]

9. FARSHCHI, H.R.; TAYLOR, M.A.; MACDONALD, I.A. Deleterious effects of omitting breakfast on insulin sensitivity and fasting lipid profiles in healthy lean women. *American Journal of Clinical Nutrition*, v.81, p.388–396, 2005.

10. FISCHER, K.; COLOMBANI, P.C.; LANGHANS, W.; WENK, C. Carbohydrate to protein ratio in food and cognitive performance in the morning. *Physiology & Behavior*, v.75, p.411–423, 2002.

11. FISCHER, K.; COLOMBANI, P.C.; WENK, C. Metabolic and cognitive coefficients in the development of hunger sensations after pure macronutrient ingestion in the morning. *Appetite*, v.42, p.49–61, 2004.

12. FRECKA, J.M.; MATTES, R.D. Possible entrainment of ghrelin to habitual meal patterns in humans. *American Journal of Physiology: Gastrointestinal & Liver Physiology*, v.294, p.G699–G707, 2008.

13. HENRY, C.J.; LIGHTOWLER, H.J.; STRIK, C.M. Effects of long-term intervention with low- and high- glycaemic-index breakfasts on food intake in children aged 8– 11 years. *British Journal of Nutrition,* v.98, p-.636–640, 2007.

14. HLEBOWICZ, J.; WICKENBERG, J.; FAHLSTRÖM, R.; BJÖRGELL, O.; ALMÉR, L.O.; DARWICHE, G. Effect of commercial breakfast fibre cereals compared with corn flakes on postprandial blood glucose, gastric emptying and satiety in healthy subjects: a randomized blinded crossover trial. *Nutrition Journal,* v.6, p.22, 2007.

15. HOLT, S.H.; DELARGY, H.J.; LAWTON, C.L.; BLUNDELL, J.E. The effects of high-carbohydrate vs. high-fat breakfasts on feelings of fullness and alertness, and subsequent food intake. *International Journal of Food Science & Nutrition,* v.50, p.13–28, 1999.

16. HOLZMEISTER LA. *The Ultimate Calorie; Carb & Fat Gram Counter.* Alexandria; Va: Small Steps Press; 2006.

17. INGWERSEN, J.; DEFEYTER, M.A.; KENNEDY, D.O.; WESNES, K.A.; SCHOLEY, A.B. A low glycaemic index breakfast cereal preferentially prevents children's cognitive performance from declining throughout the morning. *Appetite,* v.49, p.240–244, 2007.

18. JOHNSTON, C.S.; DAY, C.S.; SWAN, P.D. Postprandial thermogenesis is increased 100% on a high-protein, low-fat diet versus a high- carbohydrate, low-fat diet in healthy, young women. *Journal of the American College of Nutrition,* v. 21, p.55–61, 2002.

19. KHAN, A.; SAFDAR, M.; ALI KHAN, M.M.; KHATTAK, K.N.; ANDERSON, R.A. Cinnamon improves glucose and lipids of people with type 2 diabetes. *Diabetes Care,* v.26, p.3215–3218, 2003.

20. KIM, H.H.; LEE, S.; JEON, T.Y.; SON, H.C.; KIM, Y.J.; SIM, M.S. Post-prandial plasma ghrelin levels in people

with different breakfast hours. *European Journal of Clinical Nutrition*, v.58, p.692-695, 2004.

21. LUDWIG, D.S.; MAJZOUB, J.A.; AL-ZAHRANI, A.; DALLAL, G.E.; BLANCO, I.; ROBERTS, S.B. High glycemic index foods, overeating, and obesity. *Pediatrics*, v.103, p.E26, 1999.

22. NILSSON, A.; RADEBORG, K.; BJÖRCK, I. Effects of differences in postprandial glycaemia on cognitive functions in healthy middle-aged subjects. *European Journal of Clinical Nutrition*. Sep 12, 2007. [Epub ahead of print]

23. NILSSON, A.C.; OSTMAN, E.M.; GRANFELDT, Y.; BJÖRCK, I.M. Effect of cereal test breakfasts differing in glycemic index and content of indigestible carbohydrates on daylong glucose tolerance in healthy subjects. *American Journal of Clinical Nutrition*, v.87, p.645-654, 2008.

24. NILSSON, A.C.; OSTMAN, E.M.; HOLST, J.J.; BJÖRCK, I.M. Including indigestible carbohydrates in the evening meal of healthy subjects improves glucose tolerance, lowers inflammatory markers, and increases satiety after a subsequent standardized breakfast. *Journal of Nutrition*, v.138, p.732-739, 2008.

25. PURSLOW, L.R.; SANDHU, M.S.; FOROUHI, N.; YOUNG, E.H.; LUBEN, R.N.; WELCH, A.A.; KHAW, K.T.; BINGHAM, S.A.; WAREHAM, N.J. Energy intake at breakfast and weight change: prospective study of 6;764 middle-aged men and women. *American Journal of Epidemiology*, v.167, p.188-192, 2008.

26. SMEETS, A.J.; WESTERTERP-PLANTENGA, M.S. Acute effects on metabolism and appetite profile of one meal difference in the lower range of meal frequency. *British Journal of Nutrition*, v.99, p.1316-1321, 2008.

27. VAN DER HEIJDEN, A.A.; HU, F.B.; RIMM, E.B.; VAN DAM, R.M. A prospective study of breakfast con-

sumption and weight gain among U.S. men. *Obesity*, v.15, p.2463-2469, 2007.

28. VANDER WAL, J.S.; MARTH, J.M.; KHOSLA, P.; JEN, K.L.; DHURANDHAR, N.V. Short-term effect of eggs on satiety in overweight and obese subjects. *Journal of the American College of Nutrition*, v.24, p.510-515, 2005.

29. WARREN, J.M.; HENRY, C.J.; SIMONITE, V. Low glycemic index breakfasts and reduced food intake in preadolescent children. *Pediatrics*, v.112, p.e414, 2003.

Capítulo 5

1. ELLO-MARTIN, J.A.; ROE, L.S.; LEDIKWE, J.H.; BEACH, A.M.; ROLLS, B.J. Dietary energy density in the treatment of obesity. *American Journal of Clinical Nutrition*, v.85, p.1465-1477, 2007.

2. JOHNSTON, C.S.; BULLER, A.J. Vinegar and peanut products as complementary foods to reduce post prandial glycemia. *Journal of the American Dietetic Association*, v.105, p.1939-1942, 2005.

3. LEEMAN, M.; OSTMAN, E.; BJÖRCK, J. Vinegar dressing and cold storage of potatoes lowers postprandial glycaemic and insulinaemic responses in healthy subjects. *European Journal of Clinical Nutrition*, v.59, p.1266-1271, 2005.

4. OSTMAN, E.; GRANFELDT, Y.; PERSSON, L.; BJÖRCK, I. Vinegar supplementation lowers glucose and insulin responses and increases satiety after a bread meal in healthy subjects. *European Journal of Clinical Nutrition*, v.59, p.983-988, 2005.

5. ROLLS, B.J.; BELL, E.A.; THORWART, M.L. Water incorporated into a food but not served with a food decreases energy intake in lean women. *American Journal of Clinical Nutrition*, v.70, p.448-455, 1999.

6. ROLLS, B.J.; ROE, L.S.; MEENGS, J.S. Salad and satiety: energy density and portion size of a first-course Salad affect energy intake at lunch. *Journal of the American Dietetic Association*, v.104, p.1570–1576, 2004.

7. ROLLS, B.J.; ROE, L.S.; MEENGS, J.S.; WALL, D.E. Increasing the portion size of a sandwich increases energy intake. *Journal of the American Dietetic Association*, v.104, p.367–372, 2004.

8. SMEETS, A.J.; WESTERTERP-PLANTENGA, M.S. Acute effects on metabolism and appetite profile of one meal difference in the lower range of meal frequency. *British Journal of Nutrition*, v.99, p.1316–1321, 2008.

9. WESTERTERP-PLANTENGA, M.S. Protein intake and energy balance. *Regulatory Peptides*. Mar 25, 2008. [Epub ahead of print]

10. WESTERTERP-PLANTENGA, M.S.; SMEETS, A.; LEJEUNE, M.P. Sensory and gastrointestinal satiety effects of capsaicin on food intake. *International Journal of Obesity*, v. 29, p.682–688, 2005.

11. YOSHIOKA, M.; IMANAGA, M.; UEYAMA, H.; YAMANE, M.; KUBO, Y.; BOIVIN, A.; ST-AMAND, J.; TANAKA, H.; KIYONAGA, A. Maximum tolerable dose of red pepper decreases fat intake independently of spicy sensation in the mouth. *British Journal of Nutrition*, v.91, p.991–995, 2004.

Capítulo 6

1. FLOOD, J.E.; ROLLS, B.J. Soup preloads in a variety of forms reduce meal energy intake. *Appetite*, v.49, p.626–634, 2007.

2. LEVITSKY, D.A.; HALBMAIER, C.A.; MRDJENOVIC, G. The freshman weight gain: a model for the

study of the epidemic of obesity. *International Journal of Obesity Related Metabolism Disorders*, v.28, p.1435-1442, 2004.

3. MAZLAN, N.; HORGAN, G.; WHYBROW, S.; STUBBS, J. Effects of increasing increments of fat-and sugar-rich snacks in the diet on energy and macronutrient intake in lean and overweight men. *British Journal of Nutrition*, v.96, p.596-606, 2006.

4. OSTERHOLT, K.M.; ROE, L.S.; ROLLS, B.J. Incorporation of air into a snack food reduces energy intake. *Appetite*, v.48, p.351-358, 2007.

5. READ, D.; VAN LEEUWEN, B. Predicting hunger: the effects of appetite and delay on choice. *Organizational Behavior & Human Decision Processes*, v.76, p.189-205, 1998.

6. ROLLS, B.J.; ROE, L.S.; KRAL, T.V.; MEENGS, J.S.; WALL, D.E. Increasing the portion size of a packaged snack increases energy intake in men and women. *Appetite*, v.42, p.63-69, 2004.

7. ROLLS, B.J.; ROE, L.S.; MEENGS, J.S. The effect of large portion sizes on energy intake is sustained for 11 days. *Obesity*, v.15, p.1535-1543, 2007.

8. WANSINK, B.; KIM, J. Bad popcorn in big buckets: portion size can influence intake as much as taste. *Journal of Nutrition Education & Behavior*, v.37, p.242-245, 2005.

Capítulo 7

1. BELLISSIMO, N.; PENCHARZ, P.B.; THOMAS, S.G.; ANDERSON, G.H. Effect of television viewing at mealtime on food intake after a glucose preload in boys. *Pediatric Research*, v.61, p.745-749, 2007.

2. CASTRO, J.M. The time of day and the proportions of macronutrients eaten are related to total daily food intake. *British Journal of Nutrition*, v.98, p. 1077–1083, 2007.

3. CASTRO, J.M. The time of day of food intake influences overall intake in humans. *Journal of Nutrition*, v.134, p.104–111, 2004.

4. FLOOD, J.E.; ROLLS, B.J. Soup preloads in a variety of forms reduces meal energy intake. *Appetite*, v.49, p.626–634, 2007.

5. KEIM, N.L.; VAN LOAN, M.D.; HORN, W.F.; BARBIERI, T.F.; MAYCLIN, P.L. Weight loss is greater with consumption of large morning meals and fat-free mass is preserved with large evening meals in women on a controlled weight reduction regimen. *Journal of Nutrition*, v.127, p.75–82, 1997.

6. MATTES, R. Soup and satiety. *Physiology & Behavior*, v.83, p.739–747, 2005.

7. ROLLS, B.J.; BELL, E.A.; THORWART, M.L. Water incorporated into a food but not served with a food decreases energy intake in lean women. *American Journal of Clinical Nutrition*, v.70, p.448–455, 1999.

8. ROLLS, B.J.; ROE, L.S.; MEENGS, J.S. The effect of large portion sizes on energy intake is sustained for 11 days. *Obesity*, v.15, p.1525–1543, 2007.

9. ROLLS, B.J.; ROE, L.S.; MEENGS, J.S. Reductions in portion size and energy density of foods are additive and lead to sustained decreases in energy intake. *American Journal of Clinical Nutrition*, v.83, p.11–17, 2006.

10. WESTERTERP-PLANTENGA, M.S.; SMEETS, A.; LEJEUNE, M.P. Sensory and gastrointestinal satiety effects of capsaicin on food intake. *International Journal of Obesity*, v.29, p.682–688, 2005.

11. YOSHIOKA, M.; IMANAGA, M.; UEYAMA, H.; YAMANE, M.; KUBO, Y.; BOIVIN, A.; ST-AMAND, J.;

TANAKA, H.; KIYONAGA, A. Maximum tolerable dose of red pepper decreases fat intake independently of spicy sensation in the mouth. *British Journal of Nutrition*, v.91, p.991-995, 2004.

Capítulo 8

1. ALMIRON-ROIG E; DREWNOWSKI A. Hunger, thirst, and energy intakes following consumption of caloric beverages. *Physiology & Behavior.* v. 79, p. 767-773, 2003.
2. APPLETON, K.M.; BLUNDELL, J.E. Habitual high and low consumers of artificially sweetened beverages: effects of sweet taste and energy on short-term appetite. *Physiology & Behavior,* v.92, p.479-486, 2007.
3. APPLETON, K.M.; ROGERS, P.J.; BLUNDELL, J.E. Effects of a sweet and a nonsweet lunch on short-term appetite: differences in female high and low consumers of sweet/low-energy beverages. *Journal of Human Nutrition & Dietetics,* v.17, p. 425-434, 2004.
4. BELL, E.A.; ROE, L.S.; ROLLS, B.J. Sensory-specific satiety is affected more by volume than by energy content of a liquid food. *Physiology & Behavior,* v.78, p. 593-600, 2003.
5. BELLISLE, F.; DREWNOWSKI, A. Intense sweeteners, energy intake and the control of body weight. *European Journal of Clinical Nutrition,* v.61, p.691-700, 2007.
6. BLACK, R.M.; LEITER, L.A.; ANDERSON, G.H. Consuming aspartame with and without taste: differential effects on appetite and food intake of young adult males. *Physiology & Behavior,* v.53, p.459-466, 1993.
7. BOWEN, J.; NOAKES, M.; CLIFTON, P.M. Appetite hormones and energy intake in obese men after consumption of fructose, glucose and whey protein beverages. *International Journal of Obesity,* v.31, p.1696-1703, 2007.

8. CATON, S.J.; BALL, M.; AHERN, A.; HETHERINGTON, M. Dose-dependent effects of alcohol on appetite and food intake. *Physiology & Behavior,* v.81, p.51–58, 2004.

9. DELLAVALLE, D.M.; ROE, L.S.; ROLLS, B.J. Does the consumption of caloric and noncaloric beverages with a meal affect energy intake? *Appetite,* v.44, p.187–193, 2005.

10. ELFHAG, K.; TYNELIUS, P.; RASMUSSEN, F. Sugar- sweetened and artificially sweetened soft drinks in association to restrained, external and emotional eating. *Physiology & Behavior,* v.91, p.191–195, 2007.

11. HARPER, A.; JAMES, A.; FLINT, A.; ASTRUP, A. Increased satiety after intake of a chocolate milk drink compared with a carbonated beverage, but no difference in subsequent ad libitum lunch intake. *British Journal of Nutrition,* v.97, p. 579–583, 2007.

12. HOLT, S.H.; SANDONA, N.; BRAND-MILLER, J.C. The effects of sugar- free vs sugarrich beverages on feelings of fullness and subsequent food intake. *International Journal of Food Science & Nutrition,* v. 51, p.59–71, 2000.

13. JONES, K.L.; O'DONOVAN, D.; HOROWITZ, M.; RUSSO, A.; LEI, Y.; HAUSKEN, T. Effects of posture on gastric emptying, transpyloric flow, and hunger after a glucose drink in healthy humans. *Digestive Diseases & Sciences,* v.51, p.1331–1338, 2006.

14. LAVIN, J.H.; FRENCH, S.J.; READ, N.W. The effect of sucrose-and aspartame sweetened drinks on energy intake, hunger and food choice of female; moderately restrained eaters. *International Journal of Obesity Related Metabolism Disorders,* v.21, p.37–42, 1997.

15. MATTES, R. Soup and satiety. *Physiology & Behavior,* v.83, p.730–747, 2005.

16. MATTES, R.D.; ROTHACKER, D. Beverage viscosity is inversely related to postprandial hunger in humans. *Physiology & Behavior,* v.74, p.551–557, 2001.

17. MELANSON, K.J.; ZUKLEY, L.; LOWNDES, J.; NGUYEN, V.; ANGELOPOULOS, T.J.; RIPPE, J.M. Effects of high-fructose corn syrup and sucrose consumption on circulating glucose, insulin, leptin, and ghrelin and on appetite in normal-weight women. *Nutrition*, v.23, p.103–112, 2007.

18. MOURAO, D.M.; BRESSAN, J.; CAMPBELL, W.W.; MATTES, R.D. Effects of food form on appetite and energy intake in lean and obese young adults. *International Journal of Obesity*, v.31, p.1688–1695, 2007.

19. ROLLS, B.J.; BELL, E.A.; THORWART, M.L. Water incorporated into a food but not served with a food decreases energy intake in lean women. *American Journal of Clinical Nutrition*, v.70, p.448–455, 1999.

20. ROLLS, B.J.; KIM, S.; FEDOROFF, I.C. Effects of drinks sweetened with sucrose or spartame on hunger, thirst and food intake in men. *Physiology & Behavior*, v.48, p.19–26, 1990.

21. SOENEN, S.; WESTERTERP-PLANTENGA, M.S. No differences in satiety or energy intake after high-fructose corn syrup, sucrose, or milk preloads. *American Journal of Clinical Nutrition*, v.86, p.1586–1594, 2007.

22. TSUCHIYA, A.; ALMIRON- ROIG, E.; LLUCH, A.; GUYONNET, D.; DREWNOWSKI, A. Higher satiety ratings following yogurt consumption relative to fruit drink or dairy fruit drink. *Journal of the American Dietetic Association*, v.106, p.550–557, 2006.

23. VAN WALLEGHEN, E.L.; ORR, J.S.; GENTILE, C.L.; DAVY, B.M. Pre-meal water consumption reduces meal energy intake in older but not younger subjects. *Obesity*, v. 15, p.93–99, 2007.

24. WANNAMETHEE, S.G.; FIELD, A.; COLDITZ, G.; RIMM, E. Alcohol intake and 8-year weight gain in women: a prospective study. *Obesity*, v.12, p.1386–1396, 2004.

25. ZIJLSTRA, N.; MARS, M.; DE WIJK, R.A.; WESTERTERP-PLANTENGA, M.S.; DE GRAAF, C. The effect of viscosity on ad libitum food intake. *International Journal of Obesity*, v.32, p.676–683, 2007.

Capítulo 9

1. ARA, I.; PEREZ-GOMEZ, J.; VICENTE-RODRIGUEZ, G.; CHAVARREN, J.; DORADO, C.; CALBET, J.A. Serum free testosterone, leptin and soluble leptin receptor changes in a 6-week strength-training programme. *British Journal of Nutrition*, v.96, p.1053–1059, 2006.

2. ASHWORTH, N.L.; CHAD, K.E.; HARRISON, E.L.; REEDER, B.A.; MARSHALL, S.C. Home versus center based physical activity programs in older adults. *Cochrane Database of Systematic Reviews*, Jan 25, 2005 (1):CD00417.

3. BLUMENTHAL, J.A.; BABYAK, M.; MOORE, K.A.; CRAIGHEAD, W.E.; HERMAN, S.; KHATRI, P.; WAUGH, R.; NAPOLITANO, M.A.; FORMAN, L.M.; APPELBAUM, M.; DORAUSWAMY, P.M.; KRISHNAM, R. Effects of exercise training on older patients with major depression. *Archives of Internal Medicine*, v.159, p.2349–2356, 1999.

4. BLUNDELL, J.E.; STUBBS, R.J.; HUGHES, D.A.; WHYBROW, S.; KING, N.A. Cross talk between physical activity and appetite control: does physical activity stimulate appetite? *Proceedings of the Nutrition Society*, v.62, p.651–661, 2003.

5. BRAVATA, D.M.; SMITH-SPANGLER, C.; SUNDARAM, V.; GIENGER, A.L.; LIN, N.; LEWIS, R.; STAVE, C.D.; OLKIN, I.; SIRARD, J.R. Using pedometers to increase physical activity and improve health: a systematic

review. *Journal of the American Medical Association*, v.298, p.2296–2304, 2007.

6. BURNS, N.; FINUCANE, F.M.; HATUNIC, M.; GILMAN, M.; MURPHY, M.; GASPARRO, D.; MARU, A.; GASTALDELLI, A.; NOLAN, J.J. Early onset type 2 diabetes in obese white subjects is characterized by a marked defect in beta cell insulin secretion, severe insulin resistance, and a lack of response to aerobic exercise training. *Diabetologia*, v.50, p.1500–1508, 2007.

7. CANDOW, D.G.; BURKE, D.G. Effect of short-term equal-volume resistance training with different workout frequency on muscle mass and strength in untrained men and women. *Journal of Strength Conditioning Research*, v.21, p. 204–207, 2007.

8. COX, K.L.; BURKE, V.; GORELY, T.J.; BEILIN, L.J.; PUDDY, I.B. Controlled comparison of retention and adherence in home vs. center initiated exercise interventions in women ages 40–65 years: the S.W.E.A.T. study (Sedentary Women Exercise Adherence Trial). *Preventative Medicine*, v.36, p.17–29, 2003.

9. DIETRICH, A.; MCDANIEL, W.F. Endocannabinoids and exercise. *British Journal of Sports Medicine*, v.38, p.536–541, 2004.

10. DOUCET, E.; IMBEAULT, P.; ST-PIERRE, S.; ALMÉRAS, N.; MAURIÈGE, P.; DESPRÉS, J.P.; BOUCHARD, C.; TREMBLAY, A. Greater than predicted decrease in energy expenditure during exercise after body weight loss in obese men. *Clinical Science*, v.105, p.89–95, 2003.

11. EISENMANN, J.; DUBOSE, K.; DONNELLY, J. Fatness; fitness, and insulin sensitivity among 7 to 9 year old children. *Obesity*, v.15, p.2135–2144, 2007.

12. ERDMANN, J.; TAHBAZ, R.; LIPPL, F.; WAGENPFEIL, S.; SCHUSDZIARRA, V. Plasma ghrelin levels

during exercise—Effects of intensity and duration. *Regulatory Peptides*, v.143, p.127–135, 2007.
13. GRANNER, M.; SHARPE, P.; HUTTO, B.; WILCOX, S.; ADDY, C. Perceived individual social and environmental factors for physical activity and walking. *Journal of Physical Activity & Health*, v.4, p.278–293, 2007.
14. HAMILTON, M.T.; HAMILTON, D.G.; ZDERIC, T.W. Role of low energy expenditure and sitting in obesity; metabolic syndrome, type 2 diabetes, and cardiovascular disease. *Diabetes*, v.56, p.2655–2667, 2007.
15. HARRIS, C.; DEBELISO, M.A.; SPITZER-GIBSON, T.A.; ADAMS, K.J. The effect of resistance training intensity on strength-gain response in the older adult. *Journal of Strength Conditioning Research*, v.18, p.833–838, 2004.
16. HASSMEN, P.; KOIVULA, N.; UUTELA, A. Physical exercise and psychological wellbeing: a population study in Finland. *Preventative Medicine*, v.30, p.17–25, 2000.
17. JANSSEN, I.; KATZMARZYK, P.T.; ROSS, R.; LEON, A.S.; SKINNER, J.S.; RAO, D.C.; WILMORE, J.H.; RANKINEN, T.; BOUCHARD, C. Fitness alters the associations of BMI and waist circumference with total and abdominal fat. *Obesity*, v.12, p.525–537, 2004.
18. KODAMA, S.; SHU, M.; SAITO, K.; MURAKAMI, H.; TANAKA, K.; KUNO, S.; AJISAKA, R.; SONE, Y.; ONITAKE, F.; TAKAHASHI, A.; SHIMANO, H.; KONDO, K.; YAMADA, N.; SONE, H. Even low intensity and low volume exercise training may improve insulin resistance in the elderly. *Internal Medicine*, v.46, p.1071–1077, 2007.
19. MIYASHITA, M.; TOKUYAMA, K. Moderate exercise reduces serum triacylglycerol concentrations but does not affect pre-heparin lipoprotein lipase concentrations after a moderate-fat meal in young men. *British Journal of Nutrition*, v.99, p. 1076–1082, 2008.

20. MUNN, J.; HERBERT, R.D.; HANCOCK, M.J.; GANDEVIA, S.C. Resistance training for strength: effect of number of sets and contraction speed. *Medicine & Science in Sports & Exercise*, v.37, p.1622–1626, 2005.

21. REED, J.A.; PHILLIPS, D.A. Relationships between physical activity and the proximity of exercise facilities and home exercise equipment used by undergraduate university students. *Journal of the American College of Health*, v.53, p.285–290, 2005.

22. RICHARDSON, C.R.; MEHARI, K.S.; MCINTYRE, L.G.; JANNEY, A.W.; FORTLAGE, L.A.; SEN, A.; STRECHER, V.J.; PIETTE, J.D. A randomized trial comparing structures and lifestyle goals in an internet-mediated walking program for people with type 2 diabetes. *International Journal of Behavioral Nutrition & Physical Activity*, v.4, p.59, 2007.

23. RONNESTAD, B.R.; EGELAND, W.; KVAMME, N.H.; REFSNES, P.E.; KADI, F.; RAASTAD, T. Dissimilar effects of one and three set strength training on strength and muscle mass gains in upper and lower body in untrained subjects. *Journal of Strength Conditioning Research*, v.21, p.157–163, 2007.

24. SALLIS, J.F.; HOVELL, M.F.; HOFSTETTER, C.R.; ELDER, J.P.; HACKLEY, M.; CASPERSEN, C.J.; POWELL, K.E. Distance between homes and exercise facilities related to frequency of exercise among San Diego residents. *Public Health Reports*, v.105, p.179–185, 1990.

25. SHAW, K.; GENNAT, H.; O'ROURKE, P.; DEL MAR, C. Exercise for overweight or obesity. *Cochrane Database Systematic Reviews*. Oct 18(4)2006. CD003817.

26. SZEINBACH, S.; SEOANE-VAZQUEZ, E.; PAREKH, A.; HERDERICK, M. Dispensing errors in community pharmacy: perceived influence of sociotechnical factors. *International Journal for Quality Health Care*, v.19, p.203–209, 2007.

27. WHITE, L.J.; DRESSENDORFER, R.H.; HOLLAND, E.; MCCOY, S.C.; FERGUSON, M.A. Increased caloric intake soon after exercise in cold water. *International Journal of Sport Nutrition & Exercise Metabolism*, v.15, p.38–47, 2005.

Capítulo 10

1. ARONNE, L.J. Therapeutic options for modifying cardiometabolic risk factors. *American Journal of Medicine*, v.120(3A), p.S26–S34, 2007.

2. ATKINSON, G.; DAVENNE, D. Relationships between sleep, physical activity and human health. *Physiology & Behavior*, v.90, p.229–235, 2007.

3. GANGWISCH, J.E.; MALASPINA, D.; BODON-ALBALA, B.; HEYMSFIELD, S.B. Inadequate sleep as a risk factor for obesity: analysis of NHANES. *Sleep*, v.28, p.1289–1296, 2005.

4. PATEL, S.R.; MALHOTRA, A.; WHITE, D.P.; GOTTLIEB, D.J.; HU, F.B. Association between reduced sleep and weight gain in women. *American Journal of Epidemiology*, v.164, p.947–954, 2006.

5. RAMAKRISHNAN, K.; SCHEID, D.C. Treatment options for insomnia. *American Family Physician*, v.76, p.517–526, 2007.

6. REILLY, T.; WATERHOUSE, J. Jet lag and air travel: implications for performance. *Clinical Sports Medicine*, v.24, p.367–380, 2005.

7. SCHWARTZ, J.R.; ROTH, T. Shift work sleep disorder. *Drugs*, v.66, p.2357–2370, 2006.

8. VORONA, R.D.; WINN, M.P.; BABINEAU, T.W.; ENG, B.P.; FELDMAN, H.R.; WARE, C.W. Overweight and obese patients in a primary care population report

less sleep than patients with normal body mass index. *Archives of Internal Medicine*, v.165, p.25–30, 2005.

9. WATERHOUSE, J. Jet- lag and shift work: circadian rhythms. *Journal of the Royal Society of Medicine*, v.92, p.398–401, 1999.

10. WATERHOUSE, J.; REILLY, T.; ATKINSON, G.; EDWARDS, B. Jet lag: trends and coping strategies. *Lancet*, v.369, p.1117–1129, 2007.

Capítulo 11

1. KLEM, M.L.; WING, R.R.; LANG, W.; MCGUIRE, M.T.; HILL, J.O. Does weight loss maintenance become easier over time? *Obesity*, v.8, p.438–444, 2000.

2. LEVITSKY, D. The non- regulation of food intake in humans: hope for reversing the epidemic of obesity. *Physiology & Behavior*, v.86, p.623–632, 2005.

3. PHELAN, S.; HILL, J.O.; LANG, W.; DIBELLO, J.R.; WING, R.R. Recovery from relapse among successful weight maintainers. *American Journal of Clinical Nutrition*, v. 78, p.1079–1084, 2003.

4. PHELAN, S.; WYATT, H.R.; HILL, J.O.; WING, R.R. Are the eating and exercise habits of successful weight losers changing? *Obesity*, v.14, p.710–716, 2006.

5. RAYNOR, D.A.; PHELAN, S.; HILL, J.O.; WING, R.R. Television viewing and long-term weight maintenance: results from the national weight control registry. *Obesity*, v.14, p.1816–1823, 2006.

Índice remissivo

Acanthosis nigricans, 37

Acidose láctea, 231

Acompanhamento(s), 82, 84-5, 89, 121, 124, 126-8, 149, 151, 177, 278, 287, 295, 299, 300, 308, 315, 317-8

Acompanhamentos com legumes, 287, 390

Açúcar(es), 14, 23, 36-8, 40, 48-56, 58, 63, 70, 74-6, 78-9, 81, 83, 90, 105-7, 109-11, 114-5, 120, 124, 126-7, 129-30, 133-8, 141, 144, 147, 150, 152, 165-8, 170-4, 181, 208, 214, 230-2, 237-8, 250, 252, 270, 294-5, 297, 299, 303, 305, 307-10

Adipex (Fentermina), 229

Adiponectina, 41, 77

Adoçante(s) artificia(is), 55-6, 170, 255, 307-8

Água(s), 20, 22, 52, 56, 58, 62, 73, 75, 82, 85, 92, 100, 111, 120-1, 125-6, 138, 140, 146, 149, 159, 163, 166-70, 172, 174, 220, 252-4, 262, 269-70, 273, 275, 277, 285-6, 289, 302

Álcool, alcoólica(s), 30, 76, 150, 153, 166, 217, 219, 249, 252

Alimento(s), 13, 15, 34, 38, 40, 42, 47, 62-4, 66, 68-9, 73-6, 87-8, 91, 99-101, 103, 107, 109, 110, 113, 118, 120, 122, 126, 135, 139, 147-9, 152, 160, 168, 171, 228, 230, 237, 249-7, 249-50, 255-6, 259, 263, 310-22

Alimento(s) integra(is), 51, 59, 62, 74, 86, 312

Alimentos "lentos", 60

Alimentos satisfatórios, 49, 62-3, 78, 147-8, 153, 159

Alimentos ricos em amido/carboidrato, 50, 53, 55-7, 62, 77, 91, 98-9, 107, 120

Alimento(s) engordativo(s), 61-3, 78, 102, 122, 147-8, 255

Alli (Orlistat), 228

Almoço, 14, 53, 56-7, 66-7, 74, 80, 82, 87-9, 97-9, 113, 117-8, 123-8, 130, 135, 138-9, 147, 149-51, 160, 249, 263, 278

Amendoim(ins) 81-84, 89-90, 105, 109-10, 114, 141, 155, 249, 303, 321

Amido, 37-8, 40, 48, 50-1, 53-5, 70, 74, 76-80, 84-8, 90, 98, 107, 110, 121-2, 125, 134-5, 144, 147-8, 150-2, 164, 248-9, 252, 255, 275, 311

Antepasto de tomate, alcachofra e alcaparras, 301, 390

Antidepressivos, 180, 233

Antioxidantes, 86, 138

Aperitivo(s) 63, 82, 84-5, 88, 121, 123, 127, 149-51, 249

Apetite, 11, 15, 17, 19, 21, 23, 26, 28-30, 39-40, 42, 55, 57-9, 76-8, 86, 98-9, 102, 106-7, 110, 118-20, 122, 126, 134, 139-40, 146, 148-51, 153, 161, 168-71, 173, 181, 215, 227, 229-30, 232-3, 243, 255-6

Apneia do sono, 215-18

Armazenamento de gordura, 31, 50, 98, 118, 179, 215

Arroz, 51, 75, 77, 85, 127, 140, 151-2, 157, 275, 295, 297, 314-16

Aveia, 77, 86-7, 89, 106-8, 111, 249, 316

Balança, 23, 32, 73, 245, 251-3

Barra(s) – de, 86, 114, 133, 135, 137, 307

Bebida(s), 14, 55, 61, 64, 66, 96, 101-3, 150-1, 153, 165-75, 219, 249

Biscoito(s), 42, 48, 56, 60, 75, 77, 84, 90, 135-6, 141-2, 146, 170-1, 173, 249, 313, 316, 321

Bolinhos de feijão preto temperados, 274, 389

Bolo(s), 48, 72-3, 136, 170, 249-52, 256, 303-4

Bupropiona 233

Byetta (v. Exenatida) 232

Café(s), –café da manhã, 14, 53, 57, 66-7, 70, 72-6, 78-80, 84, 88, 95-9, 101-2, 104, 107-9, 111-5, 117, 123, 135, 137, 142, 145-7, 163-4, 166, 171-3, 222, 249, 252-3, 255, 260, 273, 309

Cafeína, 76,172, 219

Caloria(s) 13-5, 21-3, 27-30, 34-5, 40, 42-5, 47-8, 51-61, 63, 74-6, 81, 83, 86, 92, 97-103, 105, 107-11, 113, 118-23, 126-31, 133, 135-41, 144-49, 153-5, 161-2, 166-72, 174, 178-84, 219-20, 228, 233, 237, 239, 243-47, 249-52, 256, 259, 262-63, 294-5, 297, 300, 303, 307, 309-11, 323

Caminhada(s), 70, 162, 177-8, 184-5, 207, 209, 244, 256

Câncer, 31, 86, 138, 224, 226

Cannabis, 39-40

Carboidrato(s), 15, 36-7, 48-54, 56-8, 62, 77, 81, 90, 98-9, 105-7, 112, 114, 120, 124, 137, 140, 145, 170, 223, 245, 303, 308, 310

Carga glicêmica, 50-1, 86, 110, 112, 122, 124, 150

Carne(s), 52-3, 57, 61, 80, 85, 100, 104, 126, 128-9, 149, 152, 154-6, 246, 251, 256, 264, 268, 276-7, 294-5, 300, 302-4, 312

CCK (colecistocinina), 38-9

Células, de, 13, 24-7, 30-1, 33-4, 36-7, 40-1, 43-4, 48, 50, 57-9, 74, 113, 118, 179, 208, 215, 230-1, 244-5, 252

Cereal, 86, 88-9, 103, 106-11, 115, 249, 254, 309, 316

Cerveja, 63, 76, 255

Chá, 75-6, 84-5, 90, 100, 123, 141, 151, 162, 165-6, 171-2, 174, 260-1, 264-9, 274-8, 280-2, 284-93, 295-300, 302

Chili de peru, 276, 389

Cirurgia(s), de, 11, 41, 213, 214, 235-8, 239, 242

Cochilo(s), *Ver Sono*, 221

Cogumelos Portobello ao balsâmico, 287, 390

Cogumelo sauté, 292, 390

Colecistocinina (CCK), 39

Colesterol, 9, 80, 100, 111, 226-8, 230-1, 235

Colesterol "bom" (HDL), 227-8, 230

| 352 |

Colesterol "ruim" (LDL), 98, 227-8

Comer, 9-11, 13-6, 20-5, 33-4, 39-40, 42-3, 47, 49, 52-8, 60-4, 66, 68-9, 71, 73-9, 86-8, 91, 95-8, 101, 103-4, 107, 110-2, 118-21, 123-4, 126-8, 131, 133-6, 138, 142-5, 147-52, 154, 160-1, 163-4, 168-70, 179, 181-2, 184, 188, 209, 216, 219, 227, 229, 237, 245-6, 249-51, 254-5, 262, 278, 307, 310-12

Condimentos, 161

Cortisol, 42-3, 215, 234

Costelas de porco com molho de cereja, 270, 389

Coulis, 281-2

Coulis simples de pimentão, 300, 390

Couve-flor ao *curry*, 288, 390

CPAP (Pressão das vias Aéreas Contínua Positiva), 219

Criança(s), 13, 32, 53, 70, 112, 160, 166, 185, 205, 216

Densidade calórica, 52, 58-9, 120-1, 169, 311-22

Diabetes, 9, 13, 25, 30, 32, 86, 111, 165, 180, 224-7, 231-2, 237-8, 256

Diário alimentar, 110, 163, 173, 223

Dicas, 69, 129, 159, 187, 213, 216, 310

Dieta(s), 11, 13-4, 20, 23, 41-4, 47, 50-4, 57, 59, 62, 65-6, 68, 73-6, 78-9, 86-7, 90-2, 96, 101, 109, 117-8, 124, 128, 137, 145-6, 163, 166, 169, 172, 178-9, 181-2, 213, 223, 226-30, 241-3, 245-6, 248-50, 253-4, 260, 311

Difenidramina, 223

Doce(s), 15, 22, 37-8, 40, 51-2, 55-6, 60-1, 79, 87, 90, 95, 97-8, 101-2, 107, 133-6, 152, 164, 169-74, 216, 230, 248-50, 252, 255, 270, 272, 318

Doenças do coração, 10, 31, 77, 86, 180

Dopamina, 38-9, 179

Efeito sanfona, 72-3, 164, 251

Efeito(s) colateral(ais), 69, 224-232, 233

Endocanabinoides (ECs), 39-41, 45

ECs (endocanabinoides), 39-41, 45

Ervas, 61, 75, 155, 174, 179, 259, 272, 304

Espaguete pomodoro sem massa, 269, 339

Estatísticas, 35

Estilo de vida, 10, 65-9, 74, 90, 146, 213, 226, 230, 235, 242

Estresse, 24, 38, 42, 68, 70-1, 207, 215-6

Exenatida (v. Byetta), 232

Exercício(s) 14-5, 27, 37, 42, 44, 65-8, 71, 179-85, 187-8, 195-8, 206-8, 213, 220-1, 226-9, 242-6, 248, 256, 325

Farinha, 51, 62, 114

Feijão(ões), 75, 84-5, 124, 127-8, 130, 142, 149, 154-7, 161, 274-5, 277, 285-7, 298-9, 306, 318-9

Fentermina (Adipex), 229

Fibra(s), 48, 51-2, 58, 62, 74, 77, 86-9, 91, 99, 106-9, 111,

114-5, 121-2, 125-6, 136-9, 141, 144, 149-50, 152, 174, 228, 250, 254, 269, 303-4, 308-10

Fígado, 25, 38, 41, 230-1, 245, 252-4

Fome, 9, 13-5, 20-1, 24-6, 28, 31-4, 39-40, 42-4, 48-50, 53-7, 60, 62-3, 66-70, 72, 74-9, 83, 85, 87-8, 96, 99, 101-2, 104, 107, 110-14, 117-8, 121-2, 125-6, 130, 133-8, 140, 143-4, 146, 148, 150, 158, 163-4, 166, 168-70, 173, 179-81, 188, 213, 215-6, 222, 224, 228, 238-9, 243, 246-7, 249-55, 305

Fisiologia, 19, 24, 31, 40, 221

Frango, 44-5, 52-3, 60, 63, 80, 82-5, 90, 104, 122, 125-7, 129-31, 140, 152, 154-61, 251, 259-60, 264-5, 267, 271-3, 277, 279, 281, 283, 285, 296, 298-9, 301, 303-4

Frango com mostarda e mel, 267, 389

Frango assado com legumes, 271, 389

Frango dijon, 264, 389

Frango ao estragão, 264, 389

Frango frito, 264, 389

Fritada, 81, 84, 104, 125, 152, 160, 260

Fritada de claras de ovos, 262, 389

Fruta(s), 22, 48, 57-9, 61-2, 83-4, 89, 110-1, 114, 126, 129, 133, 138-44, 166-7, 170-1, 260, 274, 282-4, 291, 300, 305, 307, 312, 319, 321

Ganho de peso, 27-30, 32, 35, 48, 87, 134, 139, 166-7, 171, 181, 224-5, 231, 233, 247, 253

Gazpacho, 280, 389

Gastrectomia, 238

Gastroplastia, 237

Genética, 23, 27, 31, 36, 182

GIP (Peptídeo insulinotrópico dependente da glicose), 49-50

Glucoformin (Metformina), 231

Gordura(s), 9, 13, 24-7, 29-33, 35-6, 38, 40-1, 43-4, 48, 50, 52-5, 58-9, 61, 72-4, 80-5, 92, 98, 100, 103-5, 198-9, 113, 118, 122, 124-7, 129-31, 133-7, 139-45, 151-2, 155, 157-8, 178, 208, 215, 217, 228, 230, 244-5, 250-3, 262, 265, 271, 279, 294, 303, 307-8, 311

Gráfico de manutenção de peso, 246

Grão(s), 51, 62, 77, 83-4, 86-7, 140-2, 150, 152, 255, 304, 312-4, 318

Grelina, 42, 53, 56, 74, 113, 168, 173, 215, 238, 343

Guacamole, 296, 390

Hábitos alimentares, 90, 136, 181, 255

Hambúrgueres de salmão, 273, 389

HDL (colesterol "bom"), 9, 227-8, 230

Hoodia Gordoni, 234

Horário(s), 135, 162, 221-2

Hormônios, 12, 24-6, 30, 33-9, 41-2, 49-50, 53, 55-6,

74, 77, 92, 98-9, 118, 168-9, 173, 208, 215-6, 231-2, 238, 243, 252-3

IMC (Índice de Massa Corporal), 35, 226-8, 235-6

Índice de Massa Corporal. (*Veja* IMC), 35, 214, 226

Insônia, 219

Insulina, 25, 35-8, 41, 43-4, 48-50, 53-4, 72-4, 77, 98, 107, 114, 137, 170, 179, 187, 208, 215-6, 228, 230-2, 237, 252

Jantar(es), 14, 27, 53, 63, 66-7, 74, 77, 80, 84, 88-9, 95, 97-8, 103, 110, 113, 118, 128, 133, 135-6, 138, 145-7, 149-54, 159, 161-4, 220, 249-50, 255, 263, 278, 303, 315, 317-8

Lanche(s), 14, 27, 66-7, 70, 74, 83, 88-9, 98, 101-2, 110, 113, 117, 133-44, 147, 152, 163, 173-4, 188, 290

LDL (colesterol "ruim"), 98, 227-8

Legumes assados, 293, 390

Legumes e frutas marinados grelhados, 291, 390

Legume(s), 44, 51, 55, 57-9, 62-3, 75, 78-80, 82-5, 87-9, 100, 102-4, 118-28, 130-1, 140-3, 147-9, 151-8, 160-2, 246, 256, 259-61, 263, 266-7, 271-4, 278-9, 281, 285-8, 290-3, 300-1, 305-6, 312, 317

Leibel, Rudolph, 178

Leite, 53, 61, 82, 89, 100-1, 103, 106, 108, 170-1, 262, 321

Leptina, 32-45, 49, 54, 58, 74, 98, 178-9, 185, 215-6, 231, 243-4, 251

Linguado temperado, 276, 389

Lipodistrofia, 36

Líquido(s), 22, 61, 102, 108, 110, 114, 168, 172, 178, 245, 274-5, 277, 281-2, 286, 288-9, 292, 296, 298

Maconha, 40

Manteiga, 54, 82, 90, 105, 130-1, 157, 259, 261, 266-7, 304

Marcas recomendadas, 89, 127-8, 160, 305

Massa muscular, 42, 179, 187

Massas, 62, 90

McDonald's, 131, 158

Medicamento(s), 36, 166, 214, 217-8, 224-35, 242, 256

Mensageiros químicos, 25

Metabolismo, 11, 15, 22, 29, 34-5, 38, 42-4, 50, 58, 76-7, 98, 118, 178-9, 184, 187, 224, 242-4, 256, 324

Metformina (Glucoformin), 166, 231-2

Molho(s), 54, 75, 82, 85, 119, 121, 123-4, 126-31, 151, 155-9, 160-1, 259, 264-5, 270-1, 282-6, 291, 293-8, 301-5, 217

Molho de cidra de maçã, 295, 390

Molho dijon, 296, 390

Molhos diversos, 294, 390

Molho de limão e iogurte, 297, 390

Molho balsâmico de morango, 295, 390

Molho de iogurte e dill, 302, 390

Mostarda, 75, 126, 158, 260-1, 264-5, 267-8, 276-7, 282, 295-6, 302

Multigrãos, 87, 89, 276

Nozes, 129, 141, 284-5

Óleo, 100, 129, 130, 131, 140, 259-60, 263, 282, 284, 296-8

Óleo de laranja, 297, 390

Óleo de romã, 298, 390

Omelete(s), 57, 72, 74, 80, 100, 104, 253, 256, 260-1, 300

Omelete de aspargos, 260

Opções, 77, 80, 82-6, 88-9, 101-4, 106-7, 109-10, 112, 114, 121-3, 125-6, 129-30, 133, 138-41, 144, 149, 151-4, 158, 225, 233, 242, 249, 280, 303

Orlistat (Alli), 228

Ovos e claras de ovos, 74, 80-1, 89, 100, 104-5, 109, 112, 158, 236, 238, 249, 273-5, 315

Papillote de peixe, 266, 389

Pão(es), 14, 23, 37, 51, 56-7, 62-3, 77, 87-90, 109, 114, 121, 125, 131, 150-1, 255, 268, 276, 301, 313

Pedômetro(s) 207

Peptídeo insulinotrópico dependente de glicose (GIP), 49-50

Peptídeo YY (*Ver também* insulina; leptina), 39

Perda de peso, 10-12, 14-5, 24, 34, 41, 43, 47, 50, 60, 62, 66, 68, 70, 72, 75, 78, 86, 91-2, 96, 103, 134, 178-9, 181-2, 214, 223-34, 236-8, 241-2, 244, 250-1, 256, 323-4

Peso, 9-15, 19-21, 23-4, 27-32, 34-35, 37, 40-5, 47-8, 50, 54-5, 59-60, 62, 64, 66-8, 70, 72-3, 75, 78-9, 86-7, 90-2, 95-7, 99, 101-3, 118, 120, 122, 126, 134-6, 139, 145-6, 149, 151, 153-4, 165-7, 169, 171, 177-85, 187, 190, 198-200, 207, 213-15, 217, 219, 221-38, 241-51, 253-6, 312, 323-5

Picco de Gallo, 298, 390

Plano(s), 15, 44, 47, 57, 65-8, 73-4, 76, 78, 86, 90-2, 100, 102, 112, 121, 123, 129, 133, 137, 140, 147, 152, 160, 163-4, 177, 185, 241, 259, 278

Porções(ão), 9, 13-4, 16, 21, 23-4, 47, 51-2, 58, 59, 60, 74-7, 79, 82-3, 82-3, 85-8, 90, 97, 104, 107, 113, 121-8, 136, 139, 140, 141-2, 144, 145, 147-8, 151-2, 158-60, 162, 168, 174-5, 180, 238, 342, 245-6, 249, 250, 254-5, 257, 261-5, 267, 269-71, 273, 276-8, 280, 283-5, 287-8, 290-3, 295-300, 301-2, 304, 307, 309-19, 310, 312

Pramlintide (SymlinPen), 232

Prato(s), 22, 47, 57, 63, 68, 74, 76, 82-5, 88, 103, 118-20, 124-5, 128-9, 135, 147-53, 155, 160, 162-3, 261, 263, 266, 269, 278, 287-8, 294, 311

Pratos principais, 263, 389

Predisposição, 14, 27

Preparo, 112, 131, 260

Pressão das Vias Aéreas Contínua Positiva(CPAP), 219

Pressão sanguínea, 50, 214-15, 227-30, 233-4

Problemas de pele, 37

Programa(s), 10, 14-5, 34, 27, 45, 67, 79, 153, 179, 182, 184-5, 187, 189, 192, 198, 206, 213, 226-7, 230, 243-4, 253

Proteína(s), 14, 50, 52-3, 55, 57-8, 61-2, 74, 77-83, 85, 87-8, 91-2, 98-107, 109-110, 112-4, 118, 122, 124-6, 136-40, 144-5, 149-52, 154, 160, 164, 170, 173-4, 222, 246, 249-50, 253-4, 260, 263, 268, 303, 310

Queijo, 53, 57, 68, 80-4, 90, 100-1, 103-5, 110, 121, 126, 129, 140-1, 143-4, 157, 161, 262, 303, 315, 321

Radicais livres, 34

Refeições, 22, 28, 34, 39, 42, 44, 45, 47, 49, 56, 58, 67, 75-6, 78-80, 82, 84, 87-8, 91, 96-9, 100, 102, 103, 106, 109, 110, 112-3, 117-8, 123, 125-6, 128, 130, 134-7, 139-40, 142, 145, 147-8, 150-2, 154, 174, 184, 186, 209, 221-2, 232, 248, 256, 259, 290, 305

Receita(s), 54, 75, 82-3, 85, 100-1, 125, 128, 151, 159-61, 214, 224, 229, 233-5, 256, 259-6, 262-3, 266, 274, 276, 279-82, 284-5, 287, 292, 294-5, 298-9, 301, 324-5

Receitas para o café da manhã, 260, 389

Refrigerante(s), 14, 16, 48, 55, 61, 64, 67, 126, 135, 148, 166-75, 252, 255

Ressaca alimentar, 99

Restaurante(s), 21, 60, 63, 74, 112, 150-1, 154, 186, 250

Rimonabanto, 230-1

Sabor(es), 22, 24, 54, 56, 61, 75, 100, 107, 111, 136, 161, 163, 167, 170-1, 174-5, 250, 259, 263, 270, 292, 294-5, 300

Sal, 75, 161, 259-62, 265-6, 268-72, 274-5, 277-84, 286-94, 296-302

Salada(s), 55, 58-60, 63, 82, 84-5, 88, 90, 97, 103, 118-31, 142, 147-9, 151, 153, 155-61, 249, 259, 263, 277-8, 282-5, 287, 290, 294-5, 297-8

Salada de atum, 285, 390

Salada do chef, 263, 389

Salada cítrica de frango, 277, 389

Salada de jacatupé, 290, 390

Salada de laranja, rabanete e aspargos assados, 282, 390

Salada de morango e espinafre, 284, 390

Salada de pepinos, 278, 389

Salada de romã 283, 390

Salada de verduras, 287, 390

Salmão pochê, 270, 389

Salsa de abacaxi, 299, 390

Salsa verde, 300, 390

Sanduíche(s), 89, 112, 117, 121, 126, 157, 307

Sangue, 9, 33, 36-7, 39, 41, 54, 106-7, 111, 114, 136, 179, 214, 218, 252, 305, 310

Shake(s), 44, 81, 100-5, 112-13, 173, 253-4

Shaw, Kelly, 181

Sibutramina, 227

Sobremesa(s), 9, 21-2, 57, 62, 64, 77, 82, 99, 148, 152, 163, 245, 250-1, 254, 307

Solução, 42, 60, 99, 109-11, 121, 123, 153, 169, 173, 213, 241

Sono, 76, 98, 180, 214-21, 246

Sopa de lentilhas, 280, 390

Sopas e saladas, 278, 389

Sopa de legumes super-fácil, 278,389

Sopa toscana de feijão branco, 285, 390

Sorvete, 21, 40, 63, 77, 146, 181, 262, 307

Suco(s) de fruta(s), 59, 82, 106, 228, 233-4

SymlinPen (Pramlintide), 232

Taxa glicêmica, 312-22, 324

Televisão, 218, 247-8

Temperatura corporal, 54, 58, 220, 223

Tempero(s), 61, 75, 83, 100, 155, 157, 160, 259, 262, 279, 290, 293-5, 301

Tilápia marinada, 268, 389

Tireóide, 42, 243

Topamax (Topiramato), 233

Topiramato (Topamax), 233

Torrada(s), 81, 88, 105, 109-10, 249, 273

Trabalho, 67-8, 70, 101, 112, 117, 127, 133, 142-3, 146, 162, 181, 209, 221, 244, 248, 323-4

Tratamento, 9-10, 36-7, 224, 226

Triglicéride(s), triglicerídeos, 9, 35, 38, 41, 50, 53, 98, 111, 113, 179, 227, 230-1

Truque(s), 73, 303

Vagem com escarola, 289, 390

Verdura(s), 51, 55, 57, 59-60, 62, 249

Vício(s), vicioso, 32, 38, 91, 113, 135, 172

Vinagre, 75, 82, 84-5, 119-20, 123, 126, 142, 151, 157-8, 271-2, 276-7, 280-2, 284-5, 287-8, 291-2, 295-7

Vinagrete de baixa caloria, 297, 390

Vinho, 22, 47, 62, 76, 119, 157, 255, 264, 268, 270, 284-6, 292, 296

Vitamina(s), 22, 57, 59, 61, 167, 238, 260-2

Vitamina matinal, 262, 389

Wansink, Brian, 142

Xarope, 55, 320

Xenical, 228

Índice de Receitas

As receitas do *Como emagrecer*

Receitas para o café da manhã 260
Omelete de aspargos 260
Fritada de claras de ovos 262
Vitamina matinal 262

Pratos principais 263
Salada do chef 263
Frango dijon 264
Frango frito 264
Frango ao estragão 265
Papillote de peixe 266
Frango com mostarda e mel 267
Tilápia marinada 268
Espaguete pomodoro sem massa 269
Salmão pochê 270
Costelas de porco com molho de cereja 270
Frango assado com legumes 271
Hambúrgueres de salmão 273
Bolinhos de feijão preto temperados 274
Linguado temperado 276
Chili de peru 276
Salada Cítrica de Frango 277

Sopas e saladas 278
Salada de pepinos 278
Sopa de legumes super-fácil 278
Gazpacho 280

Sopa de lentilhas 280
Salada de laranja, rabanete e aspargos assados 282
Salada de romã 283
Salada de morango e espinafre 284
Salada de atum 285
Sopa toscana de feijão branco 285
Salada de verduras 287

Acompanhamentos com legumes 287
Cogumelos Portobello ao balsâmico 287
Couve-flor ao *curry* 288
Vagem com escarola 289
Salada de jacatupé 290
Legumes e frutas marinados grelhados 291
Cogumelo sauté 292
Legumes assados 293
Couve temperada com alho laminado 293

Molhos diversos 294
Molho de cidra de maçã 295
Molho balsâmico de morango 295
Molho dijon 296
Guacamole 296
Molho de limão e iogurte 297
Vinagrete de baixa caloria 297
Óleo de laranja 298
Pico de Gallo 298
Óleo de romã 298
Salsa de abacaxi 299
Salsa verde 300
Coulis simples de pimentão 300
Antepasto de tomate, alcachofra e alcaparras 301
Molho de iogurte e dill 302

Este livro foi impresso pela Prol Editora Gráfica
para a Editora Prumo Ltda.